U0229436

临床常见皮肤病
综合诊疗实践

主 编 陈天丽 房黎亚 金梦祝 唐 娟 颜文良 张 媛

中国出版集团有限公司

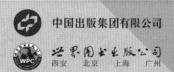

世界图书出版公司
西安 北京 上海 广州

图书在版编目（CIP）数据

临床常见皮肤病综合诊疗实践/陈天丽等主编.
西安：世界图书出版西安有限公司，2024.7. —— ISBN
978-7-5232-1425-1

Ⅰ. R751

中国国家版本馆CIP数据核字第2024D5S707号

书　　名　临床常见皮肤病综合诊疗实践
　　　　　LINCHUANG CHANGJIAN PIFUBING ZONGHE ZHENLIAO SHIJIAN
主　　编　陈天丽　房黎亚　金梦祝　唐　娟　颜文良　张　媛
责任编辑　王　锐
装帧设计　品雅传媒
出版发行　世界图书出版西安有限公司
地　　址　西安市雁塔区曲江新区汇新路355号
邮　　编　710061
电　　话　029-87285817　029-87285793（市场营销部）
　　　　　029-87234767（总编办）
网　　址　http://www.wpcxa.com
邮　　箱　xast@wpcxa.com
经　　销　全国各地新华书店
印　　刷　陕西华彩本色印务有限公司
开　　本　787 mm×1092 mm　1/16
印　　张　14
字　　数　367千字
版　　次　2024年7月第1版
印　　次　2024年7月第1次印刷
国际书号　ISBN 978-7-5232-1425-1
定　　价　83.00元

编　委　会

前　言

皮肤病是发生在皮肤和皮肤附属器官疾病的总称。皮肤是人体最大的器官，皮肤病种类繁多，而且多种内脏发生的疾病也可以在皮肤上有所表现，严重影响人们的身体健康，引起人们的恐慌与社会对皮肤病的歧视。近年来，随着分子生物学、医学免疫学等相关学科的日益进步，人们对皮肤病的治疗和皮肤美容的要求也越来越高。临床医生只有不断地学习新理论和新技术，才能对常见的、多发性皮肤病快速做出诊断并治疗，从而减轻患者的病痛。

本书重点介绍了皮肤病科常见疾病的病因、临床表现、诊断治疗、预防等内容，并总结了皮肤肿瘤的新型治疗途径和方法。取材新颖、图文并茂，具有科学性、完整性、启发性、多样性等特点。

本书在编写过程中，参考、借鉴了相关文献资料，谨此向所有相关编者和出版者表示真诚的感谢。也由于本书在编写过程中时间紧迫，难免有疏漏和欠妥之处，欢迎各位同仁及广大读者提出宝贵意见。

主　编

2024 年 4 月

目 录

第一章

皮肤科诊断学

第一节　皮肤病的基本症状

认识皮肤病的基本症状是诊断皮肤病的重要依据，可分为自觉症状和皮肤损害。

一、自觉症状

自觉症状是指患者主观感觉到的症状。它是多种多样的，与皮肤病的性质、严重程度及患者个体特异性有关，主要有痒、痛、烧灼、麻木等感觉，其他还有刺痛、异物感，对温度及接触异物的易感性增加或降低。由于患者的个体差异，因此对痒和痛等感觉的感受力也不尽相同。例如，带状疱疹在小儿中不一定产生痛感，但在老年人甚至可有后遗神经痛；同一种瘙痒的疾病，由于敏感度不同，在不同人身上可引起不同程度的痒感。许多皮肤病的自觉症状常具有特异性，包括感觉的性质，发生的时间、程度、持续时间等方面。临床医生掌握这些，有助于做出正确的诊断。

二、皮肤损害

皮肤损害或称皮疹，是指可以通过视诊或触诊检查出来的皮肤黏膜上所呈现的病变。熟悉各种皮肤损害的形态、光泽、色调、硬度、排列和分布等，再结合其他症状和检查结果，则大多数皮肤病可做出正确的诊断。

皮肤损害常分为原发性及继发性两种，但两者有时不能截然分开，如色素沉着斑既可以是原发性损害，又可以是继发性损害；脓疱为原发性损害，但也可继发于丘疹或水疱。

（一）原发性损害

原发性损害是由皮肤病理变化直接产生的第一个结果。其基本表现如下几种。

1. **斑疹**　为皮肤局限性的色素改变，既不高起，也不凹下。一般比较小，小于1~2 cm，超过2 cm者称为斑片。斑疹可以分为炎症性及非炎症性两种，有些斑疹上可以有细鳞屑，称为鳞屑性斑疹，如花斑癣皮疹。

（1）炎症性斑：因感染、化学或物理性刺激使真皮内血管暂时性扩张而致皮肤呈红色，用指压迫时，红色可变淡或完全消失，手指放开后又可恢复原状。炎症性红斑的大小及形状不定，较小的如猩红热及麻疹的皮疹，较大的如丹毒。

（2）非炎症性斑：不是由于皮肤发炎，而可由下述几种因素引起。①色素改变。色素沉着，如炎症后色素沉着斑、色素痣、雀斑、黄褐斑；色素减退斑，如白癜风等。②皮肤血管发育异常。血管增生如血管痣，血管扩张如毛细血管扩张症。③皮内注入染料，如文身。④皮内出血，血液进入真皮组织，如紫癜、瘀斑等。

2. **丘疹**　为一局限性隆起皮面的实质性的损害，可由于代谢产物的沉积、表皮或真皮细胞成分的局限性增殖或真皮局限性细胞浸润而形成。轻度隆起于皮肤的丘疹，可在光线较暗的屋中，用手电从斜角度照射检查出来。其直径一般小于 0.5 cm，较大者称为斑块。

丘疹顶部可呈尖的（红色粟丘疹）、圆的、扁平的（扁平苔藓），或中间凹陷如脐窝（传染性软疣）；底部可呈圆形、多角形或不规则形等。丘疹的颜色可呈红色（银屑病）、紫色（扁平苔藓）、黄色（黄色瘤）或白色（萎缩性硬化性苔藓）。丘疹发生在毛囊部位（毛发红糠疹）或与毛囊无关的其他部位。丘疹存在的时间可长可短，其上可覆盖鳞屑（二期梅毒疹），数目几个到多个不等；散在分布或群集，可伴有明显的自觉症状或无自觉症状。

界于斑疹与丘疹之间稍隆起者称为斑丘疹。在丘疹上又发生水疱或脓疱者，称为丘疱疹或脓疱丘疹。出血性或坏死性丘疹见于皮肤血管炎或脑膜炎球菌菌血症。

丘疹或斑块可由许多小而密集的突起堆积而成，称为赘疣或赘生物，表面软而光滑（尖锐湿疣），或覆盖厚而干的鳞屑（寻常疣）。

3. **结节**　为一可见的隆起性损害，是可触及的圆形或椭圆形的局限性、实质性损害，直径>0.5 cm。大小、形状、颜色不一。结节与丘疹的主要不同点是其病变范围比丘疹深而大。结节位于真皮深层及皮下组织中，有时仅稍高出皮肤表面。有的结节可发生坏死，形成溃疡而遗留瘢痕。

根据结节累及的解剖成分，可分为五种主要类型：①表皮型；②表皮-真皮型；③真皮型；④真皮-皮下型；⑤皮下型。表皮结节包括角化棘皮瘤、寻常疣及基底细胞癌。表皮-真皮结节包括某些复合痣、恶性黑素瘤、侵袭性鳞状细胞癌及某些蕈样肉芽肿的损害。真皮结节包括环状肉芽肿及皮肤纤维瘤的损害。真皮-皮下结节包括结节性红斑及浅表性血栓性静脉炎。皮下结节，如脂肪组织的脂肪瘤。

真皮及皮下结节可能提示系统损害，由于炎症、肿瘤或代谢产物沉积在真皮或皮下组织中而致，如晚期梅毒、结核、深部真菌病、黄瘤病、淋巴瘤及转移性肿瘤均可表现为皮肤结节。异物反应、昆虫叮咬及病毒与细菌感染也可发生结节性损害，因为结节可代表严重的系统疾病。因此，原因不明的持续性结节应该做活检与细菌、真菌培养。

在描述结节时，可对其大小进行测量，并在其前面加形容词，如硬、软、温热、可活动、固定、光滑、肉质的、角化、破溃及蕈样生长等。

4. **风团**　为一局限性、水肿性圆顶隆起的皮肤损害，表皮不受累，无鳞屑。存在时间短暂，可在数小时内消失。呈粉红、暗红或白色，周围有红晕。小者直径仅 3~4 mm（胆碱能性荨麻疹），大者可达 10~12 cm。数目可仅数个，亦可很多。形状可呈圆形、环形或回状。

风团见于对药物或昆虫叮咬而发生的过敏反应；偶尔也见于疱疹样皮炎及大疱性类天疱疮中；色素性荨麻疹中，在红褐色或褐色斑上划痕可起风团（毛囊角化病），是该病的特征。此外，某些人皮肤上的划痕也可起风团，称为皮肤划痕症。

血管性水肿是深在的水肿性风团反应，发生于非常疏松的真皮与皮下组织处，如口唇与阴囊。

5. **水疱与大疱** 为局限性空腔含液体的高起损害，孤立或群集性分布。水疱直径一般小于1.0 cm，超过1.0 cm者称为大疱。水疱可以变成脓疱或大疱。疱内可含血液、血清或淋巴液，其色随疱内所含液体而异。形状可呈半圆形、圆锥形、扁形或不规则形，有的中央有脐窝。疱壁紧张或松弛。可发生于正常皮肤上，也可发生于有炎症的皮肤上，疱周可有或无红晕。水疱及大疱可因发生的部位深浅不同而分为：角层下水疱，如白痱（也可在角层内）；表皮内水疱及大疱，如单纯疱疹、水痘、天疱疮等；表皮下大疱，如大疱性类天疱疮、多形性红斑。水疱可为单腔性或多腔性。

6. **脓疱** 为一局限性的皮肤隆起，内含脓液。因脓液的颜色不同，可呈黄色或黄绿色。脓疱大小不一，可呈圆形、球形、圆锥形或中央有脐窝，周围常有红晕。毛囊性脓疱中央常有毛发。脓疱深浅不一，浅者不留瘢痕，深者可留瘢痕。脓疱可以是原发疹，也可以从丘疹或水疱演变而来。

脓液由白细胞组成，可有或无细胞碎屑，可含有细菌或无细菌，应对脓液做革兰染色及细菌培养。

7. **肿块** 为发生于皮内或皮下组织的增生性损害，或大范围浸润团块，比结节大。大者如鸡蛋或更大。可呈圆形、蒂形或不规则形。或软或硬，或高出皮面，或仅能触及。一般呈肤色，如有炎性变化或出血，则呈红色；如有色素细胞增生，则呈黑色。如皮肤肿瘤，有的是良性、恶性之分；可持续存在，或逐渐扩大，或破溃而形成溃疡，自行消退者罕见。

8. **囊肿** 为一含液体或半固体物质（液体、细胞及细胞产物）的囊形损害，球形或卵圆形，触之有弹性。常见者有表皮囊肿及皮脂腺囊肿等。

9. **斑块** 为一平顶山样高起，表面宽度大于其高度。斑块常由丘疹融合而成，如银屑病。典型的银屑病损害为一高起的红斑性斑块，上覆银白色云母状鳞屑。

斑块可有萎缩、红斑、鳞屑、色素变化、毛囊栓塞，如皮肤红斑狼疮。

10. **斑片** 为一小块边界清楚的皮肤，其颜色或外观与周围皮肤不相同，一些皮肤病学者将此名称用于描述很大的斑疹，另一些学者将斑片定义为较薄且较大的斑块。

（二）继发性损害

可由原发性损害转变而来，或由于治疗及机械性损害（搔抓）所引起。

1. **鳞屑** 是脱落的表皮细胞。正常表皮细胞每3~4周完全更换一次，最后产物为角质层，经常在不知不觉中脱落。病理情况下，由于角化过度、角化不全及水疱的干涸等，可发生脱屑。鳞屑可有多种形状，如在单纯糠疹中可呈糠秕状，在银屑病中可呈云母状或蛎壳状，在剥脱性皮炎及猩红热中可呈大片状。

2. **表皮剥脱或抓痕** 为表皮缺失。可呈线状，或浅或深。因搔抓而引起者多呈线状或点状，有血清或血液渗出者，干燥后有黄色痂或血痂。常见于各型瘙痒症及瘙痒性皮肤病，如特应性皮炎或疱疹样皮炎。若搔抓只达到表皮或乳头部分，愈后不留瘢痕；若抓得更深，则愈后可有瘢痕形成。

3. **浸渍** 皮肤长时间泡水或处于潮湿状态（湿敷较久，指缝或趾缝经常潮湿等），皮肤变软变白，甚至起皱，称为浸渍。久受浸渍的表皮容易发生脱落。

4. **糜烂** 由于水疱、脓疱或浸渍后表皮的脱落，或丘疹、小结节表皮的破损（抓擦或其他伤害）而露出潮湿面，称为糜烂。基底为表皮下层或真皮的乳头层，其形状为圆形或椭圆形，视原损害的形态而定。愈后不留瘢痕。

5. **皲裂** 皮肤出现线状裂隙，称为皲裂。常发生于手掌、足跟、口角及肛门周围等处。主要由皮肤干燥或慢性炎症，致弹性减低或消失，加上外力而形成。可累及表皮，也可累及真皮，引起疼痛，甚至出血。

6. **苔藓化** 为角质形成细胞及角质层增殖和真皮炎细胞浸润而形成的斑块状结构，表现为皮肤浸润肥厚，纹理加深，像皮革或树皮状。系由反复搔抓摩擦所引起，常发生于神经性皮炎、湿疹或其他伴有瘙痒的疾病中。

7. **硬化** 为局限性或弥漫性的皮肤变硬，触诊比视诊更易察觉。皮肤硬化为硬皮病（硬斑病、线状硬皮病及全身性硬皮病）的表现，也常见于慢性瘀积性皮炎、慢性淋巴水肿及瘢痕疙瘩中。它可由真皮或皮下水肿、细胞浸润、胶原增生而引起。真皮或皮下组织钙化（皮肌炎及硬皮病）可感觉到为硬性结节或斑块，皮肤表面有变化或无可见的改变。

8. **痂** 为创面上浆液或脓液与脱落的表皮碎屑及细菌等混合干涸而成的物质。痂可薄可厚，柔软或质脆，并且与皮肤粘连。由血清形成的痂呈黄色，由脓性渗出物形成的痂呈绿色或黄绿色，由血液形成的痂呈棕色或暗红色。

9. **溃疡** 皮肤缺损或破坏达真皮或真皮以下者称为溃疡。主要由结节或肿瘤溃破、外伤或炎症坏死而形成，愈合后留有瘢痕。结节、肿瘤破溃系因动脉或小动脉闭塞或收缩使组织发生坏死而形成。溃疡的大小、颜色、边缘、基底、分泌物及发展过程可呈多样化。

10. **萎缩** 可发生于表皮或真皮，或两者同时累及，甚至累及皮下组织。表皮萎缩表现为表皮变薄，比较透明，并且伴有表皮细胞数目的减少。表皮萎缩时，正常皮肤的纹理可保持或消失。老年皮肤萎缩仍保持正常的皮肤纹理，有轻度发皱，并有一些透明，甚至可见其下的静脉及肌腱。因受伤或炎症（盘状红斑狼疮）而形成的表皮萎缩，失去正常的皮肤纹理，呈"烫平"的外观。

真皮萎缩是由于乳头层或网状层真皮结缔组织减少所致，常表现为皮肤的凹陷。多发生于炎症或外伤之后。真皮萎缩而表皮不萎缩时，皮肤的颜色及纹理均正常，因为局限性皮肤凹陷仅由真皮组织减少所致。真皮与表皮可同时发生萎缩，如妊娠、库欣综合征中的萎缩纹。

11. **瘢痕** 为真皮或深部组织缺损或破坏后经新生结缔组织修复而成，其轮廓与先前存在的损害相一致。较周围正常皮肤表面低凹者为萎缩性瘢痕；高于皮肤表面者为增生性瘢痕，系因胶原过度增生而形成。有瘢痕的皮肤其表皮是薄的，一般没有正常的皮肤纹理及皮肤的附属器官。很少有自觉症状，有时可伴瘙痒或痛感。

12. **皮肤异色病** 伴有皮肤色素沉着、萎缩及毛细血管扩张的损害。

（陈天丽）

第二节　皮肤病的体格检查

皮肤病的特点是其临床症状，均发生在体表，可以直接观察和触摸。因此，皮肤病最基本的体格检查是观察皮肤病的基本损害及其特征，结合病史多数即可得到正确诊断。

人是有机的整体，皮肤病往往是全身性疾病的一种反映，因此必须有一个整体观念，必要时要做全身体格检查。

一、视诊

视诊即以肉眼观察皮肤病变。检查皮肤时光线要明亮,最好是自然光,其次是日光灯。对皮损分布较广的皮肤病,应检查全身的皮肤。除皮肤外,还应检查患者的毛发、指(趾)甲及黏膜。还可借助放大镜来观察病损。视诊要点如下所述。

(一)明确损害的性质

明确损害是原发疹还是继发疹,是一种损害还是多种损害同时存在。这些损害是否具备以下特征。

1. **大小** 用直径几厘米、几毫米来表示,或用针尖、针头、绿豆、黄豆、核桃及鸡蛋大小等实物来比喻。

2. **颜色** 单个皮损可呈现很多不同的颜色,包括正常皮色、白色、灰色、黄色、粉红色、红色、橘黄色、棕色、蓝色、紫红色、黑色等。很多皮肤病有其独特的颜色,可帮助识别。例如,毛发红糠疹及胡萝卜素血症手掌呈橘黄色,脂质渐进性坏死及黄色瘤有带黄色的色泽。某些病种可有几种颜色特殊的结合,可帮助诊断,如扁平苔藓的紫红色病损(在表面常有细小线状白色条纹,即所谓的威克姆纹),消退时留有持久的棕色斑。

皮肤的颜色可被光散射而有很大的改变,如鳞屑可呈白色,深部真皮中黑素可呈蓝色。

3. **数目** 单发或多发。数目多少最好用数字来标明。

4. **形状** 圆形、椭圆形、多角形、弧形、线状、环状、匐形状、靶形、半球形、丘状、圆锥形、蒂状、乳头状、花菜状、不规则等。

5. **表面** 光滑、粗糙、扁平、隆起、中央脐窝;湿度(潮湿、干燥、浸渍);表面附着鳞屑或痂(油腻、脆、黏着、糠秕样、鱼鳞状、云母片样及叠瓦形)等。

6. **内容(指水疱、脓疱、囊肿等)** 清澈、浑浊、血液、浆液、黏液、汗液、脓液、皮脂、角化物及异物等。

7. **边缘及界限** 清楚、比较清楚、模糊、整齐、隆起、凹陷等。

8. **与皮面的关系** 高出皮面、低于皮面或与皮面平行。

(二)损害的排列

在明确损害的性质及特征后,应观察这些损害的排列。常见下列五种。

1. **线状排列** ①由于同形反应或自身接种所致的,如银屑病、扁平苔藓、传染性软疣、扁平疣等。②由于先天发育的因素,如线状痣、色素失禁等。③由于血管、淋巴管的分布关系,如血栓性静脉炎、孢子丝菌病、淋巴管炎等。④由于外因引起的,如人工性皮炎、接触性皮炎等。⑤沿浅表神经分布,如带状疱疹。

2. **环状、弧状排列** 当一圆形损害向周围扩展,而中心消退时可形成一环状损害;单个或多个损害排列成环状、弧状、匐形状。

3. **损害呈群集性排列** 多个损害群集。水疱呈簇状、群集、散在或排列成带状。伞房花状系指一种群集的排列,其中央的损害成簇,周围有单个散在的损害,如寻常疣。

4. **网状排列** 血管扩张呈网状者,如火激红斑、网状青斑及大理石色皮。网状损害伴有萎缩、毛细血管扩张、色素沉着及色素减退者见于皮肤异色病中。

5. **无规律排列** 散在或融合,孤立或群集,无一定规律。

（三）皮损的分布

很多皮肤病皮损的分布有一定的规律性，可呈全身性、局限性、泛发性、对称性、双侧性、单侧性，沿血管分布、沿神经分布或按皮节分布。

（四）皮损的部位

某些皮肤病往往好发于一定的部位。大疱性表皮松解症发生于皮肤经常受摩擦或反复受外伤的部位；化脓性汗腺炎好发于顶泌汗腺的分布部位，如腋下及肛门生殖器部位；念珠菌病主要局限于皮肤黏膜温湿处，如腋下、乳房下、腹股沟、臀沟、阴道及口腔；扁平疣好发于面部和手背；寻常痤疮好发于面部和胸背部；酒渣鼻样皮损好发于鼻、额、颏及两颊部；花斑癣、玫瑰糠疹主要分布于躯干；单纯疱疹好发于黏膜与皮肤交界处等。

二、触诊

1. **用手触摸皮损** 有无浸润。
2. **坚硬度** 坚实或柔软。
3. **与周围组织关系** 与其下组织粘连、固定，可以推动等。
4. **温度** 升高或降低。
5. **感觉** 有无压痛或感觉异常。
6. **附近淋巴结** 有无肿大、触痛。

三、一般辅助性检查

（一）玻片压诊法

检查者将玻片用力压在病损上至少 10～20 秒，一般的炎性红斑、毛细血管扩张或血管瘤会在压力下消失，而瘀点、色素沉着就不会消失。寻常狼疮的结节用玻片压后出现特有的苹果酱颜色。贫血痣用玻片按压后可消失。

（二）皮肤划痕试验

检查者用钝器划受检者皮肤，部分受检者在钝器划过处可产生风团，此现象称为皮肤划痕症；用钝器划色素性荨麻疹患者的棕色或红棕色斑，可出现风团，称为毛囊角化病。

（三）同形反应

同形反应即正常皮肤在受非特异性损伤后可诱发与已存在的某一种皮肤病相同的皮肤变化（皮损）。最具特征的同形反应见于银屑病，也见于扁平苔藓、湿疹急性期，有时见于某些其他皮肤病。具有损伤性的光照及热度可引起很多皮肤病的暴露部位皮损加重。

（四）感觉检查

感觉包括触觉、温觉及痛觉。

（五）棘层细胞松解现象检查法

①牵扯患者破损的水疱壁时，阳性者可将角质层剥离相当长的一段距离，甚至包括看来是正常的皮肤。②推压两个水疱中间外观正常的皮肤时，阳性者角质层很容易被擦掉，而露出糜烂面。③推压患者从未发生过皮疹的完全健康的皮肤时，阳性者很多部位的角质层也可被剥离。④以手指加压在水疱上，阳性者可见到水疱内容物随表皮隆起而向周围扩散，此征

在天疱疮及某些大疱性疾病（大疱性表皮松解萎缩型药疹）中呈阳性。

（六）滤过紫外线检查（伍德灯检查）

通过含氧化镍之滤玻片而获得 320~400 nm 长波紫外线，对某些皮肤病做检查，有助于这些皮肤病的诊断和治疗。

1. **头癣的诊断与防治**　用伍德灯检查，黄癣发呈暗绿色荧光，白癣发呈亮绿色荧光，因此可有助于黄癣及白癣的鉴别及判断疗效。还可对头癣的接触者检查，有助于头癣的防治。

2. **其他真菌、细菌病的诊断**　在伍德灯下，红癣呈珊瑚红色荧光，铜绿假单胞菌感染因有绿脓青素而呈黄绿色荧光，花斑癣菌可发生棕黄色荧光，腋毛癣呈暗绿色荧光。

3. **检查卟啉类物质**　迟发性皮肤卟啉症患者的尿、粪或其疱液，红细胞生成性卟啉症患者的牙齿，原卟啉症患者的血液，在伍德灯下呈淡红、红色或橙红色荧光。有细菌感染的小腿溃疡可能由于产生原卟啉及粪卟啉，在伍德灯下也可呈红色荧光。

4. **皮肤肿瘤**　某些恶性皮肤肿瘤，特别是鳞状细胞癌在伍德灯下呈鲜红色荧光，基底细胞瘤则不发生荧光。

5. **检查人体中的药物**　某些药物在人体中，用伍德灯照射也出现荧光反应，如服四环素者的牙齿，服米帕林者的指（趾）甲等。

6. **有助于色素性皮肤病的诊断**　在伍德灯下，某些皮肤病（白色糠疹、结节性硬化及花斑癣等）的色素减退斑较易与正常皮肤的颜色相区别。某些轻型或有怀疑的局限性色素增多病（雀斑、色素性干皮病或多发性神经纤维瘤的咖啡色斑等），在伍德灯下色素的增多可变得更明显。区别白癜风与贫血痣，白癜风由于表皮黑素的丧失，在伍德灯下皮肤区脱色加强；贫血痣是由于局部真皮血管收缩，而其上面的表皮色素是正常的，因此在伍德灯下贫血痣的苍白斑完全消失。

7. **接触性皮炎**　可检出在皮肤上或在化妆品与工业品中发荧光的接触致敏原，在有些病例可确定发荧光致敏原在身体、物品上的分布，如圆珠笔油、伊红及呋喃并香豆素。还可检出一些光敏性的荧光物质，如带卤素的水杨酰苯胺及沥青的成分。

8. **皮肤上的矿物油**　可检出即使经过清洗仍持续存在于毛囊中的矿物油，可用伍德灯来评价屏障性霜剂的价值。

9. **其他用途**　静脉注射荧光素后计算血液循环时间，检查隧道中的荧光素来确认疥疮，通过在外用药中掺入荧光物质来做双侧临床试验的对照，以及用荧光"标记物"来研究皮肤穿透性及表皮更新。

（陈天丽）

第三节　皮肤病的物理检查

影像技术的进展为皮肤病的诊断提供了客观的依据。提高了依赖肉眼观察进行诊断的水平。特别是皮肤镜、皮肤超声等影像技术的进展，为皮肤科临床诊断提供有力的支撑。

一、皮肤镜

皮肤镜又名皮表透光显微镜，是一种能放大数倍至数十倍，观察活体皮肤表面及其下亚微观结构和病理变化的相关表现，比肉眼所见的形态更为精细。医生根据皮肤镜所观察到的色素及血管等结构的形态和模式变化，可辅助多种皮肤疾病的诊断。近年来，便携式手持皮肤镜均内置有交叉偏振光系统，不需浸油，可以通过非接触的检查方式避免压迫血管，是皮肤科临床上一种非创伤性检查方法，已逐渐在皮肤科领域广泛应用，被喻为"皮肤科的听诊器"。

（一）皮肤镜观察图像的基础知识

1. 色调　皮肤镜所见颜色是由于皮肤中黑色素、血液、脂质、纤维化、钙沉着等而显示不同的基本色调。黑色素显示黑、深褐、浅褐、灰色、青色；皮肤中其他组织呈红色、白色、黄色等。同样的物质由于量和所在皮肤位置的深浅不一，表面观察的颜色亦有差异。如黑素异常疾病因黑素位于皮肤不同层次，表面观察到的颜色不同。在表皮浅层为黑色，表皮基底层为褐色，真皮近基底层为浅褐色，真皮乳头层为灰色，真皮网状层为青色。

2. 形状　皮肤镜观察到的形象是由表皮的结构与增殖细胞产生色素、沉着物质分布而形成。基本形状有线、块（或称小球）、点、环、伪足、无结构（无定形）。

3. 血管的形态与排列　血管的形态可有线状、块状、点状、盘绕扭曲圈（即紧密环绕的血管很像肾小球样）、圈状（发夹状）、蛇行状、螺旋状、弯曲状（或称逗号）、单一型（血管一个形态）、多形型（血管多个形态）。

血管排列，可有放射状或花冠状血管。放射状，蛇行；匐行或称串珍珠状，盘绕或点状血管排列成线；分支或称树枝状血管，中心鲜红，大或粗直径血管分成小血管；成簇，弯曲血管排列成一组似肾小球样；中心圆点或靶形血管，在网状线之间低色素间隙中红色圆点。

4. 模式　上述不同颜色和不同形状组成特殊图像，在诊断和鉴别诊断有重要的意义。出现于色素细胞疾病、脂溢性角化症、基底细胞癌、血管等相关疾病中。

（1）色素网：互相连接褐色色素线围绕低色素区形成栅格状。这是有毛皮肤处所见黑色素细胞疾病的基本图像。色素深的线反映表皮突延长色素多，网眼显示真皮乳头色素较少。良性病变色素网的颜色、粗细、线的间隙很少变化，规则、对称分布，边缘色素逐渐变淡，称为典型色素网。形态不规则，色调浓淡不均，网线粗细及网线间隙有多变，多为恶性黑素瘤，称为非典型色素网。

（2）假网状模式：颜面皮肤表皮突不明显，不形成色素网。然面部毛囊、皮脂腺、汗腺发达，毛囊、汗腺开口大，无结构色素区被无色素附件开口中断，形似网状表现，称为假网。恶性黑素瘤浓淡不整，称非典型假网。

（3）鹅卵石模式：多角大色素小球在损害中鹅卵石样分布。

（4）放射状线条：损害边缘放射样伸展。

（5）伪足：球根或扭结样突起见于损害边缘，或直接和网在一起。

（6）星曝模式：在损害的周围环绕，有伪足或条纹（或两者复合）。

（7）均匀模式：不伴色素网的青色无定形的均质结构。反映真皮弥漫性色素沉着，特别在蓝痣中整个成均一青色构造。

（8）平行沟模式：在掌跖色素沿皮沟分布，形成一致或点状线，平行，细。在良性色素痣中见到，反映皮沟表皮突及其上角质层有黑素沉着。用蓝墨水涂后擦去，则皮沟中留有色素，可用做对比。此线可成双，分别在皮沟旁。

（9）平行嵴模式：早期掌跖发黑，色素沿着浅表皮嵴（皮纹高起部分）分布，形成平行，弥漫及不规则。

（10）网格模式：掌跖部良性色素痣。色素线沿皮沟平行分布，同时在最表面浅沟（皮纹学中陷窝）和皮嵴垂直相交，形成花格布样。

（11）纤丝状模式：相同长度色素性丝状线，一端终止在皮沟，横过皮嵴并与皮沟成角度。良性色素痣，多在负重部位角层色素成斜行分布。

（12）粟丘疹样囊肿：类似粟丘疹，白色至黄色圆的小颗粒状结构，常多数，反映表皮内存在小型角质假囊肿。小而发亮称满天星，大而不发亮称云雾，是脂溢性角化症的特征，但在色素痣、外泌汗腺汗孔瘤、基底细胞癌等亦可见到。

（13）粉刺样开口：表皮表面开口充满角质的小孔，黑褐色小窝呈黑褐色圆形至椭圆形构造。反映表皮假囊肿，常多发。是脂溢性角化症的特征，但在色素痣、外泌汗腺汗孔瘤、基底细胞癌等亦可见到。

（14）指纹模式：浅棕色细的曲线不互相联结成网，是一种线状曲线，似指纹，反映表皮突起不规则延长。见于老年色素斑向脂溢性角化症移行期。

（15）脑回样模式：厚的回状曲线及充满角蛋白沟联合一起，组成大脑样表现，是脂溢性角化特征性表现。

（16）树枝状条纹：扩大或加宽的网，断续线及不完全联结。

（17）枫叶样结构：棕色到灰/蓝色分散线状或球状结构，通常聚合在离中心区病变周边建立，很像枫叶样结构，为基底细胞癌代表图像。

（18）辐轮样结构：呈局限放射状突起，通常呈淡棕色。但有时蓝或灰色会集在中心暗色，深棕色，黑色或蓝色的团块。

（19）蓝灰卵形巢：局限卵圆形融会或接近融合蓝-灰色素结构，见于基底细胞癌，反映真皮中大的肿瘤细胞巢。

（20）蓝白幕：蓝色不规则形斑点覆盖白色毛玻璃云雾状。

（21）草莓状模式：无结构红色背景被毛囊口分开，多见于面部光线性角化。

（22）虫蚀状边缘：边缘凹面或陡峭凹入。

（23）腔隙：多数暗红色至红蓝色球状结构，血管瘤特征。

（24）均质区：红黑色、红蓝色无构造区，示出血性病变。

（25）果冻样征：像淡褐色果冻垂直流动。指无构造褐色色素沉着，边缘清楚常伴虫蚀边缘。

（26）晶体状模式：又称正交白线。由白色线状条纹组成呈平行排列，有时也可互相垂直。

（二）皮肤镜的临床应用

皮肤镜最初用于色素疾病的诊断与鉴别诊断。随着皮肤镜技术不断的改进，其使用的范围已扩展至非色素及低色素性疾病的诊断。

1. 皮肤黑素性疾病及皮肤浅部肿瘤　皮肤镜最常用于鉴别黑素瘤与其他色素细胞性、非色素细胞性损害、良性与恶性肿瘤。2010 年 Braun 等提出"2 步 7 层次"诊断流程（不包括毛发和指甲），介绍如下：

第 1 步（STEP 1）：决定黑素细胞性还是非黑素细胞性损害，通过以下 7 个层次的评估。

第 1 层次（Level 1）：黑素细胞病变的观察标准。

寻找色素网、非典型网、放射状线条及伪足、聚集小球、均匀蓝色素、假网（面部），或平行模式（手掌、足跖及黏膜）。如上述图形或结构任何一种均存在，则考虑为色素细胞起源的病变。进入第2步流程，决定色素病变是良性、可疑还是恶性。

但需注意：当损害表现为微细周边网，中心瘢痕样区表现，是皮肤纤维瘤特殊的形式。防止皮肤纤维瘤误诊为黑素细胞损害。然而此是经典非偏振光皮肤镜所见，当以偏振光皮肤镜观察其表现完全不同。中央部分呈淡红色及白色卫星样（即晶体状）结构。

在此也要注意蓝痣所见典型均质性蓝色色素特点，要区别其他具有蓝白幕的损害。蓝痣的蓝色色素均匀化表现占损害全部。在偏振光下不表现均匀蓝色而代替为不同蓝色阴影。

如上述特点未见到，则进入第2层次评估。

第2层次（Level 2）：基底细胞癌的观察标准。

观察基底细胞癌特异形态标准：包括树枝状血管（毛细血管扩张），树叶样模式，大蓝灰卵圆形巢，多蓝灰小球，辐轮样结构，发亮白色区。在无色素网时，这些标准，高度提示基底细胞癌。如果这些结构没有看到，则进入第3层次。

第3层次（Level 3）：脂溢性角化的观察标准。

寻找多数粟丘疹样囊肿，粉刺样开口，隐窝，虫蚀边缘，网状结构，脑回及脑沟样结构，有时称胖指样结构或浅棕色指纹样结构。

粟丘疹样囊肿，粉刺样开口很易用皮肤镜证明，不需偏振光皮肤镜复看。假如存在其中有些结构，此损害可能是脂溢性角化症。需要注意：看到"粟丘疹囊肿"这些结构，不等同就能诊断脂溢性角化症。因为粟丘疹囊肿也可见于基底细胞癌及色素细胞痣，特别是先天性的。

如果未见到脂溢性角化症的诊断标准则进入第4层次。

第4层次（Level 4）：血管损害的观察标准。

有红色、栗色、红蓝至黑色腔隙，泻湖样结构提示此损害为血管瘤或血管角皮瘤。如均不能满足1~4层次标准则进入第5层次。

第5层次（Level 5）：非黑素细胞性损害中特异血管表现。

在上述各层次中无任何形态标准可见，没有黑素细胞性损害的任一特征表现，也没有4个普通非黑素细胞性肿瘤的特殊表现。这些损害通常是无色素或低色素性。称为"无特征的"。然可发现有血管结构，则有助于诊断。第5层次及第6层次标准有助于那些存在血管表现而没有可识别结构的损害的评估。

没有特征的损害要密切检查血管的存在。重视这些血管形态特点及分布很重要。肾小球样血管通常聚集在损害周围，可证明为鳞状细胞癌。花冠状血管证明为皮脂腺肥大或传染性软疣。除血管的形态特征及分布外，血管的排列及血管周围颜色也帮助诊断。血管排列像匐行、串珠状，则是透明细胞棘皮瘤的特征。发夹形血管围以白色晕是角化肿瘤的特征，如角棘皮瘤及脂溢性角化。

第6层次（Level 6）：黑素细胞性损害中的血管特异表现。

有明显逗号形血管是真皮内痣的标志。黑素瘤血管特征包括点状、不规则线、不典型发夹状血管在粉红背景中，及螺旋状或扭曲血管。如在同一损害中见到1个以上形态特点，则称多形型。多形型多见于黑素瘤中心有点状及线状血管。此外在第5层次中描述血管形态特征，表现多数粉红色色调，亦称奶红色区，也能在黑素瘤见到。奶红色区可能表示血管体积增加，可能反映新血管生成。

损害没有显示 1~6 层次的任何结构则考虑为"无结构",则进入第 7 层次。

第 7 层次（Level 7）：无结构损害。

没有 1~6 层次特点的损害是完全无特征或无结构。所有这样无结构损害,有必要除外黑素瘤。为避免错过没有任何可辨别结构的黑素瘤,应作活检或短期监测去查明其生物学行为。

第 2 步（STEP 2）：决定是不是良性痣、可疑色素细胞性损害还是黑素细胞瘤。

在流程第一步证明是色素细胞起源的损害,包括第 1、6 及 7 层次描述。黑素细胞损害表现的结构及特点,则进入第 2 步流程。评估假定为黑素细胞新生物是良性、可疑或恶性。

除了上述二步七层次诊断流程外,皮肤镜在诊断黑素细胞性损害与黑素瘤的方面,有学者提出七项标准法（表 1-1）、ABCD 规则法（表 1-2）,以助临床医师对黑素瘤的及时、正确诊断。

表 1-1 皮肤镜鉴别良性黑素细胞性损害与黑素瘤的七项标准

皮肤镜标准	定义	评分
不典型色素网	网呈多形性（网的颜色与厚度）,在皮损内不规则分布	2
蓝-白幕	不规则融合的蓝色素沉着无结构区,其上有一层白色"毛玻璃"膜,此色素不能占据整个病损,常与临床病损高起的部位一致	2
不典型血管型	线型-不规则或点状血管,在退化性结构中不能清楚地见到	2
不规则条纹	棕至黑色,茎状或指状突起物,不规则地分布于皮损的边缘,它可能发生于网状结构,但多数情况不是	1
不规则点/小球	黑色、棕色,圆形、卵圆形,大小不等的结构,不规则地分布于病损中	1
不规则斑点状	黑色、棕色及/或灰色无结构区,不对称地分布于病损中	1
退化性结构	白色瘢痕样脱色,棕色及/或蓝色胡椒粉样颗粒,常与临床皮损扁平部分相一致	1

表 1-2 鉴别良性黑素细胞性损害与黑素瘤的 ABCD 规则

皮肤镜标准	定义	计分
不对称（A）	在 0、1 或 2 纵轴,不仅评估轮廓,也评估颜色与结构	0~2
边缘（B）	色素在 0~8 片段的周围截然终止	0~8
颜色（C）	存在 6 种以上颜色（白、红、浅棕、深棕、蓝灰、黑）	1~6
皮肤镜结构（D）	存在网、无结构（均质的）区,分支的条纹与小球	1~5

注：计算总积分的公式

总积分=（A 计分×1.3）+（B 计分×0.1）+（C 计分×0.5）+（D 计分×0.5）;

总积分：<4.75 为良性黑素细胞性损害;4.75~5.45 为可疑病损,需密切随访或切除;>5.45 高度怀疑为黑素瘤

2. 一般皮肤病中的应用 随着皮肤镜设备的更新和经验的积累,许多报道其在非色素性肿瘤以及非肿瘤性皮肤病的应用。后者主要观察除了黑素储集形成的各种色素沉着结构外,皮肤镜也能显示血管的变化、颜色的不同、毛囊的障碍以及肉眼不能看到的形象。已有文献记载一般皮肤病皮肤镜观察的表现如下所述。

（1）炎症性皮肤病

1）银屑病：为规则分布的点状血管、白色鳞屑。

2）皮炎：为斑片状分布的点状血管、黄色痂/鳞屑。

3）扁平苔藓：为白色线纹、周围点状/线状血管。

4）玫瑰糠疹：为黄色背景、周围白色鳞屑、斑片状分布的点状血管。

5）毛发红糠疹：为黄色区伴斑片或周围分布的点状及线状血管。

6）结节病：为橘黄色小球或区、线状血管。

7）环状肉芽肿：为点状、线状，或点/线状血管；白、红或黄色背景。

8）脂质渐进性坏死：为明显线状分支血管网、黄色背景。

9）DLE：早期损害为毛囊周围白晕、毛囊栓塞及白色鳞屑，晚期损害为毛细血管扩张、色素沉着结构及白色无结构区。

10）玫瑰痤疮：见毛囊栓子、毛囊脓疱、多角血管。有红斑毛细血管扩张型和丘疹脓疱型。

11）硬化性苔藓：外阴损害为白/黄无结构区、线状血管；外阴外损害为白/黄无结构区、黄色角化栓子（假粉刺）。

12）硬斑病：为白色纤维梁、线状血管。

13）荨麻疹：为线状血管网围绕无血管区。

14）荨麻疹样血管炎：为紫色小点或小球、橘-棕色背景。

15）色素紫癜样皮炎：为紫色小点或小球、橘-棕色背景。

16）汗孔角化症：为白-黄或棕色周围环状结构，在中央，见棕色色素、点/线状血管，或无结构白色区。

17）毛囊角化症：为假粉刺、红斑、点/线状血管。

18）肥大细胞增多症：为浅棕色印迹、色素网、网状血管型，或黄-橘色印迹。

19）Henoch-Schonlein 紫癜：为不规则形状红色斑片，模糊不清边缘。

20）面部肉芽肿：见毛囊口扩张、毛囊周白色晕、色素结构、毛囊角质栓、延长或线状分支血管。

21）网状青斑：为不规则分布线状血管。

22）多形红斑：为周围线状血管，中央带蓝色斑片。

23）Sweet 综合征：为无结构带蓝色斑片。

24）蕈样肉芽肿：为短线状血管、橘-黄色区、精子样结构。

（2）感染性皮肤病

1）寻常狼疮：为橘-黄小球或区、线状血管。

2）利什曼原虫病：为橘-黄小球或区、线状血管、红斑、毛囊栓塞、角化过度、中央溃疡。

3）疥疮：为三角翼喷气飞机凝结尾流状结构。

4）潜虱病：为白至浅棕色，靶样棕色环围绕黑色中心孔。

5）皮肤幼虫移行症：为透明棕色无结构区成节段排列。

6）虱：见幼虱、卵圆形棕色结构（虱卵含有活幼虫）、卵圆透明结构（空）。

7）黑癣：为网状型，表浅细、束状淡棕色条或色素刺。

8）寻常疣：多数致密乳头中心见红点或襻，围绕白色晕，可有出血（小的红到黑点或线条）。

9）跖疣：见明显的出血在一界定的黄色乳头状皮损内，在此表面上皮纹中断。

10）扁平疣：为规则分布红色小点、淡棕色至黄色背景。

11）生殖器疣：见镶嵌（早/扁平损害），指样及球状把手型（高起/乳头瘤样损害），无特殊型。

12）传染性软疣：为中心孔或脐凹、白至黄无定形结构，周围线状或分支血管（红冠）。

13）蜱叮咬：可见前腿从皮肤表面伸出，棕至灰透明外壳。

14）蜘蛛腿刺：为小黑色刺。

（3）毛发疾病

1）皮肤镜观察毛发的要点及基本特征：①毛干形态。毛干的直径、色泽、粗细是否均匀，末端有无异常。感叹号发：毛发近头皮处逐渐变细。断发：毛发离皮面一段距离处离断，残端卷曲或分叉。逗号状发：断发形似逗号。②毛囊开口。黄点征：位于毛囊单位中央，主要是毛囊口漏斗部扩大，角质及皮脂聚集的结果。黑点征：毛干在头皮水平面折断后齐根离断后遗留毛干断面。毛囊周红点征：毛囊周围毛细血管扩张性红斑。毛周褐色晕：雄激素脱发早期，毛周见略凹陷的褐色晕，即毛囊周征。③皮面结构。白点征：可能是汗腺或皮脂腺结构，色素性网状结构，毛细血管扩展的形态和排列特点。

2）常见毛发疾病的皮肤镜表现：典型斑秃具有黄点征、黑点征、感叹号发和短毳毛。雄激素性脱发见毛干粗细不一，直径变细的毛干增多。早期病变可见毛囊周征。进展期时可见黄点征。急性休止期脱发可见无毛干的毛囊开口，同时有大量短新生毛发，呈上细下粗，色素上浅下深的锥形短毛。直径变细的毛干小于20%。可与雄激素脱发鉴别。拔毛癖见黑点征，断发，毛干残端有分裂和卷曲、无毛干的毛囊开口。梅毒脱发可见黄点征、黑点征和断发，但无感叹号发，脱发斑小，数量多。头癣多为断发呈逗号状发。布罗克假斑秃：脱发多见顶枕部，数个脱发斑之间距离接近，呈"雪地里的脚印"状。无炎症表现，毛囊开口消失，周边可有孤立的毛干存在。瘢痕性脱发：皮肤镜表现为毛囊开口消失，头皮表面光滑平展、皮肤萎缩变薄，其下毛细血管显露。

二、共聚焦显微镜

共聚焦显微镜是一种皮肤科新的影像诊断技术，能够识别细胞和组织接近于病理组织学分辨水平。它可以在皮肤水平面扫描皮损比垂直切片所观察面积要大。水平面的图像与临床及皮肤镜观察具有极好的相关性，这在皮肤肿瘤诊断中至关重要。在炎症性及感染性疾病显微镜下所见亦有一定的相关性，但它不能区别炎症细胞的种类。观察到图像的深度仅达乳头层，图像的分辨需一定经验，目前只在研究单位应用，尚未普及。

共聚焦显微镜的基本组成：点光源、聚光器、物镜及检测器。在物镜即探头接触皮肤时套上一次性塑料窗。针孔仅收集从焦点面发射的光。共聚焦显微镜的反差机制是反向散射。灰度共聚焦图像出现亮（白色）的结构与其有高折射指数的成分有关，并与光波大小相同。反向散射主要是受结构折射指数所控制，与其周围介质相比较。高折射的皮肤成分包括黑色素、胶原及角蛋白。

近来，有一种手持式的共聚焦显微镜产品，是较小的灵活的设备，便于在难于接触的区域如皮肤皱褶、耳部应用。

（一）皮肤组织病理相关的共聚焦显微镜图像

1. **表皮** 角质层表现为高折射面，被可见的皮肤沟围绕。角质细胞大，10~30 μm，呈多角形，没有可见核。皮肤沟表现暗的皱褶，在角质形成细胞（keratinocytes，KCs）岛之间。皮肤沟交叉成菱形。但外形与排列，因身体部位和年龄不同而有差别。

颗粒层是多角 KCs 组成，因含有细胞器，表现为亮颗粒细胞质。KCs 黏附集合在一起，形成蜂巢状型结构。细胞外边通常比细胞质亮。有色素的 KCs 常是发亮的细胞，体积小，呈多角形，周边较暗为鹅卵石形，像阴性的蜂巢形。在面部由于存在多数毛囊引起一种特殊型表现暗圆形区（甜甜圈样）。

棘层 KCs 小，仍为多角形，易见蜂巢形。

2. **表真皮连接** 在表真皮连接处有一层基底细胞。基底细胞大小、形态一致，比棘细胞小、更为折射，因为在核顶端有黑素帽形成发亮的盘（碟）。在表真皮连接处水平，存在规则的棘突，基底细胞呈圆形或卵圆形发亮的细胞（KCs）围绕暗的真皮乳头。在暗的真皮乳头中，可能见到微小的管状血管。

黑皮肤光型显示基底 KCs 成光亮的圆形细胞，具有高折光细胞质，在表皮水平形成鹅卵石形及在表真皮连接处水平成亮的环。皮肤光感型Ⅰ、Ⅱ，基底层 KCs 低折射及勉强可见的真皮乳头。

3. **真皮乳头** 在真皮乳头层，用高分辨率共聚焦显微镜能评估炎症性浸润，消退现象及日光性弹力纤维病。炎症性浸润是由不同细胞型所组成。在共聚焦显微镜很容易检出噬色素细胞和淋巴细胞。噬色素细胞表现丰满、大、发亮的细胞，没有清楚边界及不见核。这些细胞通常见于真皮乳头中并常聚集成群。

（二）共聚焦显微镜临床应用

1. **皮肤肿瘤** 主要目标是早期诊断减少不必要的活检。共聚焦显微镜为二线技术，因其能在患者床边在几分钟内分辨单个细胞，用于有争议病例或特殊病例。其次能水平面大范围扫描，指导外科手术前边缘的界定和可疑病损活检的部位。

（1）黑素细胞瘤：普通色素痣显示对称性结构，特点为交界巢（网状型）或真皮巢（块状型）伴很少或无细胞异型。

早期黑素瘤真皮-表皮连接层（dermis epidermal junction，DEJ）特点为环状或网状结构伴大而亮多形性（非典型）细胞。此细胞显示形成巢倾向，紧密或松散排列。早期损害最常见到正常 DEJ 结构改变或断裂。外形不规则及真皮乳头界定不清（无边界乳头）或真皮乳头不显现，被非典型细胞链所代替。在进展期，大块肿瘤增生，占全部表真皮连接，并推高至表皮层，表现为亮而大的多形黑素细胞疏松聚集。在结节黑素瘤，共聚焦显微镜显示所谓脑回状巢，其组成为小及低折光细胞形成肿瘤块被暗细沟裂隙及亮胶原隔开。

（2）非黑素瘤皮肤肿瘤：包括基底细胞瘤（basal cell carcinoma，BCC），光化性角化症（actinic keratosis，AK），鳞状细胞癌（squamous cell carcinoma，SCC）。BCC 的图像由紧密堆积的基底样细胞聚集，周围呈栅栏及小叶状外形组成。这些聚集的轮廓为黑色空隙（黏蛋白），常被明显的血管所围绕。在色素深 BCC 中共聚焦显微镜突出地观察到在基底样细胞岛中有树枝状色素细胞。AK 及 SCC 可见各种 KCs 非典型性。在角层水平可见单个脱落呈亮的、高反射、多角形 KCs 细胞。在颗粒层及棘层平面见到不典型蜂窝型及不同程度结构紊乱。尽管见到不同程度 KCs 的不典型性，但不能确定不典型 KCs 及原位 SCC 之间的诊断。

2. 炎症性皮肤病 在传统组织病理中，炎症性皮肤病大致分为 4 类：①海绵样皮炎（如变态反应及刺激性接触性皮炎）；②银屑病样疾病（如银屑病）；③界面侵犯疾病（如红斑狼疮、扁平苔藓、皮肌炎）；④色素性非肿瘤皮肤病（如白癜风、黄褐斑）。

海绵样皮炎的共聚焦显微镜主要图像是细胞间及细胞内海绵形成。相关的图像表现为细胞间亮度增加，由于细胞间及细胞内液体聚集，表现为规则蜂窝型图形。当海绵形成明显时可以测到小水疱形成，在颗粒层及棘层 KCs 之间出现界限明确的暗空洞样间隙。通常海绵形成伴有细胞外移，其炎症细胞在共聚焦显微镜下呈亮、圆、高折射结构，大约 $8 \sim 10 \mu m$，炎症细胞可在 KCs 之间空隙中，也可在毛囊、血管周围或真皮间质中观察到。

银屑病样疾病在 DEJ 显著表现是存在无边界的乳头，导致在表真皮交界处形态和正常皮肤相似，但乳头周围有围绕基底 KCs 模糊环，代替了典型亮环。乳头位置向上，有时在增厚角层之下即可见到。在无边界乳头中有时见数个扭曲血管。

界面皮炎的特点是炎症侵犯 DEJ、炎症细胞模糊界面轮廓及真皮乳头，在扁平苔藓为弥漫性侵犯，在红斑狼疮为局灶性。

获得性色素病中白癜风的共聚焦显微镜显示：看不见正常的发亮 DEJ。此外 KCs 在正常皮肤是亮多角形，在白癜风皮损因缺乏黑素呈低反射。在白癜风无损害皮肤 DEJ 区有异常分布发亮型（即色素）。特征性环状结构几乎看不到，可显示半环发亮结构，仅为部分真皮乳头的轮廓（扇形乳头）。窄波紫外线（ultraviolet B-rays，UVB）治疗后，在 DEJ 可看到活化的黑素细胞，甚至在临床尚未见色素再生时。黑素细胞表现为两极或星形树枝状结构，伴明显毛囊周围分布。

3. 感染性皮肤病

（1）浅表真菌病：共聚焦显微镜在表皮上部有高分辨率的皮癣菌菌丝，在表皮中呈亮线状分支结构。与光学显微镜所见一致。

（2）毛囊虫：共聚焦显微镜显示多个圆形境界清楚结构，是生活在毛囊中头部以下蠕形螨表现。

（3）疥疮：共聚焦显微镜可在隧道见到虫体以及其粪便及虫卵。

（4）梅毒：有些研究报告共聚焦显微镜用于二期梅毒，可显示梅毒螺旋体，为长的、螺旋状发亮的颗粒。

4. 非外科治疗的评估

（1）用于 AK 应用咪喹莫特治疗后效果观察：共聚焦显微镜能看到在肿瘤范围内咪喹莫特治疗后引起的临床及亚临床炎症反应。可活体观察到免疫调节作用，可见炎症细胞及特异性的朗格汉斯细胞，随后非典型 KCs 凋亡。4 周后共聚焦显微镜随访可见非典型 KCs 被规则蜂窝型所替代。

（2）浅表 BCC 冷冻效果的观察：液氮应用后 5 小时在基底及真皮浅部早期细胞坏死，表示冷冻有效。共聚焦显微镜可立即评估治疗效果并可指导第二次治疗的时期。

（3）共聚焦显微镜还可用于以下疾病的激光治疗效果的评估：日光性黑子、血管损害、皮肤再生、痤疮瘢痕治疗后皮肤变化，对激光机制及不良反应的了解。

三、皮肤超声

皮肤超声检查是一种无创伤性诊断辅助技术。可对皮肤各层及其周围组织发生的异常进行定性及定量诊断，还可评估某些皮肤病的活动性和严重性，为治疗方式的选择提供有关信息。

皮肤超声在所有影像检查技术中能够达到最大穿透/分辨率的平衡，可以很好地描述皮肤各层的特征。没有其他影像技术如计算机断层扫描的放射续发效应。不需要注射增强剂。共聚焦显微镜、光学相干断层扫描可有高分辨率图像但穿透性很低（≤0.5 mm）。而用变频探头超声检查，当改变深度时不改变其穿透性/分辨率平衡。计算机断层扫描或磁共振对表皮及真皮的分辨率有限，测定小于 3 mm。皮肤超声可显示皮肤病可见损害的表现如厚度、回声反应性及血管型，很快获得疾病活动性相关信息，决定诊断及制订治疗方案。

（一）皮肤超声技术要求

要达到最佳检查效果，须用具有多探头彩色多普勒超声波机器及可变频率探头（频率≥15 MHz 或以上）。一般 14~15 MHz 用于观察皮肤各层，较低频率（7~13 MHz）用于观察较深组织。轴及侧分辨率分别是 100 μm/pixel 及 90 μm/pixel。多普勒频率为 6.0 MHz±2%，最小观察到范围 2.3~5.0 mm，动态范围 65 分贝/分。此设备有 16 个聚焦带，范围从 0.1~3.8 cm，扫描线 512/256。高频率在决定皮肤层次比低频率好。另外在皮肤或指甲表面涂多量胶，不仅可以调节焦距，还能分散探头压力。通常不需要冷却垫，皮肤应用时对浅表血管不要有任何压缩。小于 4 岁的儿童，在家长知情同意下给予水合氯醛（50 mg/kg）口服，以免小儿活动，生成人为的多普勒特殊曲线，影响诊断。

超声波的图像是以振幅的亮度显示，声波在通过各种物体时的程度不同，其显示的亮度不同。不同回声的形态特点、边缘、内部回声表现及后回声的强弱决定临床诊断。

（二）正常皮肤超声图像

皮肤分为 3 层，表皮、真皮及皮下组织。皮肤各层的回声强弱依赖其结构成分而不同。在表皮其回声反射受角蛋白成分，在真皮受胶原成分，在皮下组织则受脂肪小叶的量的影响。

表皮超声图像，在非光滑皮肤（即不在掌跖区）表现高回声线，在光滑皮肤（掌跖）表现双层高回声平行线。真皮超声图像，表现高回声带亮度通常比表皮低，皮下组织表现低回声，脂肪层伴高回声纤维间隔。

甲的单位包括甲板（背面及腹面），甲床（包括甲母质）及甲周组织（近端及侧缘皱襞）。甲板超声图像由于存在高角化成分，表现双层平行高回声结构。甲床表现为低回声并通常至甲母质下近端渐渐转为高回声。甲周皮肤图像和其他身体部位的图像相似，只是皮下组织较少脂肪细胞。在皮下组织及甲床可测出低速动脉及静脉血管。

（三）皮肤科临床应用

1. 良性皮肤疾病

（1）表皮囊肿：由于表皮囊肿壁的完整性情况不同，超声图像可有差别。壁完整的表皮囊肿表现为真皮及皮下组织内圆形无回声结构，常有连接索通向表皮面，也称为点。常见囊内的回声（碎屑），表现圆形或卵圆形低回声结构。偶也可出现巨大结构即"假睾丸表现"，即较亮的内面回声及无回声丝状区，大多数是压紧的角蛋白伴胆固醇结晶及有些营养不良性钙沉积的结果。当囊肿有炎症或破裂时，它可有较多各种外形。角蛋白和混有炎症成分的物质释放至周围组织，边缘变成不规则或模糊，产生低回声异物样反应。通常不管哪个时期（完整或破裂），表皮囊肿均有高后方回声区的典型囊样结构。当表皮囊肿出现炎症及破裂相时，彩色多普勒能在囊肿周边测出血流增加。

（2）藏毛囊肿：是毛发断片巢组成的假囊性结构。通常易发生炎症并转为藏毛脓肿。超声表现在真皮及皮下组织中低回声卵圆形区，可见高回声线，提示是毛发断片。手术前超声检查可了解窦道及其分支，有利于手术效果。

炎症时彩超可显示囊肿周围丰富血管影像。因为囊肿手术后有高复发率，因此手术前从不同轴（上、下、斜、横）扫描，以了解其实际范围，对手术有指导意义。

（3）毛母质瘤：临床误诊率高至56%，典型图像示低回声靶形损害及高回声中心。68%~80%病例可在中心部测出高回声点与钙沉积相关。彩色多普勒可显示明显低速动脉及静脉血管，有时像血管肿瘤。此外，有的毛母质瘤呈囊样表现，表现固体囊结构伴一个反常的结节性低回声成分并被无回声液体所围绕。

（4）血管病变：超声检查对儿童血管瘤及血管畸形的诊断、鉴别诊断及处理有很大的帮助。血管瘤超声图显示为非实质性肿瘤，其超声图像根据其病期而不同。当增生早期倾向低回声及高血管形成，示动脉及静脉流及有时示动静脉旁路。后期，当部分消退期，超声图像多样，通常呈现混合低回声-高血管形成及高回声-低血管形成区。在全部消退期，血管瘤通常变为充满高回声及低血管形成。此外，在消退期可检出皮下组织不同厚度的脂肪成分。

血管畸形根据血管型，可显无回声小管（动脉或静脉），假囊性间隙（静脉或淋巴管），或高回声区（如毛细血管）在静脉畸形时常能发现高回声点，此与静脉石形成有关。

2. 皮肤恶性肿瘤　皮肤恶性肿瘤较多见的是基底细胞癌、鳞状细胞癌、黑素细胞瘤。超声图与组织病理评估肿瘤厚度有很好相关性，特别在黑素瘤的评估中更为明显。

基底细胞瘤超声图表现低回声实质性损害，常有高回声点。在损害底部，血管生成轻度增加。

鳞状细胞癌也是低回声，并表现更具侵袭性，此病常侵犯较深淋巴结。

黑素瘤表现低回声，有时纺锤形损害常显示血管生成增加，此可解释它的高血管生成力。超声图也可显示卫星现象（距原发损害<2 cm），转移（距原发损害≥2 cm），及淋巴结转移。这些黑素瘤续发损害可表现多种卵形低回声结构。偶也可表现为无回声的模拟脓肿或积聚的液体。这些特征，除了有助于外科手术方式选择，还可用于非创伤治疗如光动力疗法及放射疗法的监察。

3. 炎症/感染性疾病

（1）银屑病：超声可探测到此病的皮肤、甲的细微变化，可监察其活动性及治疗效果情况。彩超可测出表皮的增厚及真皮上部低回声。可测出银屑病甲的早期到晚期变化，厚度增加及甲床低回声生成，在甲板腹侧局灶性高回声（有时亚临床）、波状甲板、最后两者增厚。在活动期银屑病斑块损害真皮及甲床可见血流增加。

（2）硬斑病：硬皮病的超声图可随病期表现不同。从活动期真皮增厚及回声生成降低，和皮下组织回声面积形成增加，到后期时真皮及皮下组织大大地萎缩。此外，彩色多普勒成像在急性期可测出病变处血管增加。损害活动性最确定的超声表现是皮下组织回声生成及皮肤血流增加（两者敏感性及特异性均是100%）。重要的是硬斑病损害可显示全部或部分增厚活性。还有，同一患者损害能有非同步表现，因是在不同活动期。

（3）跖疣：表皮及真皮表现梭形低回声结构。彩色多普勒图像真皮血管有不同变化，从低血流到高血流伴明显动脉血管。跖疣可伴有周围组织的其他炎症症状如跖滑囊炎。这样，超声可以非创伤性检查支持诊断，也可监察治疗反应，特别在复发及症状持续的困难病例。

（4）化脓性汗腺炎：超声对病变可定性和定量，文献报道从早期到晚期过程可见毛囊增大，低回声真皮结节，无回声真皮液体集聚，低回声连接瘘管束，及真皮液体集聚。彩色多普勒超声，真皮及浅层皮下组织血管生成增加。通常尽管侵犯广泛，淋巴结并不增大，然而可显示淋巴结皮质增厚及低回声。

4. 甲病　应用超声对甲部疾病的诊断很有价值，因为甲组织很难作病检。在解剖学相关数据超声能区别甲板或甲周之间及指出其确切位置、范围、损害处血管。超声可以便于提供切除的适合部位，降低复发及改善美容。

（1）血管球瘤：超声显示位于甲床中心低回声结节。肿瘤中血管增加及损害下方通常可见骨缘结构轻度改变。

（2）甲下外生骨疣：在甲床中反常的带状高回声结构，连接远端趾骨边缘，通常向上取代甲板，也可与其邻近合低回声的肉芽肿性及瘢痕组织相关联。与骨软骨瘤不同，因为后者示低回声覆盖到高回声骨带相当于软骨帽。

5. 外源成分

（1）异物：超声诊断异物，特别对射线可透过的物质很有用。根据其成分，异物可分类为有机（从活的组织而来）或惰性的。

超声显示碎片（木或荆棘）、鱼刺，玻璃片、金属片通常表现高回声线状或带状结构。玻璃及金属，可显示后反射人为现象。通常这些异物周围，为低回声组织，相当于续发的炎症性肉芽肿反应。此外伴液体积聚要除外如血管瘤及脓肿或深部组织的侵犯。这些异物可远离穿入伤口的水平，故扫描的部位要大。在急性状态应避免胶接触开放伤口以防污染，要用无菌胶。此外在软组织皮下气肿时，侧面接触伤口。

（2）美容充填物：有两种，生物性（可降解的）和合成物（不可降解的）。前者主要有玻尿酸，纯玻尿酸或与利多卡因相混合的；后者有几种，常用物质是硅胶纯品或其油性配方、聚甲基丙烯酸甲酯及羟磷灰石钙等。超声显示这些充填物在皮下组织及真皮中弥散，因此，通常用"真皮充填物"描述，这是不适当的解剖学定位。玻尿酸为无回声假囊性，3～6个月尺寸缩小。混合的（玻尿酸及利多卡因）在假囊肿中有明显回声。相反，合成充填物常不能改变其大小或回声结构。硅胶超声生成，根据其品种：纯硅胶无回声和完整的乳房植入物一样。硅胶油为高回声，显示后反射伪影或分散的人工产物和硅胶植入物破裂后，纯硅胶与乳房脂肪组织混合的情况相似。聚甲基丙烯酸甲酯表现为高回声点伴小彗星尾人工产物。羟磷灰石钙表现高回声带伴后声影人工产物，后者人工产物经典地描述为钙化结构。聚丙烯酰胺胶为另一种合成充填剂，超声表现多为卵圆形无回声假囊肿伴周围皮下组织回声增加。和能降解的玻尿酸相反，在注射6个月后消失。曾报道聚丙烯酰胺胶沉积物至少1年其大小不变。

（陈天丽）

第四节　皮肤科的实验室检查

很多皮肤病根据临床症状及体格检查就可以做出诊断，但在某些病例中则尚需做实验室检查才能做出诊断。此外，实验室检查还可作为观察疾病发展、治疗中有无不良反应及疗效的指标。

一、细胞学检查

（一）细胞学诊断

在皮肤科中，细胞学诊断用于大疱性疾病、病毒引起的水疱性疾病及某些皮肤肿瘤（如基底细胞上皮瘤、鳞状上皮细胞癌、Paget 病及网状细胞增生症等）。但它不能取代皮肤活检的组织病理检查，因后者可提供更完全的资料；更不能作为恶性肿瘤的常规诊断手段，因它有引起肿瘤细胞发生播散的危险性。其方法如下：

1. **水疱性损害**　一般应选择小的、早期的及无感染的水疱，剪去疱顶，疱底面用消毒纱布吸干，然后用钝刀轻刮底面取材，以不出血为度。将刮取物很薄地涂于玻片上。在红斑性天疱疮或增殖性天疱疮中，必须先将其表面的痂去除后再取材。

2. **肿瘤**　溃疡性肿瘤先去痂，再用钝刀或刮匙取材；未破溃的肿瘤，可用尖刀切开，再刮取材料，或用注射针头垂直刺入损害中，然后用针筒抽取材料，涂于玻片上。用尖刀切开或针头刺入取材时，均不宜过深，尽量避免出血。如所取的材料较大，可先用两张玻片紧压后再做涂片。

以上两种损害还可采用印片法来取材，即用消毒玻片在疱底面、溃疡面紧压一下而获得所需的材料。

用上述方法制备的涂片在空气中干燥后染色，做镜检；也有人主张涂片应立即用无水酒精固定 2 分钟，再染色做镜检。染色可用 Giemsa 染色、HE 染色或 Pappenheim 染色。

（二）Sezary 细胞检查

取患者耳垂血做涂片，立即在空气中干燥，用甲醛固定，再用 0.1% 淀粉酶消化 30～60 分钟，PAS 染色后做镜检。

Sezary 细胞之特征为细胞核大而扭曲，核周有一圈狭窄的胞质。胞质中有空泡及伪足，其中含有 PAS 阳性的颗粒状物质，排列成项链状，此物质为耐淀粉酶消化的中性黏多糖。

（三）细针抽吸淋巴结（FNA）

用一个 25 或 27 号针抽吸淋巴结组织作细胞学评价，对皮肤转移性恶性黑素瘤及鳞状细胞癌进行分期，也可对可疑的淋巴瘤作评价。对有可触及淋巴结的黑素瘤患者，此技术具有高特异性与敏感性，若与流式细胞测定技术合用，有助于淋巴瘤与反应性皮肤病性淋巴结病的鉴别。

（四）皮肤窗技术

用一解剖刀将一数平方毫米的皮肤表面刮去，在其上滴加试验溶液，再覆盖玻片，在不同的时间间隔（如 3 小时、6 小时、12 小时、24 小时、48 小时）取下盖玻片并立刻覆盖另一盖玻片。将取下的盖玻片染色（一般的血液学染液），可对不同时间间隔的细胞反应作出评价。

二、皮肤组织病理学检查

皮肤活体组织检查对许多皮肤病的诊断、分类、治疗及判断预后有很重要的价值。

（一）适应证

1. **肿瘤**　皮肤肿瘤及癌前期病变，特别是恶性肿瘤，以及在治疗后怀疑有复发趋势者。

2. 麻风及皮肤结核等肉芽肿性疾病 对各种不同类型的麻风及皮肤结核，在诊断、分类、判断预后及疗效观察等方面均有相当价值。

3. 大疱性皮肤病及变应性血管炎 有助于其诊断及分类。

4. 具有病原体的皮肤病 如各种深部真菌病、皮肤黑热病、猪囊虫病等，找到病原体即可明确诊断。

5. 具有相对特异性组织改变的皮肤病 如结缔组织病、慢性萎缩性肢端皮炎、皮肤淀粉样变性、放射性皮炎等，可协助临床诊断。

6. 具有一定特异性病变的某些炎症性皮肤病 如银屑病及扁平苔藓等。

（二）皮损的选择

①选择充分发育的、具有代表性的典型损害。②应尽量取原发性损害。③应同时取一部分正常皮肤，以便与病变组织作对比。④对水疱性、脓疱性与含有病原体的损害，应选择早期损害，在取材时应保持疱的完整性，勿使之破裂。⑤取材时应包括皮下组织，不能过浅。⑥环形损害应在边缘部取材。⑦当同时存在不止一种损害时，应各取其一做检查。⑧为观察疗效，疗后的标本一定要在疗前取材的同一部位采取。

（三）取材的方法

取材时器械必须锐利，尽量避免损伤组织，及时放入固定液，并固定于适当的方向和位置。方法可分为外科手术法及钻孔法两种。

1. 外科手术法 适用于采取较深、较大的组织。方法如下：①常规消毒皮肤，局部麻醉后数分钟取材。②以利刀做菱形切口，刀应与皮面垂直，切口的方向应与皮纹一致。③切口应深及皮下组织，取材大小根据需要而定。④应尽量不损伤组织，以免影响标本质量，造成诊断困难。⑤标本取下后，即平放在吸水纸上，或用大头针固定在小木板上，使之不致卷曲或歪斜，然后再放入固定液小瓶中。⑥缝合切口，缝合时要将皮对齐，以免影响美观。⑦5~7天后拆线。

2. 钻孔法 此法简便易行，适用于病损较小或外科手术法取材有困难的病损。方法如下：①常规消毒皮肤，局部麻醉后数分钟取材。②根据皮损大小选择合适孔径的钻孔器，左手固定皮肤，右手用钻孔器在取材部位一面旋转，一面向下用力，钻到适当深度时（一般要求达到皮下组织），取出钻孔器，可用局部麻醉注射针头挑起标本，或用带齿小镊子轻轻夹起标本边缘，将标本提起，用小剪刀将标本从底部剪断。③标本立即放入固定液小瓶中。④对创口压迫止血，其上涂布少许碘仿，加压包扎。若活检标本取自面部应缝合切口。

三、皮肤过敏试验

本法用以测定被试者对某些物质（如花粉、细菌、食物、药物、化学品）是否过敏。常用的试验有以下几种。

（一）点刺试验

测定被试者对某种物质是否过敏，现普遍应用点刺试验。点刺试验所用过敏原也已商品化。

1. 方法 患者上肢屈侧皮肤用75%酒精消毒后，将少量的测试液滴在皮肤上，用锐针垂直通过该液刺破表皮2~3 mm深。如需做多个点刺，点刺间的间隔为2~3 cm。以组胺为阳性对照，生理盐水为阴性对照。

2. **结果**　20 分钟后观察结果，测量红斑大小与风团，与阳性及阴性对照相比较。结果判断如下：

（−）未出现风团或风团大小不超过阴性对照；未出现红斑或红斑大小不超过阴性对照部红斑。需要注意的是：所有刮擦和点刺都会在某些患者的阴性对照部位引起风团或红斑，或两者均有。风团大小可能从几乎不可测的 1~2 mm 至明确的 5 mm；红斑大小可从模糊的 1~2 mm 至明确的 10 mm 或更大，因此结果判断必须和阴性对照对比。

（1+）可能出现或未出现风团，如果出现，风团必须与阴性对照同样大或更大，红斑显著大于阴性对照。

（2+）风团 7 mm，红斑大小超过 10 mm。

（3+）风团 10 mm，并红斑大小超过 20 mm，可能出现轻微瘙痒。

（4+）风团大小超过 10 mm 或有明显伪足的任何反应，红斑大小可能超过也可能不超过 3+反应，很可能出现伪足和瘙痒。

（二）变态原特异性 IgE 检测

有放射变应原吸附试验（RAST）及酶联免疫吸附试验（ELISA）。RAST 与皮肤试验相关性较好。

（三）口服激惹试验

有时需用口服一种药物、食物或化学制剂来确定一种皮疹的诊断或肯定其确切的病因。这些试验用于下列情况：

1. **确定药疹的病因或从一些药物中或复合药物中决定其某一种成分为药疹的病因**　此试验仅用于所给的药物或选择的剂量不会引起严重的反应。此方法对证明固定性药疹是很有用的，但是如果药物反应为全身性的或急性的，则不应该用之。

2. **寻找食物过敏原**　对食物过敏的患者，为发现其对哪一种特殊的食物过敏，可以每次只食一种食物来确定其过敏的食物。当发现对某一种食物过敏后，再给患者吃此食物来加以证实，因此在给此食物时应加以伪装，使者不能认出是这种食物。

此试验可用于特应性皮炎、慢性或复发性荨麻疹，以及与过敏有关的皮肤病。此试验应小心地进行，而且要有较好的对照，并且取得患者的合作，才有价值。

3. **确定添加剂在慢性荨麻疹或血管性水肿中的作用，特别是苯甲酸盐及抗氧化剂的作用**　这种试验可靠性还不完全肯定。

四、放射影像学检查

放射影像学检查，如计算机断层扫描（CT）、磁共振成像（MRI）、正电子发射断层显像（PET-CT）均属 X 线。可用于皮肤科深部组织病变如肿瘤、炎症等的检查、诊断。

五、淋巴闪烁造影术

淋巴闪烁造影术可对肿胀的下肢淋巴系统作功能评价。

（陈天丽）

第二章

皮肤病的治疗方法

第一节　皮肤病的药物治疗

皮肤病是皮肤（包括毛发和甲）受到内外因素的影响后，其形态、结构和功能发生变化，产生病理过程，出现相应的临床表现。皮肤病是影响人体健康的常见病、多发病，发病率高，严重时甚至可危及生命。

一、外用药物治疗

外用药在皮肤病的治疗中占有非常重要的地位，是皮肤病治疗的重要手段。局部用药时皮损局部药物浓度高、系统吸收少，因而外用药具有疗效高和不良反应少的特点。药物经皮吸收是外用药物治疗的理论基础。在使用外用药时，必须对各种药物的作用、性质和浓度有所了解，并掌握各种剂型的选择及使用原则。

（一）外用药物的种类（表2-1、表2-2）

表2-1　外用药物的种类及作用

种类	作用	代表药物
清洁剂	清除渗出物、鳞屑、痂和残留药物	生理盐水、3%硼酸溶液、1∶1 000呋喃西林溶液、植物油和液状石蜡等
保护剂	保护皮肤、减少摩擦和缓解刺激	滑石粉、氧化锌粉、炉甘石、淀粉等
止痒剂	减轻局部痒感	5%苯唑卡因、1%麝香草酚、1%苯酚、各种焦油制剂、糖皮质激素等
角质促成剂	促进表皮角质层正常化，收缩血管、减轻渗出和浸润	2%~5%煤焦油或糠馏油、5%~10%黑豆馏油、3%水杨酸、3%~5%硫黄、0.1%~0.5%蒽林、钙泊三醇软膏等
角质剥脱剂	使过度角化的角质层细胞松解脱落	5%~10%水杨酸、10%间苯二酚、10%硫黄、20%~40%尿素、5%~10%乳酸、0.1%维A酸等
收敛剂	凝固蛋白质、减少渗出、抑制分泌、促进炎症消退	0.2%~0.5%硝酸银、2%明矾液和5%甲醛等
腐蚀剂	破坏和去除增生的肉芽组织或赘生物	30%~50%三氯醋酸、纯苯酚、硝酸银棒、5%~20%乳酸等

续表

种类	作用	代表药物
抗菌剂	杀灭或抑制细菌	3%硼酸溶液、0.1%雷夫奴尔、5%~10%过氧化苯甲酰、0.5%~3%红霉素、1%克林霉素、0.1%小檗碱（黄连素）、1%四环素、2%莫匹罗星等
抗真菌剂	杀灭和抑制真菌	2%~3%克霉唑、1%益康唑、2%咪康唑、2%酮康唑、1%联苯苄唑、1%特比萘芬等，另外10%十一烯酸、5%~10%水杨酸、6%~12%苯甲酸、10%~30%冰醋酸、5%~10%硫黄等也具有抗真菌作用
抗病毒剂	抗病毒	3%~5%阿昔洛韦、10%~40%足叶草酯、0.5%足叶草酯毒素等
杀虫剂	杀灭疥螨、虱、蠕形螨	50%~10%硫黄、1%γ-666、2%甲硝唑、25%苯甲酸苄酯、20%~30%百部酊、5%过氧化苯甲酰等
遮光剂	吸收或阻止紫外线穿透皮肤	5%二氧化钛、1.0%氧化锌、5%~10%对氨基苯甲酸、5%奎宁等
脱色剂	减轻色素沉着	3%氢醌、20%壬二酸等
维A酸类	调节表皮角化和抑制表皮增生和调节黑素代谢等作用	0.025%~0.05%全反式维A酸霜、0.1%他扎罗汀凝胶
糖皮质激素	抗炎、止痒、抗增生	根据强度分4级（详见表2-2）

表2-2　外用糖皮质激素的名称、作用强度和制剂浓度

分级	药物	常用浓度
弱效	醋酸氢化可的松	1%
	醋酸甲基泼尼松龙	0.25%
中效	醋酸地塞米松	0.05%
	醋酸泼尼松龙	0.5%
	丁酸氯倍他松	0.05%
	曲安奈德	0.025%~0.1%
	氟轻松	0.01%
	醋酸氟氢可的松	0.25%
强效	丁酸氢化可的松	0.1%
	二丙酸倍氯米松	0.025%
	二丙酸倍他米松	0.05%
	二丙酸地塞米松	0.1%
	戊酸倍他米松	0.05%
	氯轻松	0.025%
	哈西奈德	0.025%
超强效	丙酸氯倍他索	0.02%~0.05%
	戊酸倍他米松	0.1%
	卤米松	0.05%

长期外用糖皮质激素可引起局部皮肤萎缩、毛细血管扩张、紫癜、多毛、痤疮、毛囊炎、色素异常等，此外还可引起激素依赖性皮炎或增加真菌感染的机会等。面部、乳房、腋下、外生殖器等部位皮肤结构特殊，对激素吸收力较强，应慎用。应用方法得当时，系统不良反应很少见。但大面积、长时间外用强效糖皮质激素或者封包治疗，也可发生系统使用糖皮质激素时出现的不良反应。婴儿表面积相对较大，外用糖皮质激素也应重视系统不良反应出现的可能。

（二）外用药物的剂型

1. **溶液** 是药物的水溶液。具有清洁、收敛作用，主要用于湿敷。湿敷有减轻充血水肿和清除分泌物及痂皮等作用，如溶液中含有抗菌药物还可发挥抗菌、消炎作用，主要用于急性皮炎湿疹类疾病。常用的有 3% 硼酸溶液、0.05%~0.1% 小檗碱溶液、1:8 000 高锰酸钾溶液、0.2%~0.5% 醋酸铝溶液、0.1% 硫酸铜溶液等。

2. **酊剂和醑剂** 是药物的酒精溶液或浸液，酊剂是非挥发性药物的酒精溶液，醑剂是挥发性药物的酒精溶液。酊剂和醑剂外用于皮肤后，酒精迅速挥发，将其中所溶解的药物均匀地分布于皮肤表面，发挥其作用。常用的有 2.5% 碘酊、复方樟脑醑等。

3. **粉剂** 有干燥、保护和散热作用。主要用于急性皮炎无糜烂和渗出的皮损，特别适用于间擦部位。常用的有滑石粉、氧化锌粉、炉甘石粉等。

4. **洗剂** 也称振荡剂，是粉剂（30%~50%）与水的混合物，二者互不相溶。有止痒、散热、干燥及保护作用。常用的有炉甘石洗剂、复方硫黄洗剂等。

5. **油剂** 用植物油溶解药物或与药物混合，有清洁、保护和润滑的作用，主要用于亚急性皮炎和湿疹。常用的有 25%~40% 氧化锌油、10% 樟脑油等。

6. **乳剂** 是油和水经乳化而成的剂型。有两种类型，一种为油包水（W/O），油为连续相，有轻度油腻感，主要用于干燥皮肤或在寒冷季节的冬季使用；另一种为水包油（O/W），水是连续相，也称为霜剂，由于水是连续相，因而容易洗去，适用于油性皮肤。水溶性和脂溶性药物均可配成乳剂，具有保护、润泽作用，渗透性较好，主要用于亚急性、慢性皮炎。

7. **软膏** 是用凡士林、单软膏（植物油加蜂蜡）或动物脂肪等作为基质的剂型。具有保护创面、防止干裂的作用，软膏渗透性较乳剂更好，其中加入不同药物可发挥不同治疗作用，主要用于慢性湿疹、慢性单纯性苔藓等疾病，由于软膏可阻止水分蒸发，不利于散热，因此不宜用于急性皮炎、湿疹的渗出期等。

8. **糊剂** 是含有 25%~50% 固体粉末成分的软膏。作用与软膏类似，因其含有较多粉剂，因此有一定吸水和收敛作用，多用于有轻度渗出的亚急性皮炎湿疹等，毛发部位不宜用糊剂。

9. **硬膏** 由药物溶于或混合于黏着性基质中并贴附于裱褙材料上（如布料、纸料或有孔塑料薄膜）而成。硬膏可牢固地黏着于皮肤表面，作用持久，可阻止水分散失、软化皮肤和增强药物渗透性的作用。常用的有氧化锌硬膏、肤疾宁硬膏、剥甲硬膏等。

10. **涂膜剂** 将药物与成膜材料（如梭甲基纤维素钠、梭丙基纤维素钠等）溶于挥发性溶剂（如丙酮、乙醚、乙醇等）中制成。外用后溶剂迅速蒸发，在皮肤上形成一均匀薄膜，常用于治疗慢性皮炎，也可以用于职业病防护。

11. **凝胶** 是以有高分子化合物和有机溶剂如丙二醇、聚乙二醇为基质配成的外用药物。凝胶外用后可形成一薄膜，凉爽润滑，无刺激性，急、慢性皮炎均可使用。常用的有过氧化苯甲酰凝胶、阿达帕林凝胶等。

12. **气雾剂** 又称为喷雾剂，由药物与高分子成膜材料（如聚乙烯醇、缩丁醛）和液化气体（如氟利昂）混合制成。喷涂后药物均匀分布于皮肤表面，可用于治疗急、慢性皮炎或感染性皮肤病。

13. **其他** 二甲基亚砜（dimethylsulfoxide，DMSO）可溶解多种水溶性和脂溶性药物，也称为万能溶媒，药物的 DMSO 剂型往往具有良好的透皮吸收性，外用疗效好。1%～5%氮酮溶液也具有良好的透皮吸收性，且无刺激性。

（三）外用药物的治疗原则

1. **正确选用外用药物的种类** 应根据皮肤病的病因与发病机制等进行选择，如细菌性皮肤病宜选抗菌药物，真菌性皮肤病宜选抗真菌药物，变态反应性疾病选择糖皮质激素或抗组胺药，瘙痒者选用止痒剂，角化不全者选用角质促成剂，角化过度者选用角质剥脱剂等。

2. **正确选用外用药物的剂型** 应根据皮肤病的皮损特点进行选择，原则为：①急性皮炎仅有红斑、丘疹而无渗液时可选用粉剂或洗剂，炎症较重、糜烂、渗出较多时宜用溶液湿敷，有糜烂但渗出不多时则用糊剂。②亚急性皮炎渗出不多者宜用糊剂或油剂，如无糜烂宜用乳剂或糊剂。③慢性皮炎可选用乳剂、软膏、硬膏、酊剂、涂膜剂等。④单纯瘙痒无皮损者可选用乳剂、酊剂等。

3. **详细向患者解释用法和注意事项** 处方外用药后，应向患者详细解释使用方法、使用时间、部位、次数和可能出现的不良反应及其处理方法等。

二、系统用药治疗

系统用药是皮肤病和性病的主要治疗手段，许多皮肤病和性病需通过口服或注射等方式进行治疗。其中抗过敏药物、糖皮质激素及抗感染药物是皮肤性病科应用最多的三种药物。

（一）抗组胺药

根据其竞争受体的不同，抗组胺药可分为 H_1 受体拮抗剂和 H_1 受体拮抗剂两大类。H_1 受体主要分布在皮肤、黏膜、血管及脑组织，H_2 受体则主要分布于消化道黏膜。

1. **H_1 受体拮抗剂** 多有与组胺相同的乙基胺结构，能与组胺争夺受体，消除组胺引起的毛细血管扩张、血管通透性增高、平滑肌收缩、呼吸道分泌增加、血压下降等作用，此外还有不同程度的抗胆碱及抗 5-羟色胺作用。H_1 受体拮抗剂根据其对中枢神经系统的镇静作用不同可分为第一代和第二代。

常用的第一代 H_1 受体拮抗剂见表 2-3。本组药物易透过血-脑脊液屏障，导致乏力、困倦、头晕、注意力不集中等；部分还有抗胆碱作用，导致黏膜干燥、排尿困难、瞳孔散大。高空作业、精细工作者和驾驶员需禁用或慎用，青光眼和前列腺肥大者也需慎用。

表 2-3　常用第一代 H_1 受体拮抗剂

药名	成人剂量	常见不良反应
氯苯那敏	12~48 mg/d，分 3 次口服；或 5~20 mg，肌内注射；或 2 mL（10 mg），皮下注射	嗜睡、痰液黏稠、胸闷、咽喉痛、心悸、失眠、烦躁等
苯海拉明	50~150 mg/d，分 2~3 次口服；或 20~40 mg/d，分次肌内注射	头晕、嗜睡、口干，长期应用（6 个月以上）可引起贫血
多塞平	75 mg/d，分 3 次口服	嗜睡、口干、视物模糊、体重增加，孕妇、儿童禁用
赛庚啶	4~12 mg/d，分 2~3 次口服	光敏性、低血压、心动过速、头痛、失眠、口干、尿潴留、体重增加
异丙嗪	50 mg/d，分 4 次口服；或 25 mg，肌内注射	嗜睡、低血压、注意力不集中，大剂量和长期应用可引起中枢兴奋性增加
酮替芬	2 mg/d，分 2 次口服	嗜睡、疲倦、口干、恶心、头晕、体重增加

常用的第二代 H_1 受体拮抗剂见表 2-4。本组药物一般口服吸收很快，最大的优点是不易透过血-脑脊液屏障，对中枢神经系统影响较小，不产生或仅有轻微困倦作用，故也称非镇静抗组胺药；同时抗胆碱能作用较小，作用时间较长，一般每天口服 1 次即可。因此，第二代 H_1 受体拮抗剂目前在临床上应用较广，尤其适用于驾驶员、高空作业者及需长期使用者。

表 2-4　常用的第二代 H_1 受体拮抗剂

药物名称	成人口服剂量	注意事项
非索非那定	120 mg/d，分 2 次	婴幼儿、孕妇、哺乳期妇女慎用
氯雷他定	10 mg/d	2 岁以下婴幼儿禁用，孕妇、哺乳期妇女、肝肾功能损害患者慎用
西替利嗪	10 mg/d	婴幼儿、孕妇、哺乳期妇女慎用
美喹他嗪	10~20 mg/d，分 2 次	有下尿路梗阻性疾病患者禁用，青光眼、肝病患者和前列腺肥大患者慎用
依巴斯汀	10~20 mg/d	12 岁以下儿童、孕妇、哺乳期妇女、肝功能损害时慎用。依巴斯汀与酮康唑或红霉素联合应用时，可使 QT 间期增加
咪唑斯汀	10 mg/d	严重的肝病、心脏病患者禁用，轻度困倦、婴幼儿、孕妇、哺乳期妇女禁用，忌与大环内酯类抗生素、唑类抗真菌药合用
奥洛他定	10 mg/d，分 2 次	12 岁以下儿童、孕妇、哺乳期妇女、肝肾功能损害时慎用
贝他斯汀	20 mg/d，分 2 次	肾功能障碍患者应慎用，可从低剂量（如 5 mg）开始给药，出现异常时减量或停药。孕妇、哺乳期妇女慎用

2. **H_2 受体拮抗剂**　与 H_2 受体有较强的亲和力，可拮抗组胺的血管扩张、血压下降和胃液分泌增多等作用。皮肤科主要用于慢性荨麻疹、皮肤划痕症等。不良反应有头痛、眩晕，长期应用可引起血清转氨酶升高、阳痿和精子减少等，孕妇及哺乳妇女慎用。主要药物有西咪替丁、雷尼替丁和法莫替丁等。

（二）糖皮质激素

糖皮质激素具有免疫抑制、抗炎、抗细胞毒、抗休克和抗增生等多种作用。

1. **适应证**　常用于药疹、多形红斑、严重的急性荨麻疹、过敏性休克、接触性皮炎、系统性红斑狼疮、皮肌炎、天疱疮、类天疱疮和变应性皮肤血管炎等。

2. **常用种类**　见表2-5。

表 2-5　常用糖皮质激素剂量换算及用法

	药物名称	抗炎效价	等效剂量	成人剂量
低效	氢化可的松	1	20 mg	20~40 mg/d，口服
				100~400 mg/d，静脉注射
中效	泼尼松	4	5 mg	15~60 mg/d，口服
	泼尼松龙	4~5	5 mg	15~60 mg/d，口服
				10~20 mg/d，静脉注射
	甲泼尼龙	7	4 mg	16~40 mg/d，口服
				40~80 mg/d，静脉注射
	曲安西龙	5	4 mg	8~16 mg/d，口服
高效	地塞米松	30	0.75 mg	1.5~12 mg/d，口服
				2~20 mg/d，静脉注射
	倍他米松	40	0.5 mg	1~4 mg/d，口服
				6~12 mg/d，肌内注射

3. **使用方法**　应根据不同疾病及个体情况决定糖皮质激素的剂量和疗程，即强调激素使用的个体化。糖皮质激素剂量可分为小剂量、中等剂量和大剂量。一般成人用量泼尼松30 mg/d 以下为小剂量，用于较轻病症如接触性皮炎、多形红斑、急性荨麻疹等；泼尼松30~60 mg/d 为中等剂量，多用于自身免疫性皮肤病如系统性红斑狼疮、皮肌炎、天疱疮、大疱性类天疱疮等的治疗；泼尼松 60 mg/d 以上为大剂量，一般用于较严重患者如严重系统性红斑狼疮、重症天疱疮、重症药疹、中毒性大疱性表皮松解症等。冲击疗法为一种超大剂量疗法，主要用于危重患者如过敏性休克、红斑狼疮脑病等，方法为甲泼尼龙 0.5~1.0 g/d，加入 5%或 10%葡萄糖液中静滴，连用 3~5 天后用原剂量维持治疗。自身免疫性疾病如系统性红斑狼疮、天疱疮等糖皮质激素的使用往往需要数年甚至更长时间，由于剂量较大、疗程较长，应当特别注意激素不良反应，递减到维持量时可采用每天或隔天早晨顿服，以减轻对下丘脑-垂体-肾上腺轴的抑制。糖皮质激素皮损内注射适用于瘢痕疙瘩、斑秃等，常用 1%曲安奈德或泼尼松龙混悬液 0.3~1.0 mL 加等量 1%普鲁卡因注射液进行皮损内注射，可根据病情重复治疗，但不宜长期反复使用，以免出现不良反应。

4. **不良反应**　长期大量系统应用糖皮质激素的不良反应较多，主要有感染（病毒、细菌、结、核、真菌等）、消化道溃疡或穿孔、皮质功能亢进或减退、电解质紊乱、骨质疏松或缺血性骨坏死以及对神经精神的影响等，还可加重原有的糖尿病、高血压等，不适当的停药或减量过快还可引起病情反跳。长期外用本组药物可引起局部皮肤萎缩、毛细血管扩张、痤疮及毛囊炎等，故慎用于面部、外生殖器部位及婴儿，长期大面积外用还可导致系统吸收而引起全身性不良反应。

（三）抗菌药物

1. 青霉素类 主要用于革兰氏阳性菌感染（如疖、痈、丹毒、蜂窝织炎等）和梅毒等，半合成青霉素（如苯唑西林钠等）主要用于耐药性金黄色葡萄球菌感染。使用前需询问有无过敏史并进行常规皮试，以防过敏性休克等严重反应。

2. 头孢菌素类 包括头孢曲松、头孢氨苄等。主要用于耐青霉素的金黄色葡萄球菌和某些 G⁻杆菌的感染。对青霉素过敏者应注意与本类药物的交叉过敏。

3. 氨基糖甙类 包括链霉素、庆大霉素、阿米卡星等。多为广谱抗生素，链霉素还可用于治疗结核病。此类药物有耳毒性、肾毒性，长期应用需加以注意。

4. 四环素类 包括四环素、米诺环素等；主要用于痤疮，对淋病、非淋菌性尿道炎也有效。儿童长期应用四环素可使牙齿黄染，米诺环素可引起眩晕。

5. 大环内酯类 包括红霉素、罗红霉素、克拉霉素、阿奇霉素等。主要用于淋病、非淋菌性尿道炎等。

6. 喹诺酮类 包括环丙沙星、氧氟沙星等。主要用于细菌性皮肤病、支原体或衣原体感染。

7. 磺胺类 包括复方磺胺甲噁唑等，对细菌、衣原体、奴卡菌有效。部分患者可引起过敏反应。

8. 抗结核药 包括异烟肼、利福平、乙胺丁醇等。除对结核杆菌有效外，也用于治疗某些非结核分枝杆菌感染。此类药物往往需联合用药和较长疗程。

9. 抗麻风药 包括氨苯砜、利福平、氯法齐明、沙利度胺等。氨苯砜可用于大疱性类天疱疮、变应性皮肤血管炎、红斑狼疮、扁平苔藓等，不良反应有贫血、粒细胞减少、高铁血红蛋白血症等。沙利度胺对麻风反应有治疗作用，还可用于治疗红斑狼疮、结节性痒疹、变应性皮肤血管炎等，成人剂量为 100～200 mg/d，分 4 次口服，主要不良反应为致畸和周围神经炎，孕妇禁用。

10. 其他 甲硝唑、替硝唑除治疗滴虫病外，还可治疗蠕形螨、淋菌性盆腔炎和厌氧菌感染。此外克林霉素、磷霉素、去甲万古霉素、多粘菌素等均可根据病情选用。

（四）抗病毒药物

1. 核苷类抗病毒药 主要有阿昔洛韦及同类药物。

（1）阿昔洛韦：可在病毒感染的细胞内利用病毒胸腺嘧啶核苷激酶的催化生成单磷酸阿昔洛韦，进一步转化为三磷酸阿昔洛韦，对病毒 DNA 多聚酶具有强大的抑制作用。主要用于单纯疱疹病毒、水痘/带状疱疹病毒感染和生殖器疱疹等。不良反应有注射处静脉炎、暂时性血清肌酐升高，肾功能不全患者慎用。

（2）伐昔洛韦：口服吸收快，在体内迅速转化成阿昔洛韦，血浓度较口服阿昔洛韦高 3～5 倍。泛昔洛韦口服吸收快，在体内可转化成喷昔洛韦，后者作用机制与阿昔洛韦相似，组织中浓度高。适应证类似于阿昔洛韦。

（3）更昔洛韦：为阿昔洛韦的衍生物，抗巨细胞病毒作用较阿昔洛韦强，可用于免疫缺陷并发巨细胞病毒感染患者的治疗。

2. 膦甲酸 膦甲酸是唯一批准用于治疗耐阿昔洛韦的 HSV 感染药物，临床应用本品的六水合物——膦甲酸钠。本品因口服吸收差而主要用于静脉滴注，主要经肾脏排出，半衰期为 4.5~6.8 小时。常用剂量为 40 mg/kg，静脉滴注，每 8 小时一次。不良反应主要包括与剂量相关的肾功能损害、电解质紊乱及中枢神经系统表现如头痛、感觉异常、焦虑、癫痫发作等。

（五）抗真菌药物

1. **灰黄霉素** 能干扰真菌 DNA 合成，同时可与微管蛋白结合，阻止真菌细胞分裂，对皮肤癣菌有抑制作用。主要用于头癣治疗。不良反应有胃肠道不适、头晕、光敏性药疹、白细胞减少及肝损害等。近年来已逐步为新型抗真菌药取代。

2. **多烯类药物** 该类药物能与真菌胞膜上的麦角固醇结合，使膜上形成微孔，改变细胞膜的通透性，引起细胞内物质外渗，导致真菌死亡。

（1）两性霉素 B：广谱抗真菌药，对多种深部真菌抑制作用较强，但对皮肤癣菌抑制作用较差。成人剂量为 0.1~0.7 mg/（kg·d）静脉滴注，最高不超过 1 mg/（kg·d）。不良反应有寒战、发热、恶心呕吐、肾损害、低血钾和静脉炎等。

（2）制霉菌素：对念珠菌和隐球菌有抑制作用。主要用于消化道念珠菌感染。成人剂量为每天 200 万~400 万单位，3~4 次口服。有轻微胃肠道反应。可制成软膏、栓剂等外用。

3. **5-氟胞嘧啶（5-FC）** 是人工合成的抗真菌药物，可干扰真菌核酸合成，口服吸收好，可通过血-脑脊液屏障。用于隐球菌病、念珠菌病、着色真菌病。成人剂量为 100~150 mg/（kg·d），分 4 次口服，或 50~150 mg/（kg·d），分 2~3 次静脉滴注。有恶心、食欲缺乏、白细胞减少等不良反应，肾功能不良者慎用。

4. **唑类** 为人工合成的广谱抗真菌药，主要通过抑制细胞色素 P450 依赖酶，干扰真菌细胞的麦角固醇合成，导致麦角固醇缺乏，使真菌细胞生长受到抑制，对酵母菌、丝状真菌、双相真菌等均有较好的抑制作用。克霉唑、咪康唑、益康唑、联苯苄唑等外用可治疗各种浅部真菌病。可内用的主要有：

（1）酮康唑：可用于系统性念珠菌感染、慢性皮肤黏膜念珠菌病、泛发性体癣、花斑癣等。有较严重的肝脏毒性。

（2）伊曲康唑：三唑类广谱抗真菌药，有高度亲脂性、亲角质的特性，口服或静脉给药，在皮肤和甲中药物浓度超过血浆浓度，皮肤浓度可持续数周，甲浓度可持续 6~9 月。主要用于甲真菌病、念珠菌病、隐球菌病、孢子丝菌病、着色真菌病和浅部真菌病等。不良反应主要为恶心、头痛、胃肠道不适和转氨酶升高等。

（3）氟康唑：是一种可溶于水的三唑类抗真菌药物，不经肝脏代谢，90% 以上由肾脏排泄，可通过血-脑脊液屏障，作用迅速。主要用于肾脏及中枢神经系统等深部真菌感染。不良反应有胃肠道反应、皮疹、肝功能异常、低钾、白细胞减少等。

5. **丙烯胺类** 特比萘芬能抑制真菌细胞膜上麦角固醇合成中所需的角鲨烯环氧化酶，达到杀灭和抑制真菌的作用，口服吸收好，作用快，有较好的亲脂和亲角质性。主要用于甲癣和角化过度型手癣，对念珠菌及酵母菌效果较差。主要不良反应为胃肠道反应。

6. **棘白菌素类** 属于新型抗真菌药物，作用靶点为真菌细胞壁，特异性抑制细胞壁 β-1，3-D 葡聚糖的合成，破坏真菌细胞壁的完整性最终导致细胞溶解。由于哺乳动物无细胞壁，故药物不良反应少，患者耐受性好。主要用于深部真菌感染的治疗。

（1）卡泊芬净：第一个上市的棘白菌素类药物，主要用于治疗念珠菌、曲霉菌、卡氏肺孢菌等的治疗；需要静脉给药，常见不良反应包括头疼、发热等，剂量大时可出现转氨酶升高，少见不良反应有静脉炎、溶血性贫血等。

（2）米卡芬净：粉针剂，主要用于目前治疗手段难以治愈的真菌感染患者以及预防造血干细胞移植患者的系统性真菌感染。不良反应少。

7. 其他 碘化钾为治疗孢子丝菌病的首选药物。常见不良反应为胃肠道反应，少数患者可发生药疹。

（六）维A酸类药物

维A酸类药物是一组与天然维生素A结构类似的化合物。本组药物可调节上皮细胞和其他细胞的生长和分化，对恶性细胞生长有抑制作用，还可调节免疫和炎症过程等；主要不良反应有致畸、高三酰甘油血症、高血钙、骨骼早期闭合、皮肤黏膜干燥、肝功能异常等。根据分子结构的不同可分为以下3代。

1. 第一代维A酸 是维A酸的天然代谢产物，主要包括全反式维A酸、异维A酸和维胺脂。全反式维A酸外用可治疗痤疮；后两者口服对寻常型痤疮、掌跖角化病等有良好疗效。成人剂量为异维A酸0.5~1.0 mg/（kg·d），分2~3次；维胺脂50~150 mg/d，分2~3次。

2. 第二代维A酸 为单芳香族维A酸，主要包括阿维A酯、阿维A酸及维A酸乙酰胺的芳香族衍生物。阿维A酯主要用于重症银屑病、各型鱼鳞病、掌跖角化病等，与糖皮质激素、PUVA联用可用于治疗皮肤肿瘤。阿维A酸为阿维A酯的换代产品，用量较小，半衰期较短，因而安全性显著提高。本组药物不良反应比第一代维A酸轻。

3. 第三代维A酸 为多芳香族维A酸，其中芳香维A酸乙酯可用于银屑病、鱼鳞病、毛囊角化病等；成人剂量为0.03 mg/d晚餐时服，维持量为0.03 mg，隔天1次。阿达帕林和他扎罗汀为外用制剂，可用于治疗痤疮和银屑病。

（七）免疫抑制剂

可单独应用，也可与糖皮质激素联用以增强疗效、减少其不良反应。本组药物不良反应较大，包括胃肠道反应、骨髓抑制、肝损害、诱发感染、致畸等，故应慎用，用药期间应定期监测。

1. 环磷酰胺（cyclophosphamide，CTX） 属烷化剂类，可抑制细胞生长、成熟和分化，对B淋巴细胞的抑制作用更强，因此对体液免疫抑制明显。主要用于红斑狼疮、皮肌炎、天疱疮、变应性皮肤血管炎、原发性皮肤T细胞淋巴瘤等。成人剂量为2~3 mg/（kg·d）口服，疗程10~14天，或500 mg/m²体表面积每周1次静脉滴注，2~4周为1个疗程，治疗肿瘤用药总量为10~15 g，治疗自身免疫病为6~8 g。为减少对膀胱黏膜的毒性，用药期间应大量饮水。

2. 硫唑嘌呤（azathioprine，AZP） 本药在体内代谢形成6-巯基嘌呤，后者对T淋巴细胞有较强抑制作用。可用于治疗天疱疮、大疱性类天疱疮、红斑狼疮、皮肌炎等。成人剂量为50~100 mg/d口服，可逐渐加至2.5 mg/（kg·d），以发挥最佳疗效。用药前应监测硫嘌呤甲基转移酶及血常规。

3. 氨甲蝶呤（methotrexate，MTX） 为叶酸代谢拮抗剂，能与二氢叶酸还原酶结合，阻断二氢叶酸还原成四氢叶酸，干扰嘌呤和嘧啶核苷酸的生物合成，使DNA合成受阻，从而抑制淋巴细胞或上皮细胞的增生。主要用于治疗红斑狼疮、天疱疮、重症银屑病等。

4. **环孢素**（cyclosporin A，CSA） 是由 11 个氨基酸组成的环状多肽，可选择性抑制 T 淋巴细胞；主要用于抑制器官移植后排异反应，还用于治疗红斑狼疮、天疱疮、重症银屑病等。成人剂量为 12~15 mg/（kg·d）口服，1~2 周后逐渐减量至维持剂量 5~10 mg/（kg·d），或 3~5 mg/（kg·d）静脉滴注。

5. **他克莫司**（tacrolimus） 属大环内酯类抗生素，其免疫抑制作用机制类似环孢素，作用为其10~100 倍。可用于治疗特应性皮炎、红斑狼疮和重症银屑病等。成人剂量为 0.3 mg/（kg·d），分 2 次口服，2~4 周为 1 个疗程，或 0.075~0.1 mg/（kg·d）静脉滴注。

6. **霉酚酸酯**（mycophenolate，**吗替麦考酚酯**） 是一种新型的免疫抑制剂，可选择性抑制淋巴细胞的增殖。可用于治疗系统性红斑狼疮等自身免疫性疾病。

（八）免疫调节剂

免疫调节剂能增强机体的非特异性和特异性免疫反应，使不平衡的免疫反应趋于正常。主要用于病毒性皮肤病、自身免疫性疾病和皮肤肿瘤等的辅助治疗。

1. **干扰素**（interferon，IFN） 是病毒或其诱导剂诱导人体细胞产生的一种糖蛋白，有病毒抑制、抗肿瘤及免疫调节作用。目前用于临床的人干扰素有 α-干扰素（白细胞干扰素）、β-干扰素（成纤维细胞干扰素）、γ-干扰素（免疫干扰素）。成人剂量为 10^6~10^7 U/d 肌内注射，疗程根据病种而定，也可局部注射或外用。可有流感样症状、发热和肾损害等不良反应。

2. **卡介菌**（Bacilus Caimette-Guerin，BCG）**及卡介菌多糖** 是牛结核杆菌的减毒活菌苗，目前使用的是去除菌体蛋白后提取的菌体多糖，可增强机体抗感染和抗肿瘤能力。成人剂量为 1 mL 肌内注射，隔天 1 次，15~18 次为 1 个疗程。

3. **左旋咪唑**（levamisole） 能增强机体的细胞免疫功能，调节抗体的产生。成人剂量为 100~250 mg/d，分 2~3 次口服，每 2 周连服 3 天为 1 个疗程，可重复 2~3 个疗程。可有恶心、皮肤瘙痒、粒细胞和血小板减少等不良反应。

4. **转移因子**（transfer factor） 是抗原刺激免疫活性细胞释放出来的一种多肽，可激活未致敏淋巴细胞，并能增强巨噬细胞的功能。成人剂量为 1~2 U 肌内注射，每周 1~2 次，疗程 3 个月至 2 年。

5. **胸腺素**（thymosin） 胸腺因子 D 是从胸腺提取的多肽，对机体免疫功能有调节作用。成人剂量为 2~10 mg 每天或隔天 1 次肌内注射或皮下注射，疗程根据病种和病情而定。不良反应可有局部注射处红肿、硬结或瘙痒等。

（九）细胞因子激动剂及拮抗剂

近年来，随着对疾病发病机制的深入了解，开发了很多针对淋巴细胞活化、细胞因子产生或细胞因子作用等途径的激动剂或拮抗剂，广泛用于治疗重症自身免疫性疾病、常规治疗无效的炎症性疾病及肿瘤等，皮肤科主要用于治疗重症银屑病、特应性皮炎、大疱性皮肤病、移植物抗宿主病、皮肤 T 细胞淋巴瘤等。

目前上市的产品主要有 α-肿瘤坏死因子拮抗剂，如阿法赛特、依那西普、依法利珠单抗、阿达木单抗、英夫利昔单抗等，通过抑制活化 T 淋巴细胞，拮抗 TNF-α 活性等途径来降低和阻断炎症反应，用以治疗或辅助治疗重症及关节病型银屑病；此外还有结合 IL-2 受体及阻断 B 细胞 CD20 的生物制剂用于治疗类风湿性关节炎、大疱性皮肤病、非霍奇金 B 细胞淋巴瘤等。度普利尤单抗（Dupilumab）可拮抗 IL-4 及 IL-13，用于治疗重度成人特应性皮炎。

该类药物的常见不良反应有头痛、寒战、发热、上呼吸道感染等。严重感染、结核病、肿瘤、心力衰竭、多发性硬化及其他脱髓鞘神经疾患等禁用，长期的安全性和不良反应尚需进一步观察。

（十）维生素类药物

1. **维生素 A**　可维持上皮组织正常功能，调节人体表皮角化过程。可用于治疗鱼鳞病、毛周角化症、维生素 A 缺乏病等。长期服用应注意对肝脏的损害。

2. **β-胡萝卜素**　为维生素 A 的前体物质，可吸收 360~600 nm 的可见光，抑制光激发卟啉后产生的自由基，因此具有光屏障作用。可用于治疗卟啉病、多形性日光疹、日光性荨麻疹、盘状红斑狼疮等。长期服用可发生皮肤黄染。

3. **维生素 C**　可降低毛细血管通透性，此外还是体内氧化还原系统的重要成分。主要用于过敏性皮肤病、慢性炎症性皮肤病、色素性皮肤病等的辅助治疗。

4. **维生素 E**　有抗氧化、维持毛细血管完整性、改善周围循环等作用，缺乏时细胞膜通透性、细胞代谢、形态功能均可发生改变，大剂量维生素 E 可抑制胶原酶活性。主要用于血管性皮肤病、色素性皮肤病、卟啉病等的辅助治疗。

5. **烟酸和烟酰胺**　烟酸在体内转化为烟酰胺，参与辅酶Ⅱ组成，并有扩张血管作用。主要用于治疗烟酸缺乏症，也可用于光线性皮肤病、冻疮、大疱性类天疱疮等的辅助治疗。

6. **其他维生素**　维生素 K 为合成凝血因子所必需，可用于出血性皮肤病、慢性荨麻疹等的治疗；维生素 B_6 为肝脏辅酶的重要成分，可用于脂溢性皮炎、痤疮、脱发等的辅助治疗；维生素 B_{12} 为体内多种代谢过程的辅酶，可用于带状疱疹后遗神经痛、银屑病、扁平苔藓等的辅助治疗。

（十一）其他

1. **氯喹和羟氯喹**　能降低皮肤对紫外线的敏感性、稳定溶酶体膜、抑制中性粒细胞趋化、吞噬功能及免疫活性。主要用于红斑狼疮、多形性日光疹、扁平苔藓等。主要不良反应为胃肠道反应、白细胞减少、药疹、角膜色素沉着斑、视网膜黄斑区损害、肝肾损害等，羟氯喹不良反应较小。

2. **雷公藤多甙**　为中药雷公藤提取物，其中萜类和生物碱为主要活性成分，有抗炎、抗过敏和免疫抑制作用。主要用于痒疹、红斑狼疮、皮肌炎、变应性皮肤血管炎、关节病型银屑病、天疱疮等。成人剂量为 1~1.5 mg/（kg·d），分次口服，1 个月为 1 个疗程。不良反应有胃肠道反应、肝功能异常、粒细胞减少、精子活动降低、月经减少或停经等。

3. **静脉免疫球蛋白**（intravenous immunoglobulin，IVIG）　大剂量 IVIG 可阻断巨噬细胞表面的 Fc 受体、抑制补体损伤作用、中和自身抗体、调节细胞因子的产生。可治疗皮肌炎等自身免疫性疾病。成人剂量为 0.4 g/（kg·d），连用 3~5 天，必要时 2~4 周重复 1 次。不良反应较小，少数患者有一过性头痛、背痛、恶心、低热等。

4. **钙剂**　可增加毛细血管致密度、降低通透性，使渗出减少，有消炎、消肿、抗过敏作用。主要用于急性湿疹、过敏性紫癜等。成人剂量为 10% 葡萄糖酸钙 10 mL/d，静脉缓慢注射。注射过快可引起心律失常甚至停搏等危险。

5. **硫代硫酸钠** 具有活泼的硫原子，除可用于氰化物中毒的治疗外，还具有非特异性抗过敏作用。主要用于花斑癣、湿疹等的治疗。成人剂量为5%硫代硫酸钠10～20 mL/d，静脉缓慢注射。注射过快可致血压下降。

（房黎亚）

第二节　冷冻疗法

冷冻疗法是从低温物理学向低温生物学和临床医学逐渐渗透所形成的一种治疗方法，可用于某些疾病的治疗、皮肤美容、冷冻免疫、低温生物保存、冷冻医疗仪器等诸多方面。

一、制冷剂

1. **气态制冷剂** 主要有高压（多为100个大气压以上）氧气、氮气、二氧化碳等。

2. **液态制冷剂** 主要有液态氮（-196 ℃）、氟利昂（-30～-40 ℃）、液态氦（-268.9 ℃）等。其中临床应用最为广泛的液氮为生产氧气的副产品，具有无色透明、无味、无毒、不自燃助燃、不导热导电、化学性质稳定等特点，在常温下容易气化，1单位体积的液态氮可产生约650倍体积的气态氮。

3. **固态制冷剂** 固态二氧化碳（即干冰，升华时可获得-78.9 ℃低温），具有无毒、无爆炸危险等特点，但不易保存。

二、治疗原理

冷冻治疗是通过低温对病理组织或病变细胞的选择性破坏作用达到治疗目的的一种物理治疗方法。机制较为复杂，主要是通过低温将病理组织的温度降至-30～-190 ℃，使生物体内分子的运动速率减慢，病变细胞内形成冰晶，同时周围血管收缩，引起细胞内脱水、电解质紊乱、酸碱度失衡，以及血液瘀滞、脂蛋白复合体变性等，从而导致其溶解破坏而死亡，最后自行脱落，从而达到治疗作用。而且超低温冷冻尚具有局部麻醉、免疫调节和抑菌等多重作用。

三、适应证

冷冻疗法虽能治疗多种皮肤疾病，但对不同疾病其疗效差异较大，临床使用时应注意选择适应证。

1. **疗效显著的皮肤疾病** 主要有寻常疣、扁平疣、尖锐湿疣、传染性软疣、单纯性血管瘤、蜘蛛痣、软纤维瘤、老年疣、睑黄瘤、早期基底细胞癌和鳞状细胞癌等。

2. **疗效较好的皮肤病** 主要有色素痣、雀斑、疣状痣、皮脂腺囊肿、皮脂腺痣、海绵状血管瘤、结节性痒疹及皮肤结核等。

3. **疗效不肯定的皮肤病** 主要有汗管角化病、神经性皮炎、酒渣鼻、痤疮、太田痣、白癜风、混合性血管瘤、鲜红斑痣、皮脂腺腺瘤、增生性瘢痕、扁平苔藓、皮肤淀粉样变等。

影响冷冻治疗效果的因素，除与疾病的种类有关外，还与患者的年龄、性别、病变的大小、部位、厚薄、深浅，以及冻融时间、重复次数、方法选择、操作者经验、个人体质等多种因素有关。一般在治疗适应证选择适宜的前提下，经过 3~4 次冷冻治疗后，病损与治疗前相比无明显改变者，可认为冷冻治疗无效，宜改用其他治疗方法。

四、禁忌证

冷性荨麻疹、冷球蛋白血症、冷纤维蛋白原血症、冷凝集素血症、雷诺病及对冷冻不能耐受者等，为冷冻治疗的禁忌证。女性月经期间、不足 3 个月婴儿、局部或全身感染者等应暂缓冷冻治疗；有循环功能障碍、神经质、体弱高龄、高血压、脑血管疾病、孕妇及重症糖尿病者，应慎用或不宜冷冻治疗。

五、治疗方法

冷冻技术治疗疾病的方法较多，并且随着现代治疗科学的不断发展，冷冻疗法也在不断出现新的方式和方法。

1. **棉签法** 为冷冻技术最初的一种治疗方法，即用与皮损大小合适的棉签浸蘸液氮后直接压迫病灶，数秒至 30 秒为一个冻融，一般不超过 3 个冻融。适用于体表浅在、较小的病灶。

2. **金属探头接触法** 即用与病变组织大小基本一致的液氮冷冻金属探头，直接接触病灶表面进行精确冷冻，避免损伤周围健康组织，适用于较平整的病灶。一般 30~60 秒为一个冻融。

3. **喷射法** 即用特制的液氮治疗罐和喷头，使液氮呈雾状直接喷射到病变组织表面，具有不受病灶形状、大小及部位限制的特点，适用于形状不规则、面积大及特殊部位的浅表性病灶。一次冻融时间多不超过 30 秒，冻融次数以 1 或 2 次为宜。

4. **其他** 如冻切法、浸入法、刺入法、倾注法、冷刀法等多种方法，多用于内脏肿瘤等特殊部位病灶的治疗，极少应用于皮肤病的治疗和美容。

临床中，冷冻治疗结合局部药物应用，如病灶冷冻后，再在其基底部注射干扰素、细胞因子、聚肌胞等，可提高治疗效果。

六、注意事项

冷冻疗法虽然具有痛苦小、反应轻、不出血或出血少，以及操作简便、安全易行等优点，但由于冷冻亦为组织损伤性治疗，也会出现程度不同的冷冻不良反应，应引起注意。

1. **疼痛** 在冷冻时及冷冻后 1~2 天，大多数患者被冷冻的局部会出现可耐受的疼痛，一般不需处理，个别对冷敏感者需给予止痛药。

2. **水肿** 病灶冷冻后数分钟或数小时可出现大小不等的水疱，其周围正常皮肤亦可出现红肿，常在 24 小时内达到高峰，多数不需要处理，症状可自行缓解，少数可形成大疱和血疱，胀痛明显，影响活动，此时可将疱液用无菌注射器抽吸后，局部适当压迫即可。若有糜烂和较多渗液，可用 3%~5% 硼酸溶液局部湿敷，必要时给予相应药物控制症状。

3. **色素减退或沉着** 发生于冷冻痂皮脱落后，多为暂时性，可在半年内逐渐消退恢复至正常。引起色素加深的主要原因，可能与冻融次数过多、冻融时间长、冷冻时加压过重，以及痂皮过早去除、强烈日光照射、外用化妆品和个体差异等有关，治疗时应引起注意，掌握好冷冻时间，将冷冻后的注意事项向患者交代清楚。

4. **出血** 冷冻过深、强行取下冷冻金属探头，以及少数血管瘤正常冷冻或冷冻后挤压等，可能会造成局部出血，一般用棉球按压止血，外涂甲紫溶液即可，必要时住院观察。

5. **瘢痕** 冷冻治疗一般不会形成瘢痕，少数情况如冷冻过深、局部反应剧烈、继发感染、瘢痕体质等，可能愈后会留有瘢痕。

6. **其他** 如避开重要神经尤其面神经、避免空腹冷冻、足部冷冻前应进行消毒、冷冻时避开指（趾）端，以及组织疏松部位、黏膜等处损害，不能冷冻过深和时间过久等。

治疗期间要求患者保持局部清洁、干燥、暂停进食辛辣刺激性食品、不饮酒，尤其是面部损害，更应加强护理，冷冻后的痂皮应待其自行脱落，避免强行去除，避免应用化妆品和过早日光照射等。

（房黎亚）

第三节 红外线疗法

红外线疗法是利用光谱中波长 760 nm 至 400 μm 的不可见光线（热射线）来治疗疾病和促进病体康复的一种物理治疗方法。医用红外线分为近红外线和远红外线，近红外线亦称短波红外线，波长760 nm 至1.5 m，对组织穿透性较强，可达 2~3 cm；远红外线亦称长波红外线，波长 1.5~400 μm，大部分被表皮吸收，组织穿透性较弱，仅为 0.5 cm。

一、治疗原理

红外线是一种电磁波，辐射到人体后主要产生温热效应，通过机体的反应发生一系列生物效应，如①局部血管扩张，血流加快，显著改善血液循环，加快组织新陈代谢，促进炎症消退和加快组织再生。②促进白细胞趋化，增强网状内皮系统的吞噬功能，提高机体抗感染能力。③降低末梢神经的兴奋性，松弛肌肉张力，促进神经功能恢复，具有解痉止痛作用等。

二、适应证

临床主要用于：①带状疱疹后遗神经痛。②多种表浅组织感染，如毛囊炎、汗腺炎、甲周炎、外阴炎、慢性盆腔炎、慢性淋巴结炎、慢性静脉炎等。③慢性表浅组织炎症，如新生儿硬肿症、寒冷性多形红斑、湿疹、神经性皮炎、组织外伤、慢性伤口、烧伤创面等。④各种慢性溃疡、褥疮等。⑤冻疮、雷诺病、注射后硬结、术后组织粘连、瘢痕挛缩等。

三、禁忌证

伴有出血倾向、高热、活动性肺结核、重度动脉硬化、闭塞性脉管炎等患者禁止应用红外线照射，尤其是短波红外线照射。

四、治疗方法

红外线光源常选用碳丝红外线灯泡，是临床应用较为广泛的频谱治疗仪，TDP 治疗仪也为红外线治疗仪。通常采用局部照射的方法进行治疗，照射剂量可根据患者感觉和皮肤红斑反应程度而定，以局部有温热的舒适感和皮肤出现淡红色斑为宜，照射强度和剂量通过调整光源与皮肤的距离进行控制。

一般光源功率 500 W 以上，灯距 50~60 cm；光源功率 250~300 W，灯距 30~40 cm；光源功率 200 W 以下，灯距 20 cm 左右为宜。治疗时让患者取适宜体位，多垂直局部裸露照射，每次照射时间为 15~30 分钟，每天 1~2 次，治疗次数依病情而定。

五、注意事项

治疗时应注意随时根据患者的温热感觉调整灯距，防止烫伤，对皮肤感觉障碍者，应随时观察局部情况。照射眼睛周围组织时，需用湿纱布遮盖双眼。治疗结束后患者应在室内休息 10~15 分钟，尤其是体弱高龄者，避免冷热刺激引起血压变化发生不测。

（房黎亚）

第四节　紫外线疗法

紫外线为不可见光，以其生物学特性分为长波紫外线（UVA，波长 320~400 nm）、中波紫外线（UVB，波长 290~320 nm）、短波紫外线（UVC，波长 180~290 nm），根据皮肤红斑及黑素形成作用的不同，UVA 又分为 UVA_1（波长 340~400 nm）、UVA_2（波长 320~340 nm）。紫外线穿透皮肤的能力与其波长有关，波长越长其穿透性越强，波长越短其穿透性越弱，UVC 大部分被角质层反射和吸收，约 8% 可达棘层；UVB 大部分被表皮吸收；UVA 约 56% 可透入真皮，最深可达真皮中部。

一、紫外线光源

1. 自然光源（阳光）　阳光中含有不同波长的紫外线，可作为紫外线治疗的光源，其强弱与地理位置、海拔高度、季节、大气透明度、照射时间及气候变化等因素有关。

2. 人工光源

（1）高压水银石英灯：是利用热电子发射后在水银蒸气中所产生的弧光放电对疾病进行治疗。辐射光谱 45%~50% 为可见光线（绿光、紫光等），50%~55% 为紫外线，主要为 UVA 和 UVB，其中辐射最强为波长 365 nm 和 313 nm 的紫外线。可进行局部、全身和体腔照射。

（2）低压水银石英灯：即紫外线杀菌灯，是利用热电子发射后在低压水银蒸气中所产生的弧光放电起到杀菌的作用。辐射光光谱主要为 UVC 波段，波长最长为 254 nm 的紫外线。

（3）冷光水银石英灯：辐射光谱中 85% 为波长 254 nm 的紫外线，常用于修复黏膜及小面积皮肤直接接触或近距离照射。

（4）黑光灯：是一种低压汞荧光灯，其辐射光谱主要为 300~400 nm 的紫外线。常作为光化学疗法治疗某些皮肤病时的光源。

二、生物学效应

紫外线的生物学作用较为复杂，可对酶系统、活性递质、原生质膜、细胞代谢、机体免疫功能和遗传物质等多系统、多组织产生直接和间接作用，所产生的光化学反应，可引起复杂的生物学效应。

1. **红斑反应** 紫外线照射皮肤或黏膜后，经过 2~6 小时局部出现程度不等的红斑反应，机制可能是角质形成细胞、内皮细胞、肥大细胞等，在紫外线的作用下产生多种细胞因子或活性递质，如白介素、激肽、前列腺素、组胺、肿瘤坏死因子和各种水解酶等，导致血管扩张出现红斑。

紫外线产生的红斑为一种非特异性急性炎症反应，主要病理改变为皮肤乳头层毛细血管扩张、血管内充满红细胞和白细胞、内皮间隙增宽、通透性增强、白细胞游出和皮肤水肿，其中 UVB、UVC 引起表皮的变化比真皮明显，而 UVA 则能引起真皮的明显变化。紫外线照射剂量越大，潜伏期越短，则红斑反应越强，持续时间越长，其中 UVA 产生红斑反应所需照射剂量约为 UVB 的 1 000 倍。

2. **色素沉着** 紫外线照射后可促进黑素细胞体积增大，树枝状突延长，细胞内酪氨酸酶活性增强，从而黑素合成增加，引起皮肤色素沉着。照射后立即出现色素沉着，停止照射后 6~8 小时逐渐消失，称为直接色素沉着，为波长 300~420 nm 的紫外线引起；照射后数日方出现的色素沉着，称延迟色素沉着。

3. **增强皮肤屏障作用** 紫外线照射能促进皮肤角质层增厚，可使皮肤增强对紫外线的反射和吸收，减轻紫外线对皮肤的损伤，并能使角质层中的神经酰胺等脂质的含量增加，有利于角质层水分的保留。

4. **抑制表皮增生** 紫外线照射皮肤后，通过干扰过度增殖表皮细胞 DNA、RNA 和蛋白质的合成，起到抑制表皮增生的作用。

5. **促进维生素 D 生成** 波长 275~325 nm 的紫外线照射皮肤后，作用于 7-脱氢胆固醇，形成维生素 D_3。

6. **免疫作用** 紫外线照射后作用于皮肤多种组织细胞，产生多种细胞因子及活性物质，直接和间接对皮肤的免疫功能产生一定的影响。

（1）免疫抑制作用：紫外线可使皮肤的主要抗原呈递细胞郎格汉斯细胞数量减少、形态改变和功能降低，从而抑制皮肤接触过敏反应和迟发型超敏反应，使尿刊酸由反式结构转为顺式结构，从而抑制免疫活性细胞的功能。

（2）免疫增强作用：紫外线照射皮肤后，可使角质形成细胞产生多种白细胞介素和肿瘤坏死因子-α，参与免疫细胞的激活、分化和增殖，同时使免疫球蛋白形成增多，增强补体活性和网状内皮细胞的吞噬功能，改变 T 细胞亚群成分和分布等，从而增强皮肤的免疫功能。

三、治疗作用

1. **消炎杀菌作用** 紫外线红斑量照射为一种强抗炎因子，尤其对皮肤浅层组织的急性感染性炎症效果显著。对浅层感染及开放性感染，紫外线具有直接杀菌作用，可使红斑部位血液和淋巴液的循环得以改善，提高组织细胞活性，加强巨噬细胞的吞噬功能，促进炎症消退和水肿消散。

2. **促进组织再生** 紫外线红斑量照射能显著改善局部血液循环，同时增强血管壁渗透性，有利于损伤组织的营养物质供应，加速组织的再生机能，促进结缔组织及上皮细胞的生长，加快伤口或溃疡的愈合。

3. **止痛作用** 红斑量紫外线照射对交感神经节具有"封闭"作用，可降低神经兴奋性，达到止痛作用，而且对感染性、非感染性、风湿性及神经性等各种疼痛亦有好的镇痛作用。

4. **脱敏作用** 红斑量紫外线照射可使组织中的组胺酶含量增加，其分解产生的组胺，可抑制Ⅰ型和Ⅱ型变态反应，达到脱敏的作用。

5. **促进色素再生** 紫外线的色素沉着生物学效应，可促进色素脱失性皮肤病的色素再生，达到白斑复色的目的。

6. **其他** 如抗佝偻作用、增强药物疗效作用、调节内分泌及胃肠功能作用等。

四、人体敏感性

机体对紫外线的敏感性受多种因素的影响，主要有以下几个方面。

1. **部位** 一般躯干部皮肤对紫外线最为敏感，上肢较下肢敏感，四肢屈侧较伸侧敏感，手足敏感性最低。敏感程度依次为腹腰部>面部、颈部、胸部、背部、臀部>上肢内侧面、下肢后侧面>上肢外侧面、下肢前侧面>手掌、足趾。

2. **年龄与性别** 新生儿和老年人对紫外线敏感性低，2岁以内的幼儿和青春期青少年对紫外线敏感性高，其中2个月至1岁的婴儿对紫外线敏感性最高。男女及皮肤颜色深浅对紫外线的敏感性差别不甚明显，但女性在经前期、月经期及妊娠期对紫外线的敏感性增强。

3. **季节与地区** 人体皮肤对紫外线的敏感性随季节变化有所不同，如春季敏感性高，夏季降低，至秋冬季又逐渐升高。不同地区，阳光辐射强度和照射时间长短不同，皮肤对紫外线敏感性也随之波动，如生活在高原较平原地区者紫外线敏感性要低。

4. **机体的功能状态** 高级神经中枢兴奋性增强时，机体对紫外线的敏感性增高，受到抑制时敏感性降低。神经损伤、神经炎、中枢神经病变、体质虚弱，以及体力或脑力劳动后处于高度疲倦状态时，机体对紫外线的敏感性也降低等。

5. **疾病** 机体的各种病理改变均可影响紫外线的敏感性，如甲状腺功能亢进、湿疹、高血压、急性风湿性关节炎、糖尿病、活动性肺结核、日光性皮炎、白血病、痛风、感染性多关节炎、恶性贫血、食物中毒、雷诺病等，可使局部或全身皮肤对紫外线敏感性增强。而糙皮病、重度冻疮、急性重度传染病、慢性消耗性疾病、丹毒、慢性小腿溃疡、慢性化脓性伤口、重症感染、广泛软组织损伤、营养不良性干皮病等，可使局部或全身对紫外线敏感性有不同程度降低。

6. **药物** 某些药物如磺胺类、四环素、水杨酸、保泰松、甲基多巴、氢氯噻嗪、荧光素、异丙嗪、氯丙嗪、痛经宁、补骨脂素、多西环素、碘剂等，可增强紫外线的敏感性。而糖皮质激素、吲哚美辛、胰岛素、钙剂、溴剂、硫代硫酸钠及某些麻醉剂等，可使机体对紫外线的敏感性降低。

五、治疗方法

1. **生物剂量测定** 紫外线照射治疗一般以最小红斑量（MED）为一个生物剂量单位，即紫外线灯管在一定距离内（常为50 cm），垂直照射下引起皮肤最弱红斑反应（阈红斑反应）所需的照射时间。不同个体同一部位和同一个体不同部位MED也各不相同，临床一般选用下腹部皮肤作为MED测量的部位。

亚红斑量即小于1个MED，弱红斑量（一级红斑量）为2~4个MED，中红斑量（二级红斑量）为 5~6 个 MED，强红斑量（三级红斑量）为 7~10 个 MED，超强红斑量（四级红斑量）为 10 个以上 MED，临床紫外线治疗剂量最初常为亚红斑量。

2. **照射方法和剂量**　治疗部位的中央应与特定的光源中心垂直，并与光源保持一定的距离，进行局部或全身照射，全身照射首次剂量为 80%MED，根据照射后的皮肤反应情况，逐渐增加剂量，一般增加量为初始照射剂量的 20%~30%。临床根据情况一般隔天或每周照射 3 次，维持治疗可每周或每 2 周照射 1 次。

六、适应证

适用于疖、痈、甲沟炎、蜂窝组织炎、丹毒、创伤感染、慢性苔藓样糠疹、慢性溃疡、压疮、冻伤、瘙痒症、毛囊炎、荨麻疹、玫瑰糠疹、带状疱疹、斑秃、特应性皮炎、毛发红糠疹、色素性荨麻疹、慢性湿疹、接触性皮炎、光敏性皮炎、花斑癣、白癜风、银屑病、神经性皮炎等。

七、禁忌证

患有系统性红斑狼疮、急性泛发性湿疹、日晒病、血卟啉病、着色性干皮病、凝血机制障碍有出血倾向、高热、发疹性传染病、严重过敏体质及严重心功能不全等疾病者，应慎用或禁用。

八、不良反应

紫外线照射极少出现明显不良反应，偶有短时轻微发热、发冷、口干、舌燥、嗜睡、轻微头晕、胃肠道反应及皮肤红斑和瘙痒等症状，但可很快消退。

九、注意事项

治疗时光源开启后 3~5 分钟待设备工作稳定后再进行照射，患者及工作人员应戴墨镜进行防护，男性阴囊部位需用白布遮盖保护。每次照射前应询问患者服药和饮食情况，对服用光敏性药物及食物者，以及根据季节变化情况等，紫外线照射剂量应酌情进行调整。若照射后局部出现细碎鳞屑，紫外线剂量不宜再增加；若出现大片脱皮，则应停止治疗，症状消退后从初始剂量重新照射。

（房黎亚）

第五节　激光疗法

激光疗法是利用能量放大了的光子具有较好的单色性、相干性和方向性，通过热效应和非热效应在生物体内产生治疗作用的一种方法。热效应可使组织发生凝固性坏死、炭化和气化，非热效应包括机械作用、电磁作用、光化学作用和生物刺激作用，其特定光能吸收在组织内造成的局限性损伤，称为"选择性光热作用"。

一、CO_2 激光

1. **特性**　CO_2 激光的波长为 10 600 nm，属于远红外线，输出功率为 3~50 W，光波通过波导或激光关节臂输出。主要为热效应，可被组织吸收，发生热刺激、红斑反应，使组织变性、凝固、炭化和气化。

2. 治疗方法 CO_2 激光用于组织切割或烧灼时，应按无菌技术操作。术前局部常规消毒，用 $0.5\%\sim1\%$ 利多卡因或普鲁卡因局部麻醉，较小损害也可不行麻醉。根据所要切割或烧灼组织的性质、范围、深浅等，调至所需功率（一般为 $5\sim20$ W），将光束对准所需烧灼、切割或扩束照射的组织，进行 1 次或分次治疗。

CO_2 激光烧灼过程中应用 3% 过氧化氢溶液或生理盐水棉签不断将炭化组织去除，随时观察烧灼深度和病变基底情况，治疗结束后创面外涂抗生素软膏或烫伤软膏。

3. 适应证 CO_2 激光治疗适用于寻常疣、扁平疣、尖锐湿疣、毛发上皮瘤、跖疣、汗管瘤、软纤维瘤、睑黄瘤、脂溢性角化、蜘蛛痣、酒渣鼻、局限性毛细血管扩张症、颜色较淡的小片鲜红斑痣、色素痣、皮角、角化棘皮瘤、Bowen 病、Paget 病、光线性角化症、基底细胞瘤、鳞状上皮癌等良性和恶性皮肤病。

低密度 CO_2 激光（扩束成光密度）局部照射，可用于治疗带状疱疹及其后遗神经痛、慢性溃疡、寒冷性多形红斑等疾病。治疗时的能量密度一般为 $50\sim150$ mW/cm^2，每次照射 $5\sim15$ 分钟，每天 1 次，15 天为一疗程。

4. 注意事项 治疗时术者和患者应佩戴特制的防护眼镜，激光束不可照射于具有强反光的物体表面，治疗眼睛周围损害时应将眼睛用湿纱布覆盖，眼睑损害最好不使用此方法治疗。

室内应备有较好的通风设施，及时排除组织气化的烟尘，以保护术者和其他人员。瘢痕体质者禁用 CO_2 激光创伤治疗。

二、氦-氖激光

1. 特性 氦-氖激光是一种波长为 632.8 nm 的单色红光，输出功率最高为 60 mW，属于小功率激光，对组织穿透深度为 $10\sim15$ mm。生物学效应主要为扩张血管、加快血流、改善皮肤微循环、促进组织新陈代谢和细胞有丝分裂、增加蛋白质和糖原的合成、降低末梢神经兴奋性、减少炎症物质形成、增加淋巴细胞转化率及血液中的免疫球蛋白和补体含量等，因而具有改善皮肤微循环、促进皮肤毛细血管再生、加快皮肤黏膜溃疡愈合、增强局部免疫功能、减轻炎性水肿、促进炎症细胞消散等。

2. 治疗方法 氦-氖激光主要用于组织局部照射，能量密度为 $2\sim4$ mW/cm^2，将光斑调整为适宜大小直接照射病灶，每天或隔天 1 次，每次照射 15 分钟，$15\sim20$ 次为一疗程。亦可作为光针进行穴位照射。

3. 适应证 适用于皮肤黏膜溃疡（如静脉曲张性溃疡、压疮、放射性溃疡、单纯疱疹性黏膜溃疡、慢性皮肤溃疡等）、斑秃、带状疱疹、寒冷性多形红斑、冻疮等。用激光针照射穴位可治疗皮肤瘙痒症、带状疱疹后遗神经痛、瘀积性皮炎、慢性荨麻疹等。

4. 注意事项 照射溃疡组织时，表面分泌物及脱落组织应用生理盐水清洗后再进行照射，以免影响治疗效果。注意固定光束，防止损伤眼睛。

三、铜蒸气激光

1. 特性 铜蒸气激光为波长 511 nm（绿光）和 578 nm（黄光）的高频（15 kHz）激

光，其波段均在血红蛋白吸收的峰值区，根据血管的热时放时间 0.05~1.2 ms（取决于血管直径大小和热参数），在激光器上安装机械性开关，可调制为断续脉冲激光，使其相当于直径为 100~200 μm 扩张血管的热时放时间，照射后可致血红蛋白凝固起到治疗作用，而周围组织有足够的冷却时间而不受热损伤。

2. **治疗方法** 治疗前局部常规消毒，用 0.5%~1% 利多卡因或普鲁卡因局部麻醉，较大损害可用 EMLA 霜外敷 30~60 分钟再行治疗。照射时快速移动光束，以组织出现苍白或灰白即可。治疗后创面涂搽抗生素软膏或烧伤软膏，1~2 天换药 1 次。

3. **适应证** 主要用于治疗鲜红斑痣、毛细血管扩张症、蜘蛛痣、匐行性血管瘤、酒渣鼻、浅表型草莓状血管瘤、静脉湖、化脓性肉芽肿等。511 nm 的铜蒸气激光亦可用于治疗雀斑、雀斑样痣等。

4. **注意事项** 进行铜蒸气激光治疗时，应尽可能使组织均匀照射，防止重复照射和局部光束停留过久造成创面烧灼过深，需要重复治疗者应间隔 2~3 个月。

少数患者治疗后数分钟创面出现红肿及水疱，一般 3~7 天自行消退。治疗后局部出现的色素沉着及轻微表皮萎缩，多在数月后自行恢复，无需处理，但治疗引起的色素减退则不易恢复。

四、掺钕钇铝石榴石激光

1. **特性** 掺钕钇铝石榴石激光（Nd：YAG）为波长 1 064 nm 的近红外线激光，功率为 10~80 W。连续波长的 YAG 激光对组织损伤无选择性，主要应用其热效应进行血管凝固和闭塞来治疗某些疾病。

根据光热分离理论及黑素热时放时间，在激光器上安装 Q 开关，调制成脉冲激光，用于治疗深色素性皮肤病及文身，取得了较好疗效。

若将 YAG 激光用重水晶玻璃倍频后得到波长 532 nm 的光束，然后用 Q 开关调制成脉冲激光，可对血管扩张性和色素性皮肤病进行治疗。

2. **治疗方法** 治疗前局部常规消毒，用 0.5%~1% 利多卡因或普鲁卡因局部麻醉，（调Q）Nd：YAG 治疗时一般不需麻醉。照射时移动激光束，均匀照射创面使其呈苍白色或灰褐色即可。治疗后创面涂搽抗生素软膏或烧伤软膏，1~2 天换药 1 次。

3. **适应证** Nd：YAG 主要适用于海绵状血管瘤、淋巴血管瘤、血管角皮瘤、化脓性肉芽肿、血管内皮瘤、木村病等血管性疾病。（调 Q）Nd：YAG 主要适用于鲜红斑痣、咖啡斑、Becker 痣、黑子、雀斑、雀斑样痣、文身等浅表血管扩张性及表浅色素性皮肤病。

4. **注意事项** 治疗时应注意移动光束的速度和创面照射的均匀程度，避免热损伤导致瘢痕形成和色素沉着。

五、Q 开关掺钕钇铝石榴石激光

1. **特性** Q 开关掺钕钇铝石榴石激光（Q 开关 Nd：YAG）为波长 1 060 nm 的近红外光谱激光，脉冲持续时间为 5~40 ns，输出功率为 1~10 J/cm^2，光斑直径为 1.5 mm、2 mm、3 mm，脉冲频率为 1~10 Hz。组织穿透深度为 3.7 mm，水分子吸收后导致非特异性热损伤而起到治疗效应，对来源于真皮的色素性损害效果较好。

2. **治疗方法** 治疗前局部常规消毒，用 0.5%~1% 利多卡因或普鲁卡因局部麻醉，较大损害可用 EMLA 霜外敷 30~60 分钟再行治疗。照射光斑直径为 3 mm，能量为 6~8 J/cm^2，均匀照射创面使其呈苍白色或灰褐色即可。治疗后创面外涂抗生素软膏或烧伤软膏。

3. **适应证**　适用于文身、异物色素沉着、色素痣、褐青色母斑等色素深在性皮肤病。

4. **注意事项**　治疗时创面有刺痛感、点状出血及少量渗出，应用棉签边擦边照射，以免影响照射视野。照射后可有继发性色素沉着和色素减退，但可自行消退。需要重复治疗者需间隔至少 3 个月。

六、脉冲 CO$_2$ 激光

1. **特性**　脉冲 CO$_2$ 激光为波长 10 600 nm 的远红外光谱激光，单脉冲能量为 100~1 500 mJ，脉冲持续时间为 100 μs 至 1 ms，脉宽≤1 ms，光斑直径为 3 mm、5 mm、6 mm、9 mm，脉冲频率为 1~20 Hz。穿透组织深度为 20 μm，作用于细胞内外水分子，通过消融和气化起到治疗效应，而对邻近皮肤组织的热损伤则较轻。

2. **治疗方法**　主要作为激光磨削术应用于临床。治疗前局部常规消毒，用 0.5%~1% 利多卡因或普鲁卡因局部麻醉，或用 EMLA 霜外敷 30~60 分钟后治疗。治疗浅表良性肿瘤的能量为 1~300 mJ/脉冲、萎缩性瘢痕为 300~500 mJ/脉冲、皮肤皱纹为 300~800 mJ/脉冲。照射时快速均匀移动光束，有渗出或渗血时用棉球压迫和擦拭后再照射。治疗后创面外涂抗生素软膏或烧伤软膏。

3. **适应证**　适用于浅表良性肿瘤、萎缩性瘢痕、皮肤皱纹，以及色痣、汗管瘤、睑黄瘤等浅表性损害。

4. **注意事项**　术后应注意创面的护理，防止继发感染，术后 1 个月避免强光照射。伴有色素沉着时可口服大剂量维生素 C、维生素 E 和外涂氢醌霜。

七、585 nm 脉冲染料激光

1. **特性**　585 nm 脉冲染料激光为波长 585 nm 的单色激光，输出能量为 4~10 J/cm^2，脉冲持续时间为 300~450 μs，脉宽≤1 ms，光斑直径为 2 mm、3 mm、5 mm、7 mm、10 mm，脉冲频率为 1 Hz。大部分光能穿透表皮进入真皮组织，被血红蛋白吸收，可破坏毛细血管而不引起周围组织损伤。

2. **治疗方法**　治疗前局部常规消毒，一般不需要麻醉。治疗时的能量选择，毛细血管扩张为 6~8 J/cm^2，照射 1~3 次；鲜红斑痣为 8~10 J/cm^2，平均照射 6 次；其他疾病多为 7~9 J/cm^2，照射 1~3 次。治疗时应对准皮损的某一点，当照射处呈苍白色或灰白色时，再在其边缘照射下一点，避免重叠。治疗后创面外涂抗生素软膏或烧伤软膏。

3. **适应证**　适用于鲜红斑痣、毛细血管扩张、血管角皮瘤、血管扩张性酒渣鼻、蜘蛛痣、扁平疣、跖疣、肥厚性瘢痕等。

4. **注意事项**　治疗时的照射剂量除以上参考数值外，尚应根据疾病性质、患者年龄和皮损部位等选择照射剂量。治疗过程中或治疗后不久创面可有红肿和少量渗液，一般 3 天即可消退，少数治疗后出现的色素沉着，可在 3~6 个月恢复。治疗过深可引起瘢痕形成，应引起注意。

八、510 nm 脉冲染料激光

1. **特性** 510 nm 脉冲染料激光为波长 510 nm 的单色激光，输出能量为 $1.5 \sim 4 \, J/cm^2$，脉冲持续时间为 $300 \sim 400 \, \mu s$，光斑直径为 $3 \sim 5 \, mm$，脉冲频率为 1 Hz。穿透皮肤深度为 0.5 mm，主要作用于表皮和真皮的色素组织，可使色素小体崩解、碎裂，并被巨噬细胞吞噬后经血液、淋巴循环被排出体外起到治疗作用，而对邻近的组织不造成损伤。

2. **治疗方法** 治疗前局部常规消毒，一般不需要麻醉。治疗时的能量依疾病性质、患者年龄、皮损部位及光斑直径进行调整，一般先从低能量开始，逐渐增加剂量以皮损出现灰白色为度，参考照射剂量为 $2 \sim 3.5 \, J/cm^2$。照射时应对准皮损的某一点，避免重叠。治疗后创面外涂抗生素软膏或烧伤软膏。

3. **适应证** 适用于雀斑、雀斑样痣、脂溢性角化、咖啡斑、Becker 痣、Spilus 痣等皮肤病。

4. **注意事项** 治疗后可出现紫癜样损害和色素沉着，少数可出现色素减退，一般均能自行消退。需要重复治疗者，需间隔 $2 \sim 3$ 个月。

九、调 Q 翠绿宝石激光

1. **特性** 调 Q 翠绿宝石激光为波长 755 nm 的单色激光，输出能量为 $4 \sim 10 \, J/cm^2$，脉冲持续时间为 $50 \sim 100 \, \mu s$，光斑直径为 3 mm，脉冲频率为 $1 \sim 15 \, Hz$。大部分光能穿透表皮进入真皮组织，主要被表皮和真皮的色素组织选择性吸收，造成色素小体的崩解、碎裂，并被巨噬细胞吞噬后经血液、淋巴循环排出体外起到治疗作用，而对邻近的组织不造成损伤。

2. **治疗方法** 治疗前局部常规消毒，一般不需要麻醉。治疗时的能量依疾病性质、患者年龄、皮损部位及光斑直径进行调整，一般先从低能量开始，逐渐增加剂量以皮损出现灰白色为度，参考照射剂量为 $4 \sim 10 \, J/cm^2$，每一点皮损需照射 $2 \sim 5$ 次。照射时应对准皮损的某一点，依次进行照射，避免重叠。治疗后创面外涂抗生素软膏或烧伤软膏。

3. **适应证** 适用于蓝痣、太田痣、伊藤痣、文身、异物色素沉着等皮肤病。

4. **注意事项** 治疗后可出现紫癜样损害和色素沉着，少数可出现色素减退，一般均能自行消退。需要重复治疗者，需间隔 $3 \sim 6$ 个月或更长。

十、调 Q 铒激光

1. **特性** 调 Q 铒激光为波长 2 940 nm 的远红外光谱激光，单脉冲能量为 $0.06 \sim 2.0 \, J$，脉冲持续时间为 300 μs，光斑直径为 1.6 mm、3.0 mm、5.0 mm，脉冲频率为 $1 \sim 20 \, Hz$。皮肤组织对该波长的光吸收良好，作用更为表浅，对邻近组织不造成损伤。

2. **治疗方法** 治疗前局部常规消毒，一般不需要麻醉。治疗时依皮损的大小选择照射能量和光斑直径，以皮损出现灰白色或苍白色为度。治疗后创面外涂抗生素软膏或烧伤软膏。

3. **适应证** 适用于汗管瘤、汗腺瘤、扁平疣、毛发上皮瘤、脂溢性角化、色素痣、皮角、皮样囊肿、睑黄瘤、萎缩性瘢痕、皮肤皱纹等皮肤病。

4. **注意事项** 治疗时局部可有点状出血及渗液，治疗后可出现色素沉着，但均能自行缓解。需要重复治疗者，需间隔 $2 \sim 6$ 个月。

十一、调 Q 红宝石激光

1. **特性** 调 Q 红宝石激光为波长 694.3 nm 的单色激光，输出能量为 1~8 J/cm², 调 Q 脉宽为 20~40 ns，长脉宽为 1~2 ms，光斑直径为 2~8 mm，脉冲频率为 1 Hz。大部分光能穿透表皮进入真皮组织，主要被表皮和真皮的色素组织选择性吸收，造成色素小体的崩解、碎裂，并被巨噬细胞吞噬后经血液、淋巴循环排出体外起到治疗作用，而对邻近的组织不造成损伤。

2. **治疗方法** 治疗前局部常规消毒，一般不需要麻醉，脱毛治疗时皮肤表面涂 Gel 冷却剂，以减少对周围组织的损伤。调 Q 脉宽激光的光斑直径为 3 mm、4 mm、5 mm，对应的照射剂量分别为 10~40 J/cm²、5~30 J/cm²、3~15 J/cm²。长脉宽激光的光斑直径为 3 mm、4 mm、5 mm、6 mm、8 mm，对应的照射剂量分别为 30~60 J/cm²、20~40 J/cm²、15~30 J/cm²、10~25 J/cm²、5~20 J/cm²。治疗时一般先从低能量开始，逐渐增加剂量，以皮损出现灰白色或灰褐色为度。治疗后创面外涂抗生素软膏或烧伤软膏。

3. **适应证** 调 Q 脉宽激光适用于 Becker 痣、雀斑样痣、蓝痣、太田痣、伊藤痣、色痣等。长脉宽激光适用于毛痣、多毛症等。

4. **注意事项** 治疗后可出现色素减退或色素沉着，一般均能自行消退，偶可形成瘢痕或表皮萎缩。需要重复治疗者，需间隔 3 个月或更长。

十二、308 nm 准分子激光

308 nm 准分子激光是氯化氙准分子激光器发出的脉冲激光，通过硅纤维束传导至发射柄后聚焦成数厘米的紫外线光束，作用于病变组织而起到治疗作用。

1. **作用机制** 308 nm 准分子激光属于中波紫外线（UVB）光谱范围，除 UVB 产生的生物效应外，其主要生物特性是诱导皮损内 T 细胞凋亡，且诱导凋亡的能力是 NB-UVB 的数倍，因而增强了 UVB 的治疗效果。

2. **治疗方法** 将准分子激光发射头置于皮损表面，触动开关即可自动照射，剂量和照射时间根据皮损厚度和部位进行调整，一般采用每周 3 次中等剂量（2~6 个 MED）照射的方法进行治疗。

3. **适应证** 主要适用于局限性顽固难退的银屑病和白癜风皮损。

4. **注意事项** 308 nm 准分子激光是近年兴起的一种新的激光治疗技术，其治疗方法及不良反应仍需进一步探讨和观察，与中波紫外线相同，治疗剂量过高可造成局部红斑、水疱，而且从理论上讲，累计照射剂量越小，危险性也相对越小。

十三、半导体激光

1. **特性** 半导体激光为砷化镓铝半导体阵列式，波长 800 nm，输出能量 10~40 J/cm²，脉冲持续时间 5~30 ms，光斑区域为正方形（9 mm×9 mm），脉冲频率为 1 Hz。光能主要被表皮和真皮的色素组织选择性吸收后，使色素小体崩解、碎裂，并被巨噬细胞吞噬后经血液、淋巴循环排出体外起到治疗作用，而对邻近的组织不造成损伤。

2. **治疗方法** 治疗前局部常规消毒，一般不需要麻醉，脱毛治疗时剃除毛发并在皮肤表面涂 Gel 冷却剂，以减少对周围组织的损伤。治疗时的能量依疾病性质、患者年龄、皮损部位进行调整，参考剂量为 15~40 J/cm²，一般先从低能量开始，逐渐增加剂量。治疗后创面外涂抗生素软膏或烧伤软膏。

3. **适应证**　适用于多毛症、雀斑、雀斑样痣等皮肤病。

4. **注意事项**　治疗后不久局部可出现红肿和水疱，一般 3~10 天自行消退，少数可留有暂时性色素减退或色素沉着。常需间隔 3 个月重复治疗，一般需治疗 4~6 次。

（房黎亚）

第六节　光子嫩肤技术

光子嫩肤技术是一种以非相干强脉冲光对非创伤性皮肤病进行治疗和美容的技术。

一、作用机制

光子嫩肤技术的光源为高功率氙灯，通过滤光器获得连续波长（560~1 200 nm）的光。在连续波长的光中含有 585 nm、694 nm、755 nm、1 064 nm 波段的强脉冲光，能穿透表皮进入真皮，被组织中的黑素和血红蛋白选择性吸收，在不破坏其他组织的前提下，使扩张的血管及色素性损害凝固和碎裂，从而起到治疗作用。而且产生的热作用和光化学作用，可使深部的胶原纤维和弹力纤维重新排列，促进Ⅰ型和Ⅱ型胶原蛋白增生，起到促进皮肤胶原增生和重新排列的作用，使皱纹减轻或消失、毛孔缩小，达到美容的目的。

二、治疗方法

治疗前局部常规消毒，一般不需要麻醉。治疗时根据疾病性质和治疗目的，选择适宜的脉冲方式、脉宽和能量密度，脱毛治疗时需剃除毛发并在皮肤表面涂 Gel 冷却剂。治疗后创面外涂抗生素软膏或烧伤软膏。

三、适应证

其主要适用于表皮型黄褐斑、雀斑、日光性角化病、继发性色素沉着、毛细血管扩张、毛细血管扩张性酒渣鼻、皮肤异色病、皮肤光老化、皮肤自然老化、多毛症等。其亦可作为激光除皱术和化学剥脱术的辅助治疗。

四、注意事项

光子嫩肤技术一般无明显不良反应，治疗时注意能量的选择，避免能量过高产生水肿和水疱。若治疗后外用表皮细胞生长因子，效果可得以增强。

（房黎亚）

第七节　电解疗法

电解疗法是利用直流电对机体内电解质产生电解作用而起到治疗疾病目的的一种方法。

一、作用机制

电解治疗时阴极为作用极，当直流电作用于人体后，阴极下电解出氢氧化钠破坏病变组织，起到治疗作用。

二、治疗方法

电解治疗时将非作用极（阳极）固定于肢体或患者用手握住，治疗区常规消毒后将电解针插入皮损中，缓慢调节电流，逐渐增大（0.5~1 mA），至针孔有气泡冒出为止，然后逐渐调低电流，拔出电解针，再从另外一个方向将电解针插入皮损内进行治疗，反复多次，直至皮损完全被破坏。

三、适应证

电解疗法适用于毛细血管扩张、蜘蛛痣、局限性多毛症、睑黄瘤、跖疣、寻常疣等皮肤病。

四、注意事项

电解疗法是一种较为传统的治疗方法，具有操作简便、疗效确切、无创面、不易继发感染等特点，但治疗深度不易掌握，部分治疗后可复发。

（房黎亚）

第三章

细菌性皮肤病

第一节　皮肤结核

一、概述

皮肤结核病是由结核杆菌感染引起的皮肤病。结核杆菌可以直接侵犯皮肤（外源性、接触感染），可以从其他脏器的结核灶经血行播散或淋巴播散到皮肤（内源性、体内病灶播散）；可以是初次感染，也可以是再次感染。现在通常把皮肤结核分为两类：①结核杆菌直接导致的皮肤病损，即原发性皮肤结核与再感染性皮肤结核，包括原发性皮肤结核综合征（结核性下疳）、寻常狼疮、疣状皮肤结核、瘰疬性皮肤结核、播散性粟粒性皮肤结核、溃疡性皮肤结核或腔口皮肤结核。②由结核杆菌超敏反应所致的皮肤病损，又称结核疹。包括丘疹坏死性结核疹、硬红斑、瘰疬性苔藓及颜面播散性粟粒狼疮。

二、诊断思路

（一）病史特点

1. 结核杆菌直接导致的皮肤病损

（1）原发性皮肤结核综合征：少见，见于未接受卡介苗接种者。病损位于面部或其他暴露部位，为丘疹，无触痛，后形成潜行性溃疡伴肉芽肿性基底。局部淋巴结肿大、不痛，可形成瘘管。

（2）寻常狼疮：通常为小的边界清楚的红棕色丘疹或结节（果酱样结节）。边缘逐步扩大，中央萎缩，形成斑块。有时中央溃疡边缘又有新的结节产生，迁延不愈，有四种临床类型，即斑块型、溃疡型、增殖型和结节型。

（3）疣状皮肤结核：常见于手部、下肢。为单侧、疣状斑块，边缘生长缓慢而不规则，可以相互融合成乳头状、中央萎缩，可以从病损中挤出脓液。可持续数年，也可自愈。

（4）瘰疬性皮肤结核：坚实的无痛性皮下结节，逐渐增大、化脓形成溃疡和窦管，溃疡呈潜行性边缘与肉芽肿基底。可排出有干酪样物的稀薄脓液。

（5）播散性粟粒性皮肤结核：少见，主要见于免疫低下宿主。针头到粟粒大小的红色斑疹或丘疹，常见疱疹、紫癜和中央坏死。

（6）溃疡性皮肤结核或腔口皮肤结核：主要见于口腔、口周、肛周、外阴。病损初为红色丘疹，发展成为疼痛性、软的、浅溃疡。

2. 结核疹

（1）丘疹坏死性结核疹：慢性、复发性、坏死性的双侧皮肤丘疹。愈后留瘢痕。通常位于肢体伸侧，成串分布。皮损呈无症状的、铁锈色小丘疹，中央结痂。

（2）硬红斑：多见于青年女性，好发于小腿屈侧，触痛性结节或斑块，可以破溃、形成瘢痕。

（3）瘰疬性苔藓：儿童多见，好发于躯干，多突然发生，无自觉症状。为粟粒大小的丘疹，上覆细小鳞屑，可呈肤色、淡红色或、黄红色或黄褐色。群集分布，呈苔藓样外观。

3. 颜面播散性粟粒狼疮 皮损好发于眼睑、颊部及鼻附近。1~2 mm 大小的半透明状结节，淡红、紫红或淡褐色。表面光滑，质地柔软，玻片压诊呈苹果酱色。

（二）检查要点

皮肤结核的皮损有下列特点，且多无自觉症状，检查时可得到提示：

（1）粟粒大小的丘疹主要见于全身性粟粒性皮肤结核、颜面播散性粟粒性狼疮、瘰疬性苔藓，也可以见于丘疹坏死性结核疹。

（2）半透明"果酱样"结节，质软，主要见于寻常狼疮、颜面播散性粟粒性狼疮。

（3）溃疡与瘢痕交错发生，主要见于溃疡性皮肤结核、瘰疬性皮肤结核、硬红斑；其中，前两者溃疡底部多为肉芽组织。

（4）疣状增生主要见于疣状皮肤结核。

（三）辅助检查

1. 结核杆菌直接导致的皮肤病损

（1）寻常狼疮：最显著的特征是典型的结核性肉芽肿，伴上皮样细胞、朗格汉斯巨细胞、单一核细胞浸润。干酪样坏死极少见，抗酸杆菌极少。

（2）疣状皮肤结核：呈假上皮瘤样增生，伴角化过度和致密的炎细胞浸润，以中性粒细胞和淋巴细胞为主。上皮样巨细胞可见，但很少见到典型的结核样结节及抗酸杆菌。

（3）瘰疬性皮肤结核：在真皮深部可见典型的结核样结节与抗酸杆菌。

（4）播散性粟粒性皮肤结核：组织学上，呈微脓疡伴组织坏死及非特异性炎细胞浸润。并见大量结核杆菌。

（5）溃疡性皮肤结核或腔口皮肤结核：真皮深部和溃疡壁可见结核结节伴抗酸杆菌。

2. 结核疹

（1）丘疹坏死性结核疹：组织学上，病损呈真皮上部至表皮楔形坏死。上皮样细胞与朗格汉斯巨细胞可见。闭塞性肉芽肿性血管炎伴核尘可见。

（2）硬红斑：呈间隔性脂膜炎，血管周围炎性浸润，脂肪坏死，异物巨细胞肉芽肿纤维化及萎缩可见。

（3）瘰疬性苔藓：可见毛囊周围和汗管周围结核样肉芽肿。通常无干酪样坏死，无抗酸杆菌。

（4）颜面播散性粟粒性狼疮：真皮结核性浸润，伴干酪样坏死。可见血管栓塞，无抗酸杆菌。

（5）其他辅助检查包括：旧结核菌素试验（OT）、胸部 X 线检查、皮损处脓液（干酪样物）直接涂片或培养等。

（四）鉴别诊断

1. 结核杆菌直接导致的皮肤病损

（1）寻常狼疮应与盘状红斑狼疮相鉴别：后者起病慢，多无溃疡，组织病理学可资区别。

（2）疣状皮肤结核应与皮肤着色芽生菌病相鉴别：后者多有外伤史，病情进展慢，组织病理学与病原学检查可资区别。

（3）瘰疬性皮肤结核应与孢子丝菌病、放菌病相鉴别：主要借助于病史、组织病理学与病原学检查以区别。

2. 结核疹

（1）瘰疬性苔藓应与毛发苔藓、扁平苔藓、光泽苔藓等相鉴别：后几种疾病组织学上没有结核样肉芽肿，并有各自的特点。

（2）颜面播散性粟粒性狼疮应与寻常痤疮和扁平疣相鉴别：后两者不呈果酱样改变。组织病理学也迥异。

（3）硬红斑应与结节性红斑相鉴别：后者多位于小腿伸侧而不是屈侧，多无溃疡。组织病理学表现也不同。

三、治疗

（一）结核杆菌直接导致的皮肤病损

1. 结核药物全身治疗

（1）异烟肼：为首选药物，0.3 g/d，顿服。也可用异烟腙，1.5 g/d，顿服。异烟肼的不良反应为肝损害和神经炎。链霉素：成人 0.75~1 g/d 肌内注射，小儿 15~20 mg/（kg·d），不良反应为听神经损害及肾功能损害。

（2）对氨基水杨酸钠（PAS-Na）：成人 8~12 g/d，分 4 次口服；儿童 0.2~0.3 g/（kg·d）。不良反应为胃肠道反应与肝肾功能损害。

（3）利福平：成人 450~600 mg/d，顿服，不良反应有肝损害及外周血白细胞降低等。

（4）乙胺丁醇：25 mg/（kg·d），分 2~3 次口服，维持量 15 mg/（kg·d）。不良反应有球后视神经炎、胃肠反应等。

现主张联合用药，疗程至少在半年以上，以保证疗效与防止细菌耐药。如异烟肼、利福平、乙胺丁醇联合应用，异烟肼、利福平、链霉素联合应用，异烟肼、链霉素、对氨基水杨酸钠联合应用等。三种药联合应用联合治疗 1~3 个月后改用两种药物联合治疗，6~9 个月后再用异烟肼维持治疗一段时间。

2. 局部外用药物　可外用 15% 对氨基水杨酸钠软膏、5% 异烟肼软膏或利福定软膏，以及对症处理。

3. 手术清除瘘管　应在病情停止活动后进行。

（二）结核疹

（1）常用异烟肼或利福平，以抑制细菌抗原的产生。

（2）加用其他抑制变态反应、抑制炎症介质或抑制增生的药物，如雷公藤、维 A 酸等。

（3）对症处理。

四、预后

由于生活水平的提高，皮肤结核现已少见且预后良好。经过早期、足量、规则、联合治疗，患者能够完全康复。但需警惕其在流动人口及免疫低下宿主中的疾病状况。

（金梦祝）

第二节　麻风病

一、概述

麻风病又称汉森病（Hansen's disease），是有史以来就有记载的一种慢性传染病，以皮肤变形、外周神经受损和畸残为特点。麻风病是由感染引起的，潜伏期很长，难以早期诊断。麻风杆菌是一种细胞内、抗酸、革兰染色阳性杆菌。麻风病的潜伏期为 6 个月至 40 年不等，结核样型麻风（TT）平均为 4 年，瘤型麻风（LL）平均为 10 年。麻风病有三种类型：结核样型、瘤型和界线类，后者又有亚型。现在认为麻风病是一种病谱性疾病，患者病情随着其免疫力变化而变化。尚不清楚麻风病究竟是如何传播的，目前认为麻风杆菌是通过飞沫、痰液，通过呼吸传播或接触传播，经过破损的黏膜或皮肤进入未感染者。偶尔或短期接触并不传播此病。绝大多数接触麻风杆菌的人并不患病，因为其免疫系统成功抵抗了感染。

二、诊断思路

（一）病史特点

麻风病的症状主要有三：皮肤损害、感觉麻木、肌肉无力。

1. **皮肤损害**　皮损区域肤色比患者的正常肤色浅，皮损区域的热觉、触觉、痛觉减低。

2. **感觉麻木**　手、上肢、脚或下肢感觉麻木或缺如。

3. **肌肉无力**　因为麻风杆菌繁殖很慢，患者的症状往往在感染至少 1 年后，平均为 5～7 年才出现。患者的症状常常很轻，以至于往往到皮损出现后才意识到。90% 的患者常常在皮损出现前几年就开始有麻木感了。麻风病主要影响皮肤和周围神经。皮肤受累产生皮疹，周围神经受累造成支配区域的皮肤感觉麻木和肌肉无力。首先是肢端温觉丧失，其次是触觉丧失，再次是痛觉，最后是深压觉丧失。在手、足特别明显。症状开始出现后，疾病缓慢进展。

麻风病根据皮损的类型和数目可分为结核样型、瘤型和界线类。

在结核样型麻风，皮疹出现，组成一个或扁平的、有点白色的区域，该区域感觉麻木，因为细菌损害了下面的神经。

在瘤型麻风，出现许多小的丘疹或较大的、大小不一、形态不一的高起的皮损。比结核样型麻风有更多的区域呈现麻木感，某些肌群可出现无力。

界线类麻风兼有结核样型麻风和瘤型麻风的特点。如果不治疗，界线类麻风可能转为像结核样型麻风那样，或恶化为瘤型麻风那样。

麻风病最严重的症状是周围神经被感染。它引起患者触觉退化、痛温觉丧失。周围神经受损者对烧灼、切割等伤害无意识痛楚。周围神经受损可能最终导致手指、脚趾残缺。周围神经受损也可以引起肌无力，造成"爪形手"和垂足畸形。皮肤感染可以造成局部肿胀，后者可能导致面部毁形。

麻风病患者可以有足跖疼痛、慢性鼻塞乃至鼻塌陷或鼻毁形。眼损害可致盲。男性瘤型麻风患者有勃起障碍和不育，因为睾丸感染可以减少精子数目。

在未经治疗甚至经过治疗的患者，机体免疫应答可以产生炎症反应，包括发热，皮肤、周围神经的炎症，以及较少见的淋巴结、关节、肾脏、肝脏、眼、睾丸的炎症。

（二）检查要点

主要检查三个区域的体征。皮肤损害、神经损害和眼损害。

1. 皮肤损害 判断皮损的数目和分布。常见的最初皮损是色素减退性斑片，边缘稍隆起，也常见斑块。皮损可伴或不伴感觉减退。界线类皮损常常位于臀部。

2. 神经损害 评估感觉减退的区域（温觉、轻触觉、针刺痛觉和无汗区域），尤其是支配躯干神经的区域和皮神经区域。最常见受累的神经是胫后神经、尺神经、正中神经、眶上神经等。除了感觉丧失外，可以有僵硬和运动受限。

3. 眼损害 是最常见的面部损害。兔眼（眼睑不能闭合）常见于瘤型麻风晚期，是由于第七对颅神经受累所致。第二对颅神经（三叉神经）的眼支受累可以造成眼睑外翻、眼干燥和不能眨眼。

（三）辅助检查

因为麻风杆菌不能在实验室培养基里生长，组织培养和血培养对诊断没有用。感染皮肤组织活检镜下观察有助于诊断。

1. 皮肤活检及组织学检查 皮损中见到发炎的神经可以视为诊断标准。活检标本可以见到麻风病的特征表现和抗酸杆菌的存在。活检对确定细菌指数（BI）和细菌形态指数（MI）有用，后者可以用于评估病情和治疗效果。

组织学表现在各型不同。

（1）未定类麻风（IL）：没有特异性组织学表现。可见散在的组织细胞和淋巴细胞，部分集中在皮肤附属器和神经周围。有时，可在神经束中见到抗酸杆菌。真皮肥大细胞的数目可能增多。

（2）结核样型麻风（TT）：可以在真皮乳头层见到完整的上皮样肉芽肿，常围绕着神经血管结构。肉芽肿周围有淋巴细胞，后者可以伸入表皮。朗格汉斯巨细胞常见，真皮神经毁损或肿胀。观察不到抗酸杆菌。S-100在鉴定神经片段及与其他肉芽肿鉴别时有用。

（3）界线类偏结核样型（BT）：明显的和弥漫的上皮样肉芽肿，但很少或看不见朗格汉斯巨细胞。表皮中很少有淋巴细胞。细菌很少或看不到，但可以在皮神经和竖毛肌中看到。神经中度肿胀。

（4）中间界线型（BB）。

（5）弥漫的上皮样肉芽肿，缺乏朗格汉斯巨细胞。表皮下可以见到未浸润的真皮乳头层即境界带或无浸润带。神经轻度肿胀，可见中等数量的抗酸杆菌。

（6）界线类偏瘤型（BL）：较小的肉芽肿，伴一定的泡沫样改变。大量淋巴细胞可见。

神经常呈洋葱皮状外观。可见少数上皮样细胞。

（7）瘤型（LL）：真皮无浸润带下方可见大量泡沫样巨噬细胞，其中有大量抗酸杆菌。淋巴细胞稀少。瘤型麻风的结节或皮肤纤维瘤样损害，称为组织瘤样麻风。

2. 麻风菌素试验 该试验指示标志着宿主对麻风杆菌的抵抗力。它的结果并不能确诊麻风病，但它对确定麻风的类型有帮助，可以区别结核样型麻风和瘤型麻风。阳性结果指示细胞介导的免疫，可以在结核样型麻风中见到。阴性结果提示缺乏对疾病的抵抗，可以在瘤型麻风中见到。阴性结果也提示预后不好。麻风菌素试验的评估：细菌注射进前臂，48小时后评估反应，它代表对麻风杆菌的迟发型变态反应或者是对分歧杆菌与麻风杆菌交叉的迟发型变态反应。3~4周后观察到的反应称麻风菌素反应，代表免疫系统能够发生有效的细胞介导的免疫反应。

3. 血清学检测 尽管它们用于多菌性疾病，但是在麻风病中并未广泛开展，因为它们不能稳定地探测早期麻风或轻微的麻风。血清学检查可以检测针对麻风杆菌的特异性 PGL-Ⅰ抗体。这在未经治疗的瘤型麻风患者中很有用，因为这类患者的 80% 以上有抗体。然而，在少菌型麻风只有 40%~50% 的患者存在抗体。

4. 聚合酶链反应（polymerase chain reaction，PCR） 也并未在麻风病中广泛开展。PCR 分析可以用于鉴定麻风杆菌，一般在检测到了抗酸杆菌而临床和组织学表现又不典型时采用。一步法逆转录聚合酶链反应（reverse transcription PCR，RT-PCR）在组织液涂片标本和活检标本中敏感性较高，在治疗过程中监测细菌清除情况时有用。

（四）麻风病的诊断标准

主要根据临床，可以根据下列 3 项中的一项或一项以上。

（1）色素减退性斑片或红色斑片，伴有明确的感觉丧失。

（2）周围神经粗大。

（3）皮损组织液涂片或活检呈查见抗酸杆菌 麻风病可以分为多菌型麻风和少菌型麻风。少菌型麻风包括未定类、结核样型、界线类偏结核样型，皮肤组织液涂片查菌阴性。多菌型麻风包括瘤型、界线类偏瘤型、中间界线类，皮肤组织液涂片查菌阳性。

（五）鉴别诊断

应该与结节病、皮肤结核、环状肉芽肿等鉴别。

1. 结节病 患者没有感觉障碍，没有神经粗大，病理学结节边缘淋巴细胞较少、呈"裸结节"。

2. 皮肤结核 患者没有感觉障碍，没有神经粗大，病理学上呈"结核性肉芽肿"、有干酪性坏死。

3. 环状肉芽肿 患者没有感觉障碍，没有神经粗大，病理学上呈"栅栏样肉芽肿"。

三、治疗

（一）药物治疗

1. 抗生素治疗 抗生素治疗应于早期进行，抗生素能够阻止麻风进展但不能逆转患者的神经损害与畸形。因此，早期诊断和早期治疗极为重要。抗生素治疗的目标是阻止感染、减少死亡、预防并发症、消灭疾病。常用的第一线抗生素有氨苯砜、利福平类（包括利福定等）、氯苯酚嗪。第二线抗生素有喹诺酮类（包括氧氟沙星、环丙沙星等）、米诺环素、克拉霉素等。

由于麻风杆菌可以对某些抗生素产生耐药，故自1981年起，世界卫生组织推荐联合化疗。联合化疗为可以预防氨苯砜耐药，快速减退传染性，减少复发、麻风反应和畸残。疗程一般是6个月至2年。少菌型麻风是两种药联合，多菌型麻风是三种药联合。

少菌型麻风：氨苯砜加利福平600 mg，每月1次，服6个月。

多菌型麻风：氨苯砜加利福平600 mg，每月1次；加氯苯酚嗪300 mg，每月1次及50 mg/d，服用1年。

2. 免疫调节剂　主要包括泼尼松、沙利度胺。泼尼松40~60 mg/d［最多1 mg/（kg·d）］，口服治疗Ⅰ型和Ⅱ型麻风反应，至消退后减药，每2~4周减5 mg。沙利度胺300~400 mg/d直到Ⅱ型麻风反应被控制；然后减量为100 mg/d维持一段时间。

（二）物理疗法、手术与纠正畸残

对于晚期患者，必须给予物理治疗以防止畸残。对于有畸残的患者如兔眼等，必要时进行手术治疗。

（三）社会学与心理治疗

对于麻风患者给予关爱，不主张与社会隔离，同时让他们做一些力所能及的工作。

四、预后评价

预后取决于病期与类型。严重的后果为永久的神经损坏，畸残。早期诊断与治疗可以减少损害，阻断传染，防止畸残，使患者回归正常生活。

（金梦祝）

第三节　腋毛癣

一、概述

腋毛癣是由纤细棒状杆菌侵犯腋毛或阴毛毛干引起的疾病，它实际上不是一种真菌病。

二、诊断思路

（一）病史特点

（1）夏季多发，皮肤正常。

（2）典型的腋毛癣无症状，但患者可能主诉汗液有异味。

（3）患者腋毛或阴毛毛干上发生黄色、红色或黑色的集结物，有时似"鞘"。

（二）检查要点

（1）腋毛毛干上见散在的小结节，与毛干牢固黏着，在腋毛中间部分最易见到。

（2）结节呈黄色、红色、黑色，蜡样，1~2 mm大小。

（3）毛干失去光泽，变脆易断。

（4）其下方皮肤正常。

（三）辅助诊断

1. **病毛直接镜检** 结节状不规则菌鞘包绕毛干。其内有短而纤细之菌丝。革兰染色细菌呈阳性的、细长的棒状。

2. **一般不推荐细菌培养** 必要时仍可以做。

（四）鉴别诊断

1. **阴虱病** 阴虱病为寄生于人的阴毛、腋毛上的阴虱叮咬其附近皮肤，从而引起瘙痒的一种传染性寄生虫病。其卵则可牢固地黏附在阴毛上。临床上可见红色丘疹、阴毛上白色附着物（虫卵），患者感瘙痒，内裤见红色皮屑，可见继发的湿疹或毛囊炎。将拔下的病毛置于显微镜下可见到虱卵、甚至阴虱。

2. **毛结节病** 是毛发的真菌感染，由毛结节菌感染引起，主要侵犯头发，也可侵犯阴毛。毛干上形成硬的小结节，毛发变脆易折断。病发经氢氧化钾溶液处理后，可在显微镜下见到菌丝与关节孢子。

三、治疗

1. **剃除患处毛发**

2. **局部外用药物治疗**

（1）除汗剂：20%三氯化铝溶液，1%~3%甲醛液外用及除汗粉剂外用。

（2）外用抗菌药物：可选择克林霉素溶液或凝胶外用，红霉素软膏或凝胶外用，5%~10%硫黄软膏外用。

（3）其他皮肤用品：含2.5%、5%或10%过氧化苯甲酰的凝胶、乳膏或洗液均可奏效。

四、预后

腋毛癣预后良好，易于治疗。如果不采取预防措施，可以复发。

（金梦祝）

第四节 蜂窝织炎

蜂窝织炎（cellulitis）系皮下组织、筋膜下、肌间隙的急性弥漫性化脓感染。病原菌主要为溶血性链球菌及金黄色葡萄球菌。大部分皮损是原发的，细菌通过小的皮肤创伤而侵入；有的可由淋巴及血行感染所致。

一、诊断

（一）临床特点

初起为弥漫性浸润性斑块，境界不清，迅速向四周扩散，局部发热，疼痛明显，伴有寒战、高热和全身不适等症状。红斑呈显著性凹陷性水肿，严重者可发生水疱或深在性脓肿。常伴有淋巴结炎、淋巴管炎，甚至发生败血症。蜂窝织炎好发于四肢、颜面、外阴、肛周等部。发生于指趾的蜂窝织炎局部有明显的搏动痛及触压痛。慢性蜂窝织炎常呈板样硬化，色素沉着或潮红，疼痛不明显，可见皮肤硬化萎缩改变，类似于硬皮病，好发于小腿远端及踝上部，又称为硬化性蜂窝织炎。如损害反复发作，称为复发性蜂窝织炎，常在唇部或颊部等处间歇性发作，略红，几天可消退，可误诊为血管性水肿。

（二）实验室检查

周围血白细胞总数增高，嗜中性粒细胞升高，急性期血沉加快。发生于眼眶及鼻旁窦部位的蜂窝织炎，应做头部 CT、拍 X 线片，发现原发病灶，如鼻窦炎等。脓液应作细菌培养及药物敏感试验。

二、治疗

治疗原则为消炎、止痛、控制病情以防转为慢性。应加强营养、卧床休息。

（一）全身疗法

1. **早期应用高效、足量抗生素**　如青霉素、头孢哌酮、氧氟沙星或林可霉素等（具体用法见"丹毒"的治疗）。有时应根据脓培养和抗生素药敏试验结果选用合适的抗生素。

2. **补充足量维生素**　如维生素 C、复合维生素 B、维生素 E 等。

3. **可酌情给予解热止痛药**　如索米痛片，APC 等。

（二）局部治疗

（1）注意休息，抬高患肢，未成脓时可做局部热敷。早期可用生理盐水敷料敷于患部，或用 50%硫酸镁溶液冷湿敷，然后敷以 10%鱼石脂软膏或莫匹罗星软膏，环丙沙星软膏等包扎。

（2）局部可用紫外线及超短波理疗。

（3）已化脓者必须切开引流。

（金梦祝）

第四章

真菌性皮肤病

第一节　皮肤感染真菌

皮肤感染真菌是指寄生或腐生于角蛋白组织（包括表皮角质层、毛发、甲板等）、并引起浅部感染的一群真菌。皮肤感染真菌主要引起各种皮肤癣菌病。对人类有致病作用的皮肤感染真菌有 40 多种，可分为皮肤癣菌和角层癣菌两大类。

皮肤癣菌主要指引起皮肤、毛发和指（趾）甲等浅部感染的真菌。因为其嗜角质蛋白的特性，所以决定其侵犯部位局限于角化的表皮、毛发和指（趾）甲，引起多种癣，包括手癣、足癣、头癣、体癣和股癣等。皮肤癣菌分为毛癣菌属、表皮癣菌属和小孢子癣菌属。

角层癣菌是指腐生于表皮角质或毛干表面，主要侵犯皮肤或毛干浅表层，不引起组织炎症反应的一些真菌。引起这种感染的病原性真菌主要有：①马拉色菌，多引起颈、胸、腹、背等部位的皮肤表面出现黄褐色的花斑癣。②何德毛结节菌和白色毛结节菌，主要侵犯头发，在毛干上形成坚硬的砂粒状结节，黏着于发干上，引起黑毛结节病和白毛结节病。

一、皮下组织感染真菌

引起皮下组织感染的真菌一般存在于土壤和植物中，为自然界中的腐生菌，经创伤部位侵入人体皮下组织。皮下感染真菌主要分孢子丝菌和着色真菌两大类。

二、地方流行性真菌

地方流行性真菌主要有组织胞浆菌属、球孢子菌属、芽生菌属和副球孢子菌属。这类真菌属双相型真菌，对环境温度敏感，在人体内寄生时呈酵母型，在室温下和人工培养时转变成丝状菌。地方流行性真菌具有地方流行的特点，其中以美洲多见，我国较为少见，主要有荚膜组织胞浆菌、粗球孢子菌、皮炎芽生菌、巴西副球孢子菌引起相应疾病。

三、机会致病性真菌

机会致病性真菌主要包括假丝酵母菌属、隐球菌属、肺孢子菌属、曲霉菌属和毛霉菌属等。部分机会致病性真菌属是机体正常菌群，如白假丝酵母菌曾被称为白假丝酵母菌及其相关的酵母菌，属内源性感染，而其他机会致病性真菌则多属外源性感染。机会致病性真菌感染常引起的疾病包括心内膜炎、肺炎、尿布疹、鹅口疮、阴道炎、脑膜炎及败血症等。

四、浅部真菌与深部真菌感染关系

目前，机会致病性真菌感染更具重要性，多发生于机体免疫力降低或菌群失调症患者。近年，真菌感染的上升，以机会性真菌感染为主，其中有相当部分属于医院内感染。

虽然根据感染部位将真菌感染分为浅部和深部真菌感染，但浅部感染并不意味其感染仅限于浅层。目前，已发现皮肤癣菌和角层癣菌也可引起深部感染甚至出现菌血症或败血症。真菌感染的层次也是相对的，如糠秕孢子菌虽然主要侵犯皮肤浅层而引起花斑癣，但现已发现它也可引起菌血症、毛囊炎、浆膜炎和骨关节炎等。

五、真菌毒素

真菌毒素也已成为医学真菌研究的又一个重要领域。其种类多、分子质量较小、对热稳定、很难被去除或破坏，当人或动物将真菌毒素摄入体内时就可能发生真菌毒素中毒及致癌或辅助致癌作用，如黄曲霉毒素具有极强的毒性和致癌性，再如白假丝酵母菌产生的念珠毒素和糖蛋白就具有致癌性或辅助致癌性。

（唐　娟）

第二节　表浅真菌病

一、花斑癣

花斑癣俗称汗斑，是球形马拉色菌感染角质层引起的一种浅表慢性皮肤真菌病。马拉色菌是一种机会致病菌，并非传染所致，而是在某些有利条件下，皮肤正常菌群过度生长所致。

（一）病因与发病机制

马拉色菌属角层癣菌。图4-1所示的镜下可见圆形和卵圆形两种形态孢子，为同一种真菌的不同形态，本病发病有病原菌、促发因素及遗传易感人群三个方面原因。球形马拉色菌是皮肤的常见菌群，其寄生于浅表角质层的细胞内和表面，头皮及胸背检出率为74%~100%，属条件致病菌，有家族易感性，为多基因遗传，本病的发生与多对基因有关。接触传染不多见，高温高湿、多脂多汗等条件下，该菌寄生密度增加可由腐生性酵母型转化为致病性菌丝型而致病。该菌在体外能产生二羟酸，该物质具有抑制酪氨酸酶和黑色素细胞的细胞毒作用，从而可引起花斑癣损害的色素减退。

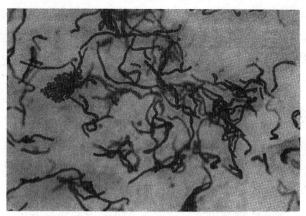

图 4-1　马拉色菌感染：示短的菌丝及成群孢子聚集

（二）临床表现

1. 基本损害　损害为围绕毛孔的圆形点状斑疹，以后逐渐增大至甲盖大小，边缘清楚。损害可融合成不规则大片形、地图状，周围可有新疹。表面附有少量糠状鳞屑，呈肤色、灰白色、淡黄色、淡红色或褐色，多种颜色共存，状如花斑，有时可合并毛囊性丘疹。

2. 发病特征　皮疹无炎症反应，偶有轻痒。好发于前额、面部、胸背部及颈、腋、腹部、四肢近心端，婴幼儿面部也可发生，以青壮年男性多见。病程慢性，冬季皮疹减轻或消失，夏季可复发。如果不去除诱因，皮损可持续数年，皮损感染根除后，色素异常仍可持续数月。

3. 临床分型　临床表现和颜色呈病谱性：①斑疹型。②毛囊丘疹型，损害沿毛囊分布，类似毛囊丘疹。③色素沉着型，黄褐色至暗褐色。④色素减退型，马拉色菌产生二羟酶抑制多巴酸酶反应使黑色素细胞损伤。

（三）诊断与鉴别诊断

根据典型临床表现，刮取皮屑做真菌直接镜检可见弯曲或弧形菌线和簇状圆形厚壁孢子，以及皮损在伍德灯下呈不规则黄色荧光和白色荧光等容易诊断，应与白癜风、白色糠疹、脂溢性皮炎、玫瑰糠疹、二期梅毒疹鉴别。

（四）防治

灰黄霉素治疗花斑癣无效，很多药物能杀灭真菌，但有 40%~60% 患者病情复发。

1. 局部治疗　2% 克霉唑霜、1% 特比萘芬霜外用（该药不经汗腺分泌，口服无效）；2.5% 硫化硒霜或洗剂、1% 联苯苄唑霜或 2% 酮康唑洗剂，一般用药 2~4 周可临床治愈。内衣应煮沸消毒。治愈后仍需继续用药 2 周以防复发。

2. 系统治疗　伊曲康唑 200 mg，每天 1 次，连续 7 天，在 4 周后 89% 治愈。氟康唑，300 mg 或 400 mg，每周 1 次，疗效显著。

3. 预防复发　2% 酮康唑洗剂（采乐洗剂）外涂，5~10 分钟冲洗干净，每周 1 次，口服伊曲康唑 0.2 g 或氟康唑 0.15 g，每月 1 次，预防复发。

（五）预后

色素减退斑和色素沉着斑需较长时间才能慢慢消退。如果没有偶尔给予预防性服药，

2~12个月后可能复发。花斑癣发病与遗传易感性有关，虽然治疗有效，但治愈后第一年复发率为60%，第二年复发率为80%。

二、马立色菌毛囊炎

马拉色菌毛囊炎又称糠秕孢子菌毛囊炎，是由糠秕或球形马拉色菌引起的毛囊炎性病变，与花斑癣的病原体相同。

马拉色菌为皮肤表面的常驻菌，该菌引起毛囊堵塞导致毛囊口扩张产生炎症，糖尿病、使用糖皮质激素及广谱抗生素均为促发本病的因素。霍奇金病患者易感染马拉色菌毛囊炎。

（一）临床表现

1. **发病特征** 发病多在30岁左右，女多于男，好发于面部、躯干，也可见于四肢。患者活跃的皮脂腺可提供马拉色菌所需的富脂环境。衣着闭塞和油性皮肤可能是重要易患因素，本病常被诊断为痤疮。

2. **皮肤损害** 皮疹主要为毛囊炎性圆顶状丘疹，直径2~4 mm，间有脓疱，散在分布，且对称，可有四种基本皮损，即毛囊性丘疹、脓疱、结节和囊肿，伴有痒感、刺痛或烧灼感。

3. **临床分型**

（1）青年型：背部、上胸部毛囊丘疹或毛囊脓疱疹，多发生于日晒、应用抗生素或免疫抑制剂后。

（2）脂溢性皮炎型：脂溢性皮炎者胸背多发毛囊性丘疹。

（3）艾滋病型：面部、躯干和下肢，皮损呈多发性脓疱，严重脂溢性皮炎患者对治疗抵抗。

（二）组织病理

应用PAS染色，可见毛囊内大量圆形或卵圆形芽生孢子，聚集成堆，毛囊上部中央凹陷的圆顶丘疹及其周围有单核细胞聚集，附近真皮内血管周围有炎症细胞浸润。

（三）诊断

诊断主要依据临床表现和组织病理变化。真菌检查虽有阳性发现，氢氧化钾检查见大量圆形、出芽的酵母细胞和菌丝；滤过紫外线灯下呈黄绿色荧光，但仅可作为参考。因该菌属双相型嗜脂酵母菌，也存在于正常人的皮肤。一般临床诊断不难，但需与痤疮、其他类型的毛囊炎等相鉴别。

（四）治疗

1. **局部治疗** 外用硫化硒、丙二醇、1%克霉唑、1%联苯苄唑酊、1%特比萘芬霜、1%联苯苄唑霜、2%酮康唑洗剂等制剂。

2. **系统治疗** 伊曲康唑（400 mg，每天1次，饭后服，每月服1周，间歇治疗2个月），氟康唑（50 mg，每天1次，饭后服，连服7~14天或150 mg，每周1~2次，共4次）等抗真菌药都有满意效果。但停药后易复发，故需间歇用药以巩固疗效，如每周1次伊曲康唑200 mg口服，每周用上述药物外涂。

3. **其他** 马拉色菌侵犯毛囊，部位较深，一般外用抗真菌疗效差，应选用含渗透剂的抗真菌剂。联合酮康唑洗剂和口服酮康唑（200 mg/d，连续4周）能清除所有患者的皮损。

（五）预后

本病由于真菌位于毛囊内，单纯外用药物不如花斑癣疗效快，通常需用药 4~6 周。

三、毛结节病

毛结节病系毛干的真菌感染，特点为毛干外包绕坚实的结节。

（一）黑毛结节病

黑毛结节病是由何德毛结节菌引起的头发感染，多发于热带地区，表现为毛干上坚硬的黑色小结节，真菌在头发角层下生长，可引起头发折断，在同一条发干上可发生多个黑色小结节。

病发时 KOH 镜检可见结节由致密、成堆的真菌细胞团块组成，并可见子囊。每个子囊内含 2~8 个新月形子囊孢子。培养菌落呈棕色或黑色，能在沙氏培养基上生长。

（二）白毛结节病

白毛结节病是由白吉利丝孢酵母引起的头发感染，见于白血病、多发性骨髓瘤、慢性活动性肝炎、骨髓发育不全或肾移植等免疫抑制的患者，也有报道经常静脉用药者由于长期静脉给予细胞毒性药物和多种抗生素治疗，破坏了胃肠黏膜屏障，引起这种真菌的内脏和皮肤损害，表现为同一发干上发生白色小结节，质地较黑毛结节病的黑色小结节软，在同一发干上同时可有黑色小结节。头发角质层受侵犯，也可产生头发折断。

KOH 镜检可见结节内分隔菌丝和关节孢子。该菌在真菌培养基上生长快，3 天内可形成白色乳酪状菌落或脑回状菌落。

治疗：①剃除头发，局部给予 1：2 000 氯化汞、复方苯甲酸软膏、5%~8% 硫黄软膏外用。②引起内脏损害和皮肤损害者可给予两性霉素 B 和氟胞嘧啶治疗。

四、掌黑癣

掌黑癣简称为黑癣，由暗色孢科真菌引起，是一种浅表型暗色丝孢霉病，常在手掌及趾部形成淡褐色或黑绿色斑。

（一）临床表现

本病 19 岁以下女性多见，好发于手掌和手指掌面，跖或掌、跖同时受累少见，开始为淡褐色斑点，边界清楚，不高出皮面，常为单个；以后逐渐离心性扩大，色泽变深，尤其是边缘，呈黑绿色，酷似硝酸银染色（图 4-2），偶有少许鳞屑，无自觉症状。

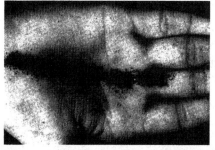

图 4-2　掌黑癣：皮损类似硝酸银染色

（二）实验室检查

直接镜检可见淡褐色或橄榄色菌丝及芽生细胞。菌丝呈分隔状，直径 1.5~5.0 μm。卵圆形至梭形酵母样细胞单个或成对出现，3×10 μm 大小，中间有隔。

（三）鉴别诊断

本病需与交界痣、黑色素瘤鉴别。

（四）治疗

本病外用角质剥离剂和抗真菌制剂可治愈，如复方苯甲酸软膏、2%碘酊、5%硫黄软膏、克霉唑霜、咪康唑霜等，应持续 2~3 周以防止复发。

（五）预后

本病外用咪唑类药物如克霉唑、咪康唑、酮康唑、硫康唑和益康唑有效，灰黄霉素无效。单纯用 15 号 Bard-Parker 解剖刀刮掉浅表的表皮组织常有效。

（唐 娟）

第三节 皮肤癣菌病

一、头癣

头癣是指累及毛发和头皮的浅部真菌感染性疾病，常见于青春期前的儿童，临床表现差异较大，轻者轻微脱屑，毛发折断，重者炎症反应强烈，出现疼痛性结节，溢脓，部分愈后有瘢痕和秃发。根据致病菌种类型和宿主反应不同，临床一般分为黄癣、白癣、黑点癣、脓癣、无症状携带者五种。

（一）病因与发病机制

1. **病原学** 目前我国四种头癣常见的病原菌：①黄癣为许兰毛癣菌，一些皮肤癣菌如紫色毛癣菌、石膏样小孢子菌也能引起黄癣样头癣。②白癣多为小孢子菌，如犬小孢子菌和石膏样小孢子菌，极少数是红色毛癣菌。③黑点癣为毛发癣菌，紫色毛癣菌、断发毛癣菌和须癣毛癣菌多见。④脓癣，白癣、黑点癣的特殊型。

2. **发内型和发外型** 根据致病菌是在毛小皮外或在其下面，还是在毛发内产生关节孢子，可将其分为发内型和发外型两大类。

3. **发病情况** 头癣由直接或间接接触患者或患癣的猫、狗等家畜而传染。例如，白癣可由动物传染给人，引起强烈炎症反应。理发也是传染的主要途径之一，也可由互戴帽子或共用枕巾及梳子等而传染。

（二）临床表现

1. **四种头癣** 主要特点及鉴别要点列表见表 4-1。

· 61 ·

表4-1 四种头癣的特点与鉴别

鉴别要点	黄癣	白癣	黑点癣	脓癣
发病	散发或流行，农村儿童和成人	流行于托儿所和小学校	散发或流行	白癣、黑点癣特殊型，亲土或亲动物性真菌引起，接触土壤感染
头皮损害	初为丘疹或小脓疱，继之黄癣痂和萎缩性瘢痕	初为白色鳞屑斑（母斑），周围可继发小的卫星样损害（子斑）	散在的小片白色鳞屑斑	群集毛囊性丘疹，毛囊性脓疱，隆起性斑块，多数蜂窝状排脓小孔、溢脓
头发损害	干枯、细黄、弯曲、参差不齐，发际处一般不受侵犯	高位断发有菌鞘	低位断发，外观如小黑点	毛发易拔除
三大特征	碟形黄癣痂、萎缩性瘢痕、永久性秃发	灰白色鳞屑、菌鞘、断发	—	隆起斑块及蜂窝状排脓孔、永久性脱发、愈后有瘢痕
并发脓癣	罕见	常见	偶见	—
自觉症状	剧痒	不明显	轻痒	剧痒
伍德灯	暗绿色荧光	亮绿色荧光	无荧光	—
直接镜检	发内菌丝孢子，可见气泡	发外密集小孢子	发内成串孢子	或如白癣，或如黑点癣
培养	许兰毛癣菌	铁锈色小孢子菌、羊毛状小孢子菌	紫色毛癣菌、断发毛癣菌	犬小孢子菌、须癣毛癣菌、石膏样小孢子菌、疣状毛癣菌
预后	发展慢，多无自愈倾向，可留瘢痕形成永久性秃发	发展快，可自愈不留瘢痕	经久不愈，由断发毛癣菌引起者可留瘢痕	经久不愈，永久性脱发及瘢痕形成

头癣的主要病变在头发，四种头癣的发病因其致病菌及病理不同，临床表现也各有特点。白癣病原菌的孢子主要集中在毛根上方附近的毛干上，故病发在距头皮 0.3～0.8 cm 处折断，为高位断发。黑点癣则因整个病发内充满了关节孢子，病发出头皮稍经摩擦即折断，残发留于毛囊口，故呈黑点状。黄癣致病菌的菌丝散布在整个病发内，在菌丝多处易折断，故病发参差不齐。

2. **脓癣** 白癣和黑点癣的特殊类型，多为亲土性、亲动物性皮肤癣菌，如犬小孢子菌、须癣毛癣菌、石膏样小孢子菌、疣状毛癣菌等引起，并由机体对病原菌反应强烈所致，表现为多数毛囊性脓疱组成的隆起肿块，表面有蜂窝状排脓小孔，破后可流出脓液，愈后形成瘢痕或永久性秃发。脓癣临床分型：①经典型；②脓疱型；③疖肿样型；④溃疡型。

3. **无症状携带者** 指无头癣的临床症状，但真菌培养阳性者，是重要传染源。若不予治疗，10%～25%的患者可持续6周到6个月。

（三）实验室检查

本病毛发直接镜检（图4-3），伍德灯直接镜检，真菌培养标本包括发根和皮屑，用刷子取材或湿润棉拭子擦拭病损处，然后接种培养基。

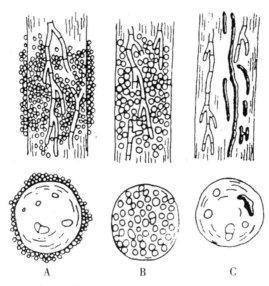

图 4-3　头癣毛发的直接镜检

A. 白癣，发外见成堆小孢子，可有发内菌丝；B. 黑点癣，发内链状孢子，较大；

C. 黄癣，发内孢子和菌丝，气泡

（四）诊断与鉴别诊断

本病根据典型改变，真菌及滤过紫外线灯检查，易于诊断，尚需与以下疾病鉴别。

1. 石棉状糠疹　头顶部的白屑层层堆积如石棉状，将病发近端黏着成块。白色毛发鞘粗糙松动，随毛干上下移动。毛囊口有石棉状棘状隆起。真菌检查阴性。

2. 头部银屑病　为边界清楚的鲜红色斑片上有多层银白色鳞屑，皮损上的头发呈束状，不折断，身体其他部位常有同样损害。真菌检查阴性。

3. 脂溢性皮炎　患者多为油性皮肤，为毛囊性炎性丘疹，头皮可弥漫灰白色油腻细屑，奇痒。真菌检查阴性。

（五）治疗

本病采用服、搽、洗、剪、消"五字"方针，具体措施为如下。

1. 系统治疗

（1）灰黄霉素：口服灰黄霉素片（每片 0.1 g）。成人每天 0.6~0.8 g，儿童每天 15 mg/kg，分 3 次，饭后服用；或 5 岁以下每天 2 片；6~10 岁每天 3 片；11~15 岁每天 4 片；大于 15 岁每天 6 片。黄癣连服 10 天，白癣、黑点癣连服 14 天，多则 25 天。脂肪餐时更易被吸收，可将药物与冰激凌或全脂奶一起服用。

鉴于对灰黄霉素敏感的许多黄癣菌现已罕见，紫色毛癣菌及断发毛癣菌亦日趋减少，而对灰黄霉素不甚敏感的犬小孢子菌等皮肤癣菌感染的白癣及脓癣逐年增多，导致灰黄霉素在头癣治疗中的重要地位已经下降。特比萘芬、伊曲康唑较灰黄霉素更安全，疗效相当或胜出，前两者是后者的极好替代药。

（2）特比萘芬：成人每天 250 mg，儿童每天 125 mg，服用 4 周；或体重小于 20 kg 者，服用剂量为每天 62.5 mg；体重为 20~40 kg 者，服用剂量为每天 125 mg；体重大于 40 kg

者，服用剂量为每天 250 mg，共 4 周。

（3）伊曲康唑：成人每天 0.2 g，儿童每天 0.1 g，服用 4 周。

（4）脓癣的治疗：口服上述药物同时，可以短期应用小剂量皮质激素和有效抗生素，外用抗细菌药液湿敷。

（5）口服抗真菌药物治疗可引起皮肤癣菌疹反应，为治疗开始机体对皮肤癣菌的细胞介导免疫反应。

2. 局部治疗

（1）擦药：外搽 5%～10% 硫黄软膏、5% 水杨酸软膏、1% 特比萘芬霜、1% 联苯苄唑霜或 2% 酮康唑霜，每天 2 次，共 8 周。毛囊性脓疱加用 2.5% 碘酊。

（2）洗头：每天用温肥皂水、2% 酮康唑洗剂、硫化硒洗剂洗头 1～2 次，连续 8 周。

（3）剪发：每周剪发 1 次，共 8 次，去除带菌的头发，剪下的头发应包好烧掉。不要剃头，以免损伤头皮。

（4）消毒：对患者的生活用品，如衣、被、帽子、毛巾、梳子、理发工具和玩具等应每周煮沸或用其他灭菌措施消毒 1 次。

（六）预防

（1）早发现、早治疗，并追查传染源，以便同时治疗，发现有病动物要及时处理。

（2）对托儿所、幼儿园、小学校、理发店要加强卫生宣传和管理。

（七）预后

本病用足够剂量的灰黄霉素、伊曲康唑或特比萘芬，一般不会复发。头癣的自然病程不同，黄癣发展慢，多无自愈倾向，可留瘢痕形成永久性秃发。白癣发展快，不经治疗者，可在大约 15 岁时自然痊愈，不留瘢痕。黑点癣经久不愈。

二、体癣和股癣

体癣指发生于除头皮、毛发、掌跖、甲板及阴股部以外平滑皮肤上的浅表性皮肤真菌感染。股癣是腹股沟内侧会阴部和肛门周围的皮肤真菌感染，实际上是体癣在阴股部位的特殊类型。叠瓦癣是由同心性毛癣菌引起的一种特殊体癣。

（一）病因与发病机制

1. 病原菌 所有毛癣菌属、小孢子菌属和表皮癣菌属的皮肤癣菌均能引起体癣。在我国病原菌主要为红色毛癣菌、须癣毛癣菌、絮状表皮癣菌、犬小孢子菌等。体癣的异型叠瓦癣由同心性毛癣菌引起。

2. 致病 体癣的真菌常存留于角质层内，经 1～3 周潜伏期，真菌繁殖，向四周扩散。在感染的活动性边缘处表皮的更迭率增加，超过真菌的生长速度，这是机体的一种防御功能，因而病损出现中心消退，形成环状损害，除侵犯角质层外，有些真菌如红色毛癣菌和疣状毛癣菌也侵犯毛囊，引起炎症。

3. 传染源与易感因素 多通过直接接触患者和生癣动物（狗、猫、兔等）或间接接触被患者污染的衣物用具而引起，也可由自身感染（手、足、甲癣等）而发病。长期应用皮质激素、糖尿病及慢性消耗性疾病等患者易患本病，发病后皮损大而分布广。

（二）临床表现

1. 皮肤损害

（1）体癣：原发损害为丘疹或小水疱，逐渐向周围扩展蔓延，中心炎症减轻伴脱屑或色素沉着，边缘微高出皮面，由丘疹或水疱连接融合在一起而呈环状。儿童体癣常呈同心多环状或重叠的花环状。

（2）股癣：基本损害同体癣，损害多呈环形向周围扩展，边界清楚。

（3）难辨认癣或激素修饰癣：体癣的皮损不典型，易与湿疹或皮炎相混淆。

2. 发病特征

（1）体癣：好发于颜面、颈、躯干及四肢等处，自觉瘙痒，由红色毛癣菌所致的体癣常迁延，皮损呈大片状，多限于腰、臀和躯干处；由石膏样毛癣菌引起者则皮损多呈环状，炎症较显著，常见水疱或丘疱且易侵犯颜面和小腿等部位；由羊毛状小孢子菌及石膏样小孢子菌引起者，损害较小而数目多，较散发，炎症显著，易侵犯面、颈、胸部及四肢，免疫缺陷患者的皮损广泛。

（2）股癣：可单侧或对称分布。由于该部位多汗潮湿易受摩擦，皮损炎症显著，瘙痒较重，发展也较迅速，很少波及阴囊。

（3）难辨认癣或激素修饰癣：近年来由于糖皮质激素外用，本型增多，以面部多见，如仔细观察，其边缘仍清楚，在此部位取材查真菌常可获阳性结果。

（三）诊断

本病诊断根据典型皮损，向四周呈环形或多环形扩散，边缘清楚，自觉瘙痒，真菌直接镜检可查到菌丝。

（四）鉴别诊断

体癣与钱币形湿疹鉴别，钱币形湿疹皮疹边界虽较清楚，但不呈中心自愈的环状。

体癣与玫瑰糠疹鉴别，后者多发于躯干及四肢近端，初起有"母斑"，皮损数目多，椭圆形，边缘无丘疹和水疱，长轴常与皮纹平行，微痒，真菌检查阴性。

（五）治疗

1. **局部治疗**　以外用抗真菌药物为主，先洗去鳞屑痂皮后再涂药，涂搽时自外向里，要超过皮损以外 3~5 mm，为避免复发，每天 1~2 次，一般疗程 2 周以上，损害消退后再用 1 周，以消灭毳毛内真菌，股癣、婴幼儿体股癣者宜选用较温和的药物。药物有：①1%~2%咪唑类药物，如联苯苄唑、咪康唑、克霉唑、酮康唑、益康唑。②1%丙烯胺类药物，如萘替芬、特比萘芬、布替萘芬。③其他，如 1%可莫罗芬、2%环吡酮、2%利拉萘酯。④复方水杨酸酊（水杨酸 3~6 g，苯甲酸 6~12 g，乙醇加至 100 mL），复方间苯二酚擦剂（饱和碱性复方乙醇液 10 mL、15%碳酸溶液 100 mL、硼酸 1 g、丙酮 5 mL、间苯二酚 10 g）等。

2. **系统治疗**　广泛的顽固性表浅损害及皮肤癣菌性肉芽肿可选用系统治疗。口服伊曲康唑（100 mg/d，连续 15 天；或 200 mg/d，连续 7 天）或特比萘芬（250 mg/d，连续 1~2 周），氟康唑（每周 150 mg，连续 2~3 周；或 50 mg/d，连续 2~3 周）等。

（六）预后

本病不经治疗可长期存在，治疗可迅速痊愈，但易复发。

减少股部出汗，穿宽松的内衣、内裤，尽可能保持股部干燥是重要的预防措施。撒单纯滑石粉或抗真菌粉对本病有帮助。

三、手癣、足癣

手癣是指发生在手掌和指间的浅部真菌感染，足癣是指发生于足跖部及趾间的浅部真菌感染。手癣常与足癣伴发，通常的感染模式是累及单足或双手或双足和单手。

（一）病因与发病机制

1. **病原菌** 我国常见病原真菌为红色毛癣菌、须癣毛癣菌、絮状表皮癣菌等，少见有断发毛癣菌、犬小孢子菌等。近几年，假丝酵母菌感染者也偶见。

2. **传染** 传染方式主要通过间接接触传染，如公共浴室、澡盆、浴巾、拖鞋等。

3. **致病** 掌跖部由于汗腺丰富、出汗多、无皮脂腺、皮肤表面偏碱性等而有利于真菌生长繁殖。掌跖部角质层厚，又为真菌生长繁殖提供了丰富的营养。红色毛癣菌和絮状表皮癣菌在鳞屑内可形成关节孢子，能在自然环境中长期生存，致使手足癣患者发病增多。

（二）临床表现

1. **足癣** 多见于成年人，男女皆可发病，往往夏季加重，冬季减轻。依其皮损特征本病可分为以下三型，但三者常可同时存在或以某一型为主。

（1）水疱型：常于趾间、足跖及其侧缘反复出现深在性水疱，疏散分布或成群发生，疱壁厚，不易破裂，伴有明显瘙痒，数日后疱液干涸、脱屑、瘙痒随之缓解。

（2）擦烂型：常见于第4~5或第3~4趾间，角质层浸渍、发白、松离，剥脱后露出鲜红色的糜烂面或蜂窝状基底，此时渗液多，有异臭，瘙痒难忍，易继发感染，并发淋巴管炎、淋巴结炎或蜂窝织炎等。

（3）鳞屑角化型：常见于足跟、足跖及其侧缘，角质层增厚、粗糙、脱屑、干裂、无汗，如树皮状，久之皮损范围扩大，冬季发生皲裂疼痛，夏季间发水疱，并伴以痒感。

2. **手癣** 临床表现与足癣大致相同，虽亦有鳞屑角化、水疱与擦烂三型之分，但其分型不如足癣明显，临床上损害多限于一侧，发生小水疱，脱屑处皮肤粗糙增厚，有时初起损害即呈慢性，既无明显水疱，亦无明显边缘，手掌皮纹加深，角化过度，小片状脱屑，久之整个手掌受累，自觉症状不显著，但到冬季，干裂加剧，自觉疼痛，白假丝酵母菌感染也较常多见，常见指间糜烂型（3~4指间好发）。

3. **双足-单手综合征** 常常手足癣同患，手部病情比足部为轻，且多累及一手。因此，手足癣的典型图像为"一手两足"。足癣/甲真菌病通常先发生，经常用手摩擦患足患甲而感染成手癣。

（三）诊断与鉴别诊断

手癣、足癣的诊断主要依其临床表现与真菌学检查，直接镜检见菌丝、孢子即可确认，培养进一步鉴定菌种。手癣、足癣应与手部慢性湿疹、掌跖脓疱病相鉴别。

（四）治疗与预防

手癣、足癣的治疗应按不同类型分别处理。

1. **局部治疗**

（1）擦烂型：可先扑枯矾粉或脚癣粉。如渗出明显可用3%硼酸溶液或1∶8 000高锰酸钾溶液湿敷，待干燥后，改用1%联苯苄唑霜、1%酮康唑霜或1%特比萘芬霜外搽。

（2）水疱型：可用刺激性和剥脱作用强的酊剂和软膏，如复方间苯二酚搽剂或半浓度的复方水杨酸醑，亦可外用10%~30%冰醋酸液外搽。

（3）鳞屑角化型：宜选用抗真菌的软膏和霜剂，如用复方水杨酸苯甲酸软膏、1%联苯苄唑霜、1%酮康唑霜、1%特比萘芬霜或10%水杨酸软膏、10%硫黄软膏厚涂，并用塑料薄膜包扎，可以加强药物的渗透，使厚层角质剥脱。

2. **系统治疗**　对皮损广泛顽固病例，可选用抗真菌药物口服治疗，如伊曲康唑每天100 mg，连服7天；或特比萘芬每天250 mg，连服1~2周；或氟康唑每天150 mg，每周服药1次，连服2~3周。

（五）预后

各种抗真菌剂对皮肤癣菌病皆有疗效，但本病易复发。多汗症是一个诱发因素，因此病常开始在足部复发，故应劝告患者在洗澡后彻底擦干足趾，保持干燥，避免再次感染。

四、甲真菌病

甲真菌病指由皮肤癣菌、酵母菌和霉菌等致病真菌引起的甲感染，而由皮肤癣菌引起的甲感染称为甲癣（现在多使用"甲真菌病"一词），约占甲真菌病的77.6%。手足癣患者中有50%患甲真菌病。甲真菌病约占甲疾病的40%。

（一）病因与发病机制

病原真菌常为红色毛癣菌、须癣毛癣菌、絮状表皮癣菌、紫色毛癣菌、断发毛癣菌，许兰毛癣菌亦可见到。引起甲感染的酵母菌主要是假丝酵母菌，引起甲感染的霉菌常见的有短帚霉属、曲霉等。患手足癣者容易感染指（趾）甲。在潮湿环境作业和甲外伤、慢性静脉功能不全、糖尿病患者易患甲真菌病。

致病的真菌常由甲游离缘或侧缘侵入，甲外伤常为发病的重要因素。真菌入侵后一种途径是沿甲上皮向甲根部角化较软的部分生长；另一途径是真菌从甲侵入，先向甲板结构层生长，然后向甲根底层生长（图4-4）。由于真菌刺激了角蛋白沉积而使正常甲板增厚，而脆性较大的软性角蛋白使甲板松脆，角蛋白不断沉积，甲板增厚，甲下角质增生，甲板游离缘翘起，甲板与甲床分离而出现临床表现。

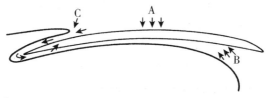

图4-4　真菌侵犯部位与甲真菌病的关系

A、B、C处的侵犯分别形成表浅、远端甲下及近端甲下甲真菌病

（二）临床表现

1. **白色浅表型** 此型在趾甲常见。病原菌只侵犯甲板表面，表现白点或白斑，不引起炎症反应，多时可融合成片，不易与白甲病区分。

2. **远端侧位甲下型** 最常见。病原菌初起侵犯远端侧缘甲下角质层，再侵犯甲板底面，使甲板变形，失去光泽、增厚、变脆、灰白褐色，甲板有松脆的角蛋白碎屑，甲板甲床分离，通常由皮肤癣菌引起。

3. **近端甲下型** 此型少见，感染开始于表皮护膜，并沿近端甲根部下面和甲上皮发展，表现为手指甲近端开始像白点，可扩大为白斑。甲板底面受累，整个指甲均可累及。通常由假丝酵母菌及近平滑假丝酵母菌引起，国外报道此型可伴艾滋病感染。

4. **全甲营养不良型** 上述三型最终可进一步发展成此型。

5. **黑色甲下甲真菌病** 由甲远端开始，向全甲蔓延，黑色，甲板增厚，多由其他真菌或假丝酵母菌引起。

受损指甲多少不一，轻者1~2个，重者大部分或全部指甲受累。本病一般无主观感觉，罕见继发感染，有时可并发甲沟炎。甲癣病程缓慢，如不医治，终生难愈。

（三）实验室检查

1. **真菌直接镜检** 镜下可见菌丝、关节孢子或酵母样细胞。真菌直接镜检，阳性率可达50%~70%。

2. **真菌培养** 若培养为酵母菌则应结合直接镜检结果判断，多难以确定为致病菌。培养4周无菌生长应判为阴性。真菌培养阳性率低。

3. **甲板病理切片** 切片PAS染色见菌丝、关节孢子或酵母样细胞，有诊断价值。病理检查阳性率较高，为86%~99.4%，而培养为64%~75.14%。

（四）诊断与鉴别

甲癣的诊断主要依其临床表现与真菌学检查，甲癣应与湿疹、扁平苔藓、甲营养不良、白甲病、银屑病的甲部损害相鉴别。

（五）治疗

1. **局部治疗** ①选用40%的尿素霜封包等方法去除病甲，然后用抗真菌药物，如1%的联苯苄唑霜局部涂抹，直至正常甲长出。②1%~5%的阿莫罗芬或8%环吡酮外涂。

2. **内服药物** ①伊曲康唑200 mg/d，每天2次，连服7天，停药3周为1个疗程，治疗指甲癣需2个疗程，治疗趾甲癣需3个疗程。②特比萘芬250 mg/d，治疗指甲癣需6周，治疗趾甲癣需12周。③氟康唑，每天150 mg内服，每周服1次，连服4个月以上。甲真菌病药物疗效评价见图4-5。

3. **化学拔甲** 在甲上外用角质剥脱性药物剥除甲板，常用有尿素软膏并混合抗真菌药物封包，如用1%联苯苄唑和40%尿素软膏混合制剂。

4. **联合治疗** 用于难治疗的甲真菌病，可采用内科疗法加外科疗法，系统疗法加局部治疗，两种以上治疗方法。

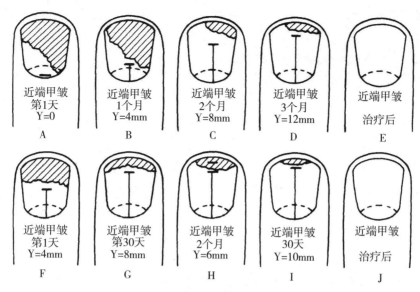

图 4-5　甲真菌病的药物疗效评价

图 A~E 代表药物有效到治愈组；图 F~J 是另一组情况，假如 2 个月（图 H）病变没有缩小，反而增大，表明剂量不够，要加剂量，30 天见效，直至治愈；阴影区为病变部位，"—"表示邻近病变区的正常甲板上的表浅横切口（其内充盈墨水或染料）；"Y"表示此切口与近端甲皱（PNF）的距离，如果药物有效，病变区不会扩散到此标记的近侧，Y 值增加反映了正常甲板生长（2~5）；如果真菌侵犯到此标记的近侧（Y 值变小），说明药物剂量不足（图 H），需增加剂量才能治愈（图 I、图 J）

（六）预防

预防手癣、足癣、甲癣的关键在于注意个人、家庭及集体卫生。勿与他人共用拖鞋、浴巾、鞋袜、洗脚盆，经常保持足部干燥。

（七）预后

甲癣如不治疗，则持续存在和发展，采取有效治疗，治愈率极高。

五、癣菌疹

癣菌疹又称"id"疹，是对真菌抗原的一种广泛或局限性皮肤发疹反应。

（一）病因与发病机制

本病由一些原发皮肤真菌感染引起，如头皮、足部和其他部位的病灶，其真菌抗原及其代谢产物经血液循环至皮肤其他部位，发生抗原抗体反应。组织学特点是海绵状水疱和以淋巴细胞为主的浅表性血管周围浸润，可有嗜酸粒细胞。

（二）临床表现

1. **原发病灶活动**　原发病灶常常有急性炎症，如头癣、足癣、手癣，有活动性病灶，表现为急性炎症、头部的脓癣、糜烂性足癣及一些亲动物的皮肤癣菌易引起癣菌疹，而亲人皮肤癣菌则少引起。

2. **皮肤损害**　表现为突然在病灶外的皮肤上出现播散性或局限性皮疹，有红斑、丘疹、水疱、风团、紫癜，由头癣炎症引起的皮肤癣菌疹反应，偶见广泛性皮疹，可见毛囊性、苔藓样或鳞屑性丘疹，好发于手掌和手指侧缘、下肢、胫前、足背、四肢或泛发全身，自觉瘙痒或有触痛，表现形态可模拟一些皮肤病。

3. **全身表现** 可有全身淋巴结肿大、脾大、白细胞增多。

4. **临床分型** 可分为汗疱疹型（手掌、手指侧缘）、丹毒样型（胫前）、湿疹样型、麻疹样型、猩红热样型。

（三）诊断与鉴别诊断

本病典型临床表现有活动病灶，远隔部位的发疹，活动病灶真菌检查阳性，镜下可见圆形和卵圆形两种形态孢子，可互相转化，为同一种真菌的不同形态。病灶外癣菌疹皮损检查阴性，而癣菌素皮肤试验阳性。需与相关模拟疾病鉴别，如湿疹、自体敏感性皮炎、汗疱疹、丹毒等。

（四）治疗

治疗活动性癣病灶及抗过敏治疗，系统使用糖皮质激素和抗真菌药物迅速起效。

（五）预后

控制原发病灶及抗过敏反应后，皮疹很快消退。

（唐　娟）

第四节　皮下组织真菌病

一、孢子丝菌病

孢子丝菌病是由申克孢子丝菌所引起的一种皮肤、皮下组织及其附近淋巴管慢性、化脓性炎症的深部真菌病，表现为沿淋巴走向分布的特征性结节、溃疡，皮下肿胀和慢性淋巴结炎，免疫受损者可出现播散性感染。我国于1916年发现本病，20世纪60年代以后全国各地相继报道大量病例。

（一）病因与发病机制

孢子丝菌为一种土壤、木材及植物上的腐生菌。人与人之间甚少直接传染。患者主要为农民，也可在矿区及造纸厂工人中成批发生。

申克孢子丝菌为双态真菌，在自然界和实验室30 ℃条件下接种于沙氏葡萄糖琼脂培养基，呈白色菌落，并由白色菌落变成褐黑色。在机体组织中和37 ℃条件下，孢子丝菌以酵母菌样细胞而存在，外观呈圆形、球形或雪茄烟状出芽生长，长为2~6 μm。皮肤接种可由穿透性损伤引起。细胞介导性免疫似可防止或限制病变向皮肤外其他部位扩散。反之，在免疫低下的宿主，则累及皮肤和远处多器官，累及肺、骨骼和关节者较为常见。

（二）临床表现

1. 皮肤孢子丝菌病

（1）局限性皮肤型（固定型）：占20%，宿主抵抗力强，损害常固定于原发部位而不沿淋巴管扩散。损害好发于面部、颈部、躯干及眼睑等处（图4-6）。临床表现多样化，可呈结节、溃疡、疣状、痤疮样、浸润斑块、红斑脱屑等。患者可发生一种损害，也可以同时发生两种以上的损害。

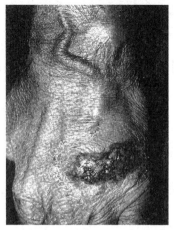

图 4-6 固定型皮肤孢子丝菌病

（2）皮肤淋巴管型：占75%，大多先有外伤史。潜伏期为5天至6个月，平均约3周。单侧上肢（图4-7）或下肢，尤以右手多见。①初疮：初发为圆形、质硬无痛的皮下结节，以后结节隆起，表面淡红到紫红、软化、溃破，表面有稀薄分泌物，溃疡边缘常呈紫黑色，称孢子丝菌病下疳。②继发损害：经1~3周，从初疮部位沿淋巴管向心性出现，数目数个至数十个，排列成串，病变发生于面部者，呈卫星状排列，发生于眼睑或鼻周围者，可成环状排列，日久淋巴管变硬，而附近淋巴结常不肿大。

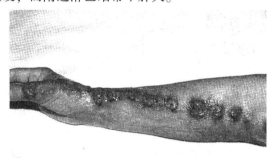

图 4-7 淋巴管型孢子丝菌病

2. **播散型孢子丝菌病** 很少见，初发隐袭，以皮肤淋巴管型开始，菌体随血行播散，侵犯皮肤及口咽、鼻黏膜，全身发生散在皮下结节，损害为成群分布，结节初起时坚硬，日久软化、溃破。

3. **系统型孢子丝菌病** 常见于糖尿病、肉样瘤及长期糖皮质激素使用者及艾滋病患者，最常累及肺、骨、关节、眼、脑膜、肝、脾、肾、甲状腺，睾丸也可受累，预后差。其可分为：①肺孢子丝菌病，吸入孢子所致，有肺门淋巴结肿大、咳嗽、咳痰、咯血、气喘、肺部影像学常见肺上叶空洞。②关节孢子丝菌病，血行播散，见于膝和较大关节，僵硬、疼痛及肿胀。③骨孢子丝菌病，侵犯长骨，局部疼痛和肿胀，影像学见有骨膜反应。

（三）实验室检查

实验室检查主要依据是真菌培养，3~5 天即可长出灰褐色膜状菌落，镜下可找出直径 2 μm 的细长分隔菌丝呈梅花样。病理检查见革兰阳性雪茄烟样或星状体可确定诊断。

（四）诊断与鉴别诊断

皮肤淋巴管型诊断较易。对其他类型要进行真菌培养，阳性者方能确诊。本病需与下列疾病鉴别。

1. **着色真菌病** 本病不同的是结节或斑块表面多呈疣状，周围绕以浸润带，渗出物中可见黑头粉刺样小黑点，从分泌物镜检中可查到棕色成群、厚壁的圆形孢子。

2. **疣状皮肤结核** 结节表面呈疣状或乳头状，表面可有裂隙，从侧方挤压，可有少量脓液从裂隙中渗出。皮疹不沿淋巴管分布，脓液中可查到结核杆菌。

3. **梅毒树胶肿** 少见，初发亦为无痛的坚硬结节，表面暗红，排列不沿淋巴结走行。分泌物呈树胶状。既往有梅毒史者梅毒血清学检查阳性。

（五）治疗

1. **系统治疗**

（1）伊曲康唑：每天 100~200 mg，连服 3 个月以上。

（2）特比萘芬：每天 250~500 mg，连服 3 个月。

（3）氟胞嘧啶：每天 1.5~2 g，分次口服，可与伊曲康唑合用，每天 200 mg，连续 2~3 个月。

（4）两性霉素 B 及两性霉素 B 脂静脉给药对皮肤淋巴管型、肺型及播散型孢子丝菌病均有较好的疗效。

（5）碘化钾：开始剂量为每天 1 g，逐渐加量至每天 3 g，损害消退后继续服 1 个月以防复发，对皮肤淋巴管型有效，较口服抗真菌药物的疗效差。

2. **局部治疗**

（1）2%碘化钾溶液湿敷或 10%碘化钾软膏外用，损害消退后继续使用 1 个月左右，以防复发。

（2）10%聚维酮碘液外敷。

（3）0.25%的两性霉素 B 溶液损害内注射。

（4）局部损害考虑手术切除或采用物理疗法、温热疗法或冷冻治疗。

（六）循证治疗选择

碘化钾、伊曲康唑、特比萘芬、氟康唑、氟胞嘧啶。

（七）预后

固定型或淋巴管型若不治疗很少自愈，但一般不危及生命。若能及时诊断、适当治疗，可在 1~3 个月痊愈。播散型或内脏型如延误诊断，未及时治疗可引起死亡。

二、皮肤着色真菌病

皮肤着色真菌病或着色芽生菌病是由暗色真菌侵犯皮肤深部组织所引起的慢性肉芽肿性疾病，常位于小腿或足部，临床表现为疣状增生性斑块或结节，病程持久迁延。偶尔侵犯脑组织或其他脏器。

（一）病因与发病机制

病因为暗色真菌感染，因菌丝的孢壁上有黑色素而得名。最常见有裴氏着色真菌（图4-8），此外有紧密着色真菌、疣状瓶霉、卡氏枝孢霉。免疫受损者病情发展较快。本病由皮肤接种，自身接种发生，但未发现人与人之间传播。

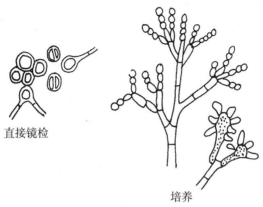

直接镜检

培养

图4-8 裴氏瓶霉

（二）临床表现

1. 皮肤损害

（1）初发损害：在伤口愈合后数月至1年，在原刺伤处出现丘疹，逐渐增大变为结节，后融合成斑块，呈乌褐色，周围绕以紫红色浸润带。表面出现浅溃疡，上有柔软的疣状肉芽及稀薄的脓液渗出，表面附有褐色痂壳。

（2）病情演变：病情发展缓慢，沿初发损害周围不断发生新损害或沿淋巴发生成群的结节溃疡，可波及大部分或整个肢体，有的损害呈环状或马蹄状。延年日久，皮肤深部组织破坏，淋巴回流障碍，形成象皮肿。在足背、踝部、小腿、膝部易受摩擦部位，皮肤呈菜花状增殖（图4-9）。

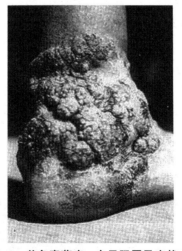

图4-9 着色真菌病：右足踝周见疣状皮损

2. **发病特征**

（1）好发部位：大多数患者有外伤史。本病好发于单侧上肢（手、腕、前臂），下肢（脚跟、膝及足背）等暴露处。

（2）自觉症状与病程：局部有不同程度的痒感。病程常数年或数十年不愈。

（3）播散：个别病例可由血行播散引起皮肤广泛性损害，在头、耳、胸、背等处形成大小不等的结节。严重者侵犯神经系统，引起脑脓肿及脑膜炎。

3. **临床分型** 疣状皮肤结核样型（最多见）、乳头瘤型、斑块型、银屑病样型、树胶肿样型、足菌肿样型、象皮肿样型及瘢痕型。

（三）实验室检查

本病从分泌物中尤其是小黑点处采取标本涂片直接镜检或组织病理检查，可发现暗色分隔厚壁的硬壳小体，有时可见棕色分隔菌丝，真菌培养有致病性暗色真菌生长。

（四）诊断与鉴别诊断

本病根据皮损特点、好发部位、外伤史、直接镜检较易诊断。必要时做真菌培养或组织病理检查发现孢子即可确诊。但需与下列疾病鉴别诊断。

1. **疣状皮肤结核** 呈疣状增生，可化脓但不形成溃疡，皮损表面很少有厚痂，组织病理有典型的结核结节，真菌培养阴性。

2. **肿瘤** 病损呈斑块，疣状增生时易误诊为肿瘤，组织病理及真菌检查可区别。

3. **足菌肿** 是由真菌及放线菌等多种真菌感染引起，表现为慢性局限性皮肤肿胀、骨骼破坏、瘘管及窦道，感染常自手、足及臀部开始，脓液中可查出不同颜色的颗粒，通过真菌学检查可鉴别。

（五）治疗

1. **外科治疗** 小面积损害可电灼或电凝固治疗。大面积损害可手术切除，手术后辅以内服抗真菌药物。

2. **物理治疗** 局部温热疗法。着色霉菌在 39 ℃以上即停止生长，可用电热、蜡疗、红外线或中药坎离砂等方法加热至 43~45 ℃，抑制或杀灭着色霉菌，促进皮损消退。

3. **局部治疗** 局部外用 10%~30% 冰醋酸、3~6 mg/mL 两性霉素 B、二甲基亚砜液或复方酮康唑霜。

4. **系统治疗** ①氟胞嘧啶，50~100 mg/（kg·d），3 次/天，因易耐药，故常与两性霉素 B 或唑类药物合用。②伊曲康唑：每天 100~400 mg，连续 3 个月以上，愈后维持用药 6~12 个月。③氟康唑：每天 200~400 mg，口服或静脉滴注，连续 3 个月，后改口服 150~300 mg，维持用药 6~12 个月。④两性霉素 B，0.5~1 mg/（kg·d），注意不良反应。⑤特比萘芬，500 mg/d，连用 6~12 个月，一些患者有效。⑥口服 10%碘化钾溶液（用法同孢子丝菌病）。

（六）循证治疗选择

伊曲康唑、特比萘芬、氟胞嘧啶、噻苯达唑、两性霉素 B，冷冻外科技术，局部加热，外科切除术。

（七）预后

本病早期治愈率高，预后好。一旦发展至晚期，病损面积较大或泛发者治疗难度较大，疗效差且易复发。若发生癌变亦可转移致死亡。上述治疗方法对有些损害无效，最终需截肢。

三、足菌肿

足菌肿又称马杜拉足，为皮下组织甚至骨骼的慢性化脓性疾病。病因有放线菌属、多种真菌，两类病原各占一半。前者称放线菌性足菌肿，后者称为真菌性足菌肿。感染最常累及足部，偶尔可侵犯手和身体其他部位。

（一）病因与发病机制

1. **多种真菌和细菌** 本病的病原可达 20 种以上的真菌和细菌。

（1）厌氧放线菌：主要为以色列放线菌。

（2）需氧放线菌：主要是诺卡菌。

（3）真菌：约占足菌肿的 50%，致病菌种类繁多，常见的有甄氏外瓶霉、假性阿利什霉，有性期为波氏假性阿利什霉、烟曲霉、黄曲霉、马杜拉菌、灰色马杜拉菌等。

（4）细菌：包括葡萄球菌及链球菌等。

2. **肉芽肿反应** 病原体一旦被接种可诱发亚急性至慢性化脓性炎症应答，多为中性粒细胞增加，伴随肉芽肿性反应，脓肿形成，常引起骨骼和关节病变，并发展成纤维化瘘管，脓液排出各种颗粒，炎症沿筋膜面扩展，导致深部组织和骨骼破坏。

（二）临床表现

潜伏期数周至数年，病程持续数十年。

1. **典型三征** 本病有三个突出的典型特征：①局限性皮肤肿胀、变形。②窦道形成。③颗粒状物通过窦道排出。本病应与着色真菌病、骨与关节结核相鉴别。

2. **皮肤损害** 初为皮下结节，继而与表皮粘连渐向深部侵入，形成暗红色脓肿，破溃流出脓液可找到白色、黄色、黑色、红色的颗粒，附近可相继出现多个类似皮损并形成多个瘘管，直到瘢痕形成。

3. **好发部位** 足菌肿常发生于足背（图 4-10）和趾部；也可发生于手臂、胸部和臀部，可出现严重骨髓炎，发展缓慢，筋膜和骨骼常受累。

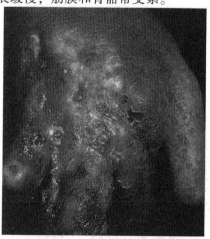

图 4-10 足菌肿：手指骨骼和肌肉破坏性改变

4. **发病特征** 病因不同，但临床表现基本相同。病前有外伤史。皮疹此起彼伏、日久骨质破坏和死骨形成，足肿胀畸形而影响功能。

5. **分类** ①葡萄球菌足菌肿，由细菌引起。②放线菌性足菌肿，由放线菌引起。③真菌足菌肿，由真正真菌引起。

（三）实验室检查

脓液颗粒涂片，因菌种不同而异。真菌培养可鉴别（图4-11）。组织病理检查为化脓性肉芽肿性反应，脓肿中央可见颗粒、异物巨细胞及浆细胞。

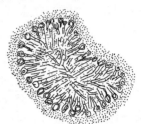

马杜拉足菌种（黑）　　　　　　波氏足菌种（黄白）

白利梯足菌肿（红）

图4-11　足菌肿病原菌的各种颗粒

（四）诊断与鉴别诊断

足菌肿确诊需从组织标本中培养出致病菌，根据临床症状和脓液中有不同颜色颗粒应考虑本病。培养鉴定可明确致病菌，如放线菌性、细菌性、真菌性足菌肿。本病尚需与下列疾病鉴别。

1. **皮肤结核病** 可有结节、溃疡、疣状增生、瘘管、瘢痕及骨质破坏。但脓液中无"颗粒"，真菌直接镜检及培养阴性。

2. **着色真菌病** 可有瘢痕及象皮肿，亦好发于足部，但无瘘管形成，脓液中无"颗粒"，真菌培养菌种不同。

3. **放线菌病** 临床表现为多数窦道、瘢痕，脓液中有硫黄样颗粒，培养为厌氧放线菌。

（五）治疗

1. 系统治疗

（1）葡萄球菌病：根据分离菌种选用敏感的抗菌药物。

（2）放线菌性足菌肿：大剂量青霉素、头孢类抗生素。青霉素600万~2 000万单位，静脉滴注或使用红霉素、四环素、链霉素。

（3）诺卡菌用甲氧苄啶-磺胺甲噁唑、氨苯砜。

（4）真菌性足菌肿：提倡两种或两种以上抗真菌药联用，如伊曲康唑、氟康唑、酮康唑及氟胞嘧啶等药。

2. 外科治疗 数目较少、局限有包膜的损害或侵犯骨质，破坏较大的损害均可采用外科手术切除治疗，大多数真菌性足菌肿最佳方法是手术治疗。外科手术目的是切开排脓，清除坏死组织或截去坏死骨质。同时需系统治疗，严重肢体破坏、影响生命的病例，可考虑截肢术。

（六）循证治疗选择

甲氧苄啶-磺胺甲噁唑、酮康唑、伊曲康唑、伊曲康唑及氟胞嘧啶、两性霉素 B、氟康唑。

（七）预后

足菌肿损害特点是自局部向周围缓慢扩展，少数致病菌种可经血行播散，引起内脏感染，造成肢体残废。本病病程长，治疗易复发。早期足菌肿患者用烧灼法对损害区域进行彻底清除，可以治愈。进展期的患者，特别是真菌性足菌肿，常需要截肢。

（唐　娟）

第五章

皮炎湿疹类皮肤病

第一节　接触性皮炎

接触性皮炎指皮肤黏膜接触外界刺激性或变应原性物质后，主要在接触部位所发生的急性或慢性炎症。去除接触物后损害很快消退，若再接触，皮炎可再发。根据发病机制可分两类，即刺激性和变态反应性。

一、刺激性接触性皮炎

接触物本身对皮肤具有直接的刺激作用，任何人接触后均可发病。虽然物理、生物因素可引起，但大部分为化学物质。刺激性接触性皮炎又分急性刺激性（中毒性）和慢性累积性两种，如肥皂、洗涤剂、去污剂等弱刺激物，需反复长期接触后才发病。强酸、强碱、斑蝥等较强的刺激物与皮肤接触后很快发病，其严重程度与该物质化学性质、浓度及接触时间成正比。

（一）诊断要点

临床特点：皮肤反复接触弱刺激性物质可出现皮肤干燥、红斑、鳞屑或皲裂等损害，也可呈湿疹样改变。好发于外露皮肤，如手背、指间或面部、眼睑等处。接触强烈刺激性物质可出现红肿、大疱、糜烂，甚至坏死、溃疡。皮肤损害的境界清楚，形状与接触物一致；分布不一定对称，一般好发于暴露部位，手最常受累。若接触物为粉尘、气体则皮炎呈弥漫性。患者主观症状为皮肤干燥、痒、烧灼感或疼痛。吸收后可出现不同程度全身症状，如发热、头昏等。若发生继发感染时，局部引流淋巴结可肿大、压痛。

（二）治疗

1. 治疗原则

（1）根本治疗是以正确诊断为依据，应仔细查找病因，避免再接触，才能达到彻底治愈。

（2）避免加重因素：尽可能避免接触刺激物，如酸、碱等化学物质，水、洗涤剂、溶剂、机油及有刺激性外用药等；避免机械摩擦、搔抓等。

（3）清洁、抗炎、止痒，使用保护性、温和的外用药物和润肤剂。

2. 局部治疗

（1）立即去除刺激物是治疗的关键：脱去污染的衣物，创面上采用大量流水作较长时间彻底冲洗，去除或稀释有毒物质，防止继续损伤皮肤或经皮肤吸收中毒。一般冲洗 10 分钟，作用强的化学物质应冲洗 30 分钟或更长时间，随后根据接触物性质采用中和剂，碱性物质采用弱酸性溶液中和，如醋、柠檬汁等；酸性物质损伤用弱碱性溶液中和，如肥皂液、石灰水等。中和时间不宜过长，随后用清水冲去中和剂。如果损伤严重，要按化学烧伤处理。

（2）根据皮损特点和范围选用适当的外用药：红斑、丘疹、丘疱疹无渗液时，选用炉甘石洗剂或糖皮质激素霜外用，每天 2~3 次。有渗液时，先用 3%硼酸溶液或 0.1%依沙吖啶液或 0.02%高锰酸钾溶液或生理盐水冷湿敷，一般每次湿敷 30~60 分钟，每天 2~4 次。间歇期内，渗出不多时可外涂 40%氧化锌油。有大疱应先用无菌注射器抽吸疱液后再行冷湿敷。冷湿敷不仅去除刺激性物质，而且有减轻炎症、止痒、止痛作用。待皮损干燥后改用糖皮质激素霜外用。亚急性期损害采用糖皮质激素霜剂，如 0.1%丁酸氢化可的松霜或 0.1%曲安奈德霜或 0.1%糠酸莫米松霜外用，每天 1~2 次；氧化锌糊剂或 5%糠馏油糊剂外用，每天 2~3 次。对慢性期皮损选用软膏为宜，每天 2~3 次外涂。常用的有 5%硼酸软膏、10%黑豆馏油软膏、0.1%哈西奈德软膏、曲安奈德尿素霜等。

（3）润肤剂：使用含有油脂性基制（如白凡士林）或含天然保湿因子（如尿素、乳酸等）的润肤剂，有助于增加皮肤水合作用和恢复皮肤屏障功能，防治皮肤粗糙、干燥。

3. 全身治疗

（1）一般对症处理：瘙痒患者用抗组胺药，如去氯羟嗪、羟嗪、异丙嗪、酮替芬、赛庚啶等或新一代抗组胺药如氯雷他定或西替利嗪，选其中一种口服。疼痛者可酌情给镇痛或安定药口服。

（2）氢氟酸引起皮肤损害，早期在损害及周围皮内或皮下注射 10%葡萄糖酸钙溶液，每平方厘米 0.5 mL 常有效。有报告用 3%葡萄糖酸钙皮下注射，口服泼尼松或糖皮质激素霜外用获得满意效果。手指、足趾等组织致密部位，因局部注射后张力大引起循环障碍，可造成组织坏死或疼痛，故不宜使用。

（3）解毒及加速毒物排泄：硫代硫酸钠 0.64 g 溶于 10 mL 注射用水中静脉注射，1 次/天。或 5%~10%葡萄糖液 500 mL 加维生素 C 3 g 静脉滴注，1 次/天。另外鼓励患者多饮水或给予适量补液，促使毒物排泄体外。

（4）继发感染时应并用抗生素。

（三）预防

（1）避免接触刺激性物质。如因工作需要，接触刺激物前必须做好个人防护，如穿防护服、戴帽、口罩、手套或外涂有效防护霜或软膏剂。

（2）改善劳动条件，操作自动化。

（3）防护用品经常清洗，妥善保管，与生活衣物分开放置。

（4）接触刺激物后，立刻采用流动性清水充分冲洗。

二、变态反应性接触性皮炎

本病发病机制属于第Ⅳ型迟发性变态反应。所接触的物质本身无刺激性，接触的人群中仅少数具有特应性过敏素质的人才发病；初次接触后不立即发病，需要 4~20 天潜伏期（平均 7~8 天），使机体先致敏，再次接触该变应原后可在 12~72 小时发生皮炎。引起变应性接触性皮炎的物质有动物性，如皮革、羊毛、昆虫分泌物等；植物性，如生漆、荨麻等；化妆品，如香水、香脂、油彩、染发剂等；药物性，如碘酊、磺胺药及抗生素类等；化工原料及产品，如染料、涂料、合成树脂、橡胶添加剂、塑料制品等；重金属盐，如镍盐、铬盐等。

（一）诊断要点

1. 临床特点　轻症时局部呈红斑、丘疹、丘疱疹，严重时出现水疱、大疱、糜烂、渗出、结痂，慢性期则为淡红色或暗红色斑、皮肤增厚呈苔藓样变，有时发生皲裂。皮损境界清楚。以暴露部位多见。污染的手指将变应原带到身体其他部位亦可出现皮疹。接触物为粉尘或机体高度敏感时，皮疹可泛发。自觉症状瘙痒，全身症状不明显，但严重时可伴发热、恶心等。若继发细菌感染可出现脓疱，局部引流淋巴结肿大、压痛。

2. 实验室检查　寻找或验证致敏原，可作斑贴试验，一般在急性炎症消退两周后或慢性炎症静止期进行；选择背部或前臂屈侧无皮疹处；目前较多采用 Finn 斑试小室，将试验物配成合适浓度后置入碟内，放置于受试部位皮肤上，固定，48 小时后取下贴敷试剂，在72 小时或 96 小时观察反应。出现红斑、丘疹或水疱则为阳性。若为阴性结果，必要时 7 天后再观察一次。

（二）治疗

1. 治疗原则

（1）首先应耐心细致询问病史，找出致敏变应原，避免再接触。

（2）采用清水冲洗或冷湿敷方法清除残留致敏物质。

（3）治疗中避免接触一切外来刺激性、易致敏物质，包括外用药。病程中避免搔抓、热水、肥皂烫洗，以免加重病情。

（4）治疗以清洁、抗炎、抗过敏、止痒，预防继发感染为主。

2. 局部治疗　应根据病因及皮损特点选择外用药剂型和药物。常用的有糖皮质激素、氧化锌制剂及湿敷剂等。

（1）急性期（无渗出阶段）：有红斑、丘疹、丘疱疹时，选择炉甘石洗剂外涂，每天3~4 次。为提高止痒效果，可每 100 mL 加薄荷 0.5~2.0 g，或樟脑 2 g，或石炭酸 0.5~1.5 g。也可外用糖皮质激素霜剂，如 1% 氢化可的松霜或 0.1% 丁酸氢化可的松霜、0.1% 曲安奈德霜或 0.1% 糠酸莫米松霜等，每天 1~2 次。

（2）急性期（渗出阶段）：有红肿、丘疱疹、糜烂、渗出、结痂，采用溶液开放性冷湿敷，一般每次 30~60 分钟，每天 3~4 次，常用湿敷液有 1%~3% 硼酸液、0.1% 依沙吖啶溶液、0.02% 高锰酸钾液、1∶20 醋酸铝溶液（Burrow 液）及生理盐水等。在湿敷间歇期内，如渗出不多时，可外涂 40% 氧化锌油。待皮损干燥后改用糖皮质激素霜外用，每天 1~2 次；若伴发感染时，选择 0.05% 盐酸小檗碱溶液或 0.1% 依沙吖啶溶液冷湿敷，干燥后改用糖皮质激素复方制剂如复方硝酸益康唑霜、皮康霜或复方康纳乐霜外用。

（3）亚急性期：采用氧化锌糊剂外用，每天 2~3 次。糖皮质激素霜剂，如 1% 氢化可的松霜或 0.1% 丁酸氢化可的松霜、0.1% 曲安奈德霜或 0.1% 糠酸莫米松霜等，每天 2~3 次外搽。

（4）慢性期：一般选用糖皮质激素软膏或霜外用，每天 2~3 次，软膏能软化痂皮，去除鳞屑，增强药物渗透性而提高疗效。常用有 1% 氢化可的松霜或 0.1% 丁酸氢化可的松霜、0.1% 曲安奈德霜或 0.1% 糠酸莫米松霜等，0.05% 氟轻松霜、0.05% 倍他米松软膏、0.02%；

丙酸氯倍他索霜及 0.05%卤美他松霜。糖皮质激素不宜长期外用，否则产生不良反应，如皮肤萎缩、毛细血管扩张、色素改变、感染及酒糟鼻样皮炎等。为避免发生不良反应，开始用中高效糖皮质激素外用，炎症减轻后改用低效糖皮质激素应用，或改用非糖皮质激素抗炎制剂如 10%黑豆馏油软膏。对面部、皮肤薄嫩部位及小儿，应选择低效制剂如 1%氢化可的松霜或 0.1%丁酸氢化可的松霜或非糖皮质激素类抗炎制剂如 5%糠馏油膏外用。

（5）局部免疫调节剂（topical immunomodulators，TIM）：已证明对变态反应性接触性皮炎激发阶段有效，如 0.1%或 0.03%他克莫司软膏或 1%吡美莫司乳膏，每天 2 次，薄薄一层外搽于皮损局部。注意可能有局部刺激反应，如烧灼感、刺痛或瘙痒等。

3. 全身治疗

（1）抗组胺类药：有氯苯那敏、异丙嗪、去氯羟嗪、羟嗪、赛庚啶、酮替芬等，选择其中一种口服，有较好止痒、抗过敏效果。上述药物还有不同程度的镇静作用。新一代抗组胺药较少镇静作用，如氯雷他定或西替利嗪，成人口服每次 10 mg，每天 1 次，或盐酸非索非那定，成人口服每次 60 mg，每天 2 次。

（2）糖皮质激素：急性严重或泛发性患者，可选用糖皮质激素治疗。成人用泼尼松30～40 mg/d，晨顿服或分次服，或用氢化可的松 150～200 mg 或地塞米松 5～10 mg 加入 5%葡萄糖液 500 mL 中静脉滴注，每天 1 次。炎症控制后，逐渐减量，在 2～3 周内停药。有酒精过敏者忌用氢化可的松针剂。

（3）雷公藤、昆明山海棠：雷公藤有明显抗炎和免疫抑制作用，其抗炎作用强、停药后无反跳现象，但起效较慢，某些情况下能代替糖皮质激素治疗多种变态反应性疾病。常采用雷公藤总甙片，1.0～1.5 mg/（kg·d），分 2～3 次口服或 20 mg 每天 3～4 次。昆明山海棠片，成人每次口服 0.25 g，每天 3 次。常见不良反应是消化道症状，如食欲缺乏、上腹饱胀等。部分出现肝功异常；偶见白细胞下降；部分女性月经紊乱，停药后很快恢复正常；动物实验证明可抑制精原细胞有丝分裂，故儿童慎用，孕妇禁用。

（4）非特异抗过敏治疗：临床上常与抗组胺类药联合应用。10%葡萄糖酸钙 10 mL 静脉注射，成人每天 1 次，注射时要缓慢，勿漏出血管外以免造成局部疼痛或组织坏死。有心脏病或正使用洋地黄类强心剂患者禁用钙剂；或硫代硫酸钠，0.64 g，用注射用水 10 mL 溶解后静脉注射，每天 1 次；或同时用5%～10%葡萄糖液 500 mL 加维生素 C 2.0～3.0 g，静脉滴注，每天 1 次。

（5）抗生素：继发感染者，应使用有效抗生素口服或肌内注射。有条件时，先作细菌培养和药敏试验，再选择敏感的抗生素。

（6）减敏疗法（即免疫疗法）：对不能脱离变应原者，可试用无毒的过敏原如硫酸镍口服，应从小剂量开始，逐渐增大剂量，但临床尚未推广。

（三）预防

（1）避免接触变应原性物质，包括易致敏的外用药。

（2）接触变应原物质后应立即采取有效措施去除之。工作需要接触时，必须做好个人防护工作，如穿防护服、戴口罩、帽子及手套或外涂相应防护霜（膏）等。如国外有报告局部外用 3% Clioquinol 软膏（一种螯合剂）对镍过敏有很好的抑制作用。

（3）与职业有关者，应改善劳动条件，操作自动化，必要时调换工种。

（颜文良）

第二节　湿疹

湿疹是由内外因素引起的一种急性或慢性皮肤炎症，皮损以红斑、丘疹及丘疱疹为主的多形性损害，有渗出倾向，常反复发作多年不愈，瘙痒剧烈。病因比较复杂，常常难以确定，发病机制多与机体免疫反应异常有关。

一、诊断要点

（一）临床特点

皮损可发生于任何部位，往往对称性分布；按皮损特点分急性、亚急性和慢性湿疹。

1. **急性湿疹**　皮损呈多形性，初期为多数针头大小红斑、丘疹、丘疱疹或水疱。由于搔抓或热水烫洗造成点片状糜烂、渗出、结痂，皮疹中心融合，周围有散在性新发疹，致损害境界不清，严重时皮疹泛发全身，瘙痒剧烈。

2. **亚急性湿疹**　可由急性湿疹演变而来，或初发即为此型。皮疹以红斑、斑丘疹或丘疹为主，上有结痂、鳞屑，间有少量丘疱疹、糜烂、渗出。自觉瘙痒。

3. **慢性湿疹**　通常由急性或亚急性湿疹演变而来。红斑、丘疹反复搔抓致皮损增厚呈苔藓样变，表面鳞屑、抓痕、结痂，周围散在少数丘疱疹，若发生在掌跖或关节部位则发生皲裂而疼痛。在一定诱因下可急性发作。自觉瘙痒明显。

4. **特殊湿疹**　常见特殊部位湿疹有以下几种。

（1）外阴及肛门湿疹

1）阴囊湿疹：常表现为慢性损害，阴囊皮肤肥厚，脱屑，皱纹加深似核桃壳外观，触诊感觉发硬，可伴色素沉着或减退；急性发作时，阴囊肿胀、糜烂、渗出、结痂。瘙痒较突出，夜晚难以入睡，常持续多年不愈。阴囊湿疹应与核黄素缺乏性阴囊炎区别，后者病程短，无浸润肥厚，另外伴有舌炎、口角炎，口服核黄素数日至几周内皮损消退。

2）女阴湿疹：发生于大阴唇及周围皮肤，常表现为肥厚、浸润，自觉奇痒难忍，病程慢性经过，有时炎症后色素减退，要与女阴白斑区别。

3）肛门湿疹：发生于肛门口及两侧皮肤接触面，有时皮疹波及阴部。皮疹呈潮红，边界清楚，病程较长则局部皮损增厚，皲裂，又痒又痛。

（2）手部湿疹：手在日常工作中接触外界物质机会很多。通过斑贴试验可以证明大多数手部湿疹系外源性物质引起，实际上为接触性皮炎。汗疱疹型常双手指侧面及掌面首先受累，以后波及手掌，蔓延到手背及手腕，皮疹常对称性分布。以红斑、水疱为主，伴糜烂、渗出、结痂或鳞屑；多见的是慢性角化性手湿疹，皮肤干燥、角化肥厚、皲裂多见。伴不同程度瘙痒。

（3）钱币状湿疹：好发于手、足背及四肢伸侧等部，损害可单发或多发，呈散在性分布，直径约为 1~3 cm 大小，为边界较清楚的密集融合的红斑、丘疹、丘疱疹或水疱及糜烂、渗出、结痂，周围散在丘疱疹呈卫星状分布；慢性者皮肤肥厚，轻度脱屑，瘙痒明显，若有继发感染时，可出现脓疱及局部引流淋巴结炎。

（二）组织病理

急性期改变为伴棘细胞海绵水肿的浅层血管周围炎。慢性期时表皮角化亢进及角化不全，棘层肥厚，表皮突增宽下延；真皮乳头层增厚，乳头内有与表皮垂直走行粗厚红染的胶原，浅层血管周围有淋巴细胞、组织细胞及少许嗜酸性粒细胞浸润。

（三）实验室检查

怀疑有接触过敏因素者，应做斑贴试验确定接触性过敏原。皮内试验或皮肤点刺试验、血清特异性 IgE 抗体检测有助于确定吸入性和食物性过敏原。

二、治疗

（一）治疗原则

（1）详细询问病史，寻找和去除病因，避免接触外界刺激因素，不吃刺激性或易致敏的食物，如辣椒、酒、海鲜、牛奶等。

（2）治疗以抗炎、抗过敏、止痒为主。

（二）局部治疗

1. **急性期（无渗出阶段）**　炉甘石洗剂外用，每天 2～3 次，也可用 1%～3% 硼酸溶液或生理盐水做冷湿敷，待炎症控制后改用糖皮质激素外用，如 0.1% 丁酸氢化可的松霜或 0.1% 曲安奈德霜等。为避免糖皮质激素长期外用而发生的不良反应，近年使用的"软性激素"如 0.1% 糠酸莫米松霜、0.05% 丙酸氟替卡松霜外用，作用强、疗效好，且不良反应小。

2. **急性期（渗出阶段）**　常用的湿敷液有 1%～3% 硼酸溶液、0.05% 盐酸小檗碱溶液、0.1% 依沙吖啶溶液、1∶20 醋酸铝溶液、0.02% 高锰酸钾溶液、生理盐水等。选择其中一种做开放性冷湿敷。湿敷间歇期可用 40% 氧化锌油外涂。

3. **亚急性期**　可选用糊膏或霜剂，如糖皮质激素霜剂，选择其中一种，每天 2～3 次外涂。糊膏剂用氧化锌糊膏或糠馏油糊膏或黑豆馏油糊膏等。青黛散油（青黛 50 g、黄檗 50 g、石膏 100 g、滑石 100 g），研细末加麻油调匀外用，每天 2～3 次，有收敛、止痒作用。

4. **慢性湿疹**　常用霜剂、软膏剂或硬膏剂为主，主要用药有糖皮质激素制剂、氧化锌软膏及焦油类软膏。如 10% 氧化锌软膏、焦油类软膏如 10% 黑豆馏油软膏、煤焦油软膏、糠馏油软膏等，选其中一种外用，每天 2～3 次；糖皮质激素制剂如 0.01% 氟轻松软膏、0.1% 曲安奈德霜、0.1% 糠酸莫米松霜、0.02% 丙酸氯倍他索霜、0.05% 卤美他松霜及 0.05% 双醋二氟松等，选择一种外用，每天 2～3 次。皮损肥厚时用曲安奈德尿素软膏外用，尿素增加激素渗透性而提高疗效。此外，将糖皮质激素溶入具有高渗透力的溶媒如二甲基亚砜（DMSO）也可提高疗效。外用糖皮质激素软膏（霜）并加油纸或塑料薄膜封包，能成倍提高糖皮质激素渗入皮内而增强疗效。对于手部慢性湿疹，可先用温水浸泡后搽药或涂药后加封包均可提高疗效。但在炎热多汗的气候及多毛的部位不宜封包，否则易产生不良反应，如感染。每天封包时间不宜超过 8～10 小时。还可用含糖皮质激素的曲安奈德新霉素贴剂贴于小片肥厚皮损处。

5. **抗生素药物外用**　适用于湿疹伴感染继发细菌或浅部真菌感染时，2% 莫匹罗星软膏、红霉素软膏等外用，每天 2 次。或选用含抗细菌、真菌及糖皮质激素混合霜（软膏）剂外用，如派瑞松、皮康霜、复方康纳乐霜、复方适确得霜剂，必要时选择有效抗生素口服或注射。

6. **非糖皮质激素类外用药**　此类药具有不同程度的抗炎、止痒作用，如 5% 多塞平乳膏、5%~10%色甘酸钠霜、5%氟芬那酸丁酯、5%乙氧苯柳胺软膏、丁香罗勒乳膏等，可酌情选用，但需注意此类药的不良反应发生。

7. 局部免疫调节剂 适用于严重反复的病例且对常规治疗反应差或不耐受者，如0.1%或0.03%他克莫司软膏或1%吡美莫司乳膏，每天2次，薄薄一层外搽于皮损局部。注意初始几天可能有局部刺激反应，如烧灼感、刺痛或瘙痒等。

8. 糖皮质激素皮损内注射 对慢性局限肥厚性小片损害及钱币状湿疹，可采用醋酸泼尼松龙或曲安奈德注射液或倍他米松注射液（含二丙酸倍他米松5 mg，倍他米松磷酸钠2 mg）加1%~2%普鲁卡因或1%利多卡因适量做损害处皮损内或真皮浅层分点注射，每次用量应根据损害大小决定，每2~4周1次，共3~4次，本法不宜长期使用，以免发生皮肤萎缩等不良反应。

（三）全身治疗

1. 抗组胺类药 常用有两类：其一是具镇静作用的抗组胺 H_1 受体药，如氯苯那敏、去氯羟嗪、曲吡那敏、羟嗪、酮替芬、赛庚啶等；其二为非镇静作用的新一代抗组胺 H_1 受体药，如阿司咪唑、盐酸非索非那定、西替利嗪、氯雷他定、咪唑斯汀，选择其中1~2种口服。治疗湿疹，具镇静作用的抗组胺类药优于后者，若患者不能耐受嗜睡、口干等不良反应时，可选非镇静作用的抗组胺类药。在治疗慢性湿疹的过程中，因长期服药，可出现对一种药产生耐受，此时应更换另一种。

2. 多塞平 具有强的拮抗 H_1 和 H_2 组胺受体作用，并有较强的镇静嗜睡作用，常用25 mg口服，每天3次或每晚睡前25~50 mg口服。注意患青光眼、前列腺肥大及心脏病者慎用。

3. 非特异抗过敏治疗 10%葡萄糖酸钙10 mL，缓慢静脉注射，每天1次，或硫代硫酸钠0.64 g溶解在10 mL注射用水中，静脉注射，每天1次。有心功能不全者或使用洋地黄类药物时禁用钙剂。复方甘草酸二铵注射液（商品名甘利欣）150 mg加入5%葡萄糖液中静滴或复方甘草酸苷注射液（商品名美能）40~60 mL静脉注射或静脉滴注，每天1次，5~10次为一疗程。

4. 抗生素 湿疹急性期或继发感染时，应在抗过敏同时加用抗生素药物，必要时做细菌培养及药敏试验，然后选择敏感抗生素。

5. 普鲁卡因静脉封闭疗法 普鲁卡因150 mg加入5%葡萄糖液500 mL中静脉滴注，每天1次，每3天增加普鲁卡因150 mg，直至450~600 mg/d为止，10次为一疗程，或1%利多卡因5~10 mL加入5%葡萄糖液500 mL中静脉滴注，每天1次。有明显止痒和缓解病情作用。治疗前普鲁卡因须做皮试。一般无明显不良反应。

6. 糖皮质激素 无论口服还是静脉给药，都能很快控制症状，但停药后易复发，年老者停药后有发生红皮病危险。另外湿疹是一慢性反复发作性疾病，长期使用可引起许多不良反应，因此尽可能不用。只有急性严重、泛发性湿疹或湿疹性红皮病患者，采用其他治疗无效，又无高血压、糖尿病、溃疡病等应用糖皮质激素的禁忌证时方可使用，成人可用泼尼松30~40 mg/d，晨顿服或分次服，待病情缓解后逐渐减量至完全停药。近年也常用倍他米松注射液（商品名得宝松）肌内注射治疗严重而顽固性湿疹，每次1 mL，每2~3周1次。注意应用糖皮质激素制剂不应减药或停药过快以免出现反跳现象。

7. **雷公藤**　雷公藤总甙片 1.0~1.5 mg/（kg·d）或 60~80 mg/d，分 2~3 次口服。

8. **免疫抑制剂**　适用于严重而其他治疗无效的病例。环孢素 3~4 mg/（kg·d），分 2~3 次口服，或硫唑嘌呤 0.2 mg/（kg·d），分 2 次口服，注意用药期间随访监测药物不良反应。

（四）物理疗法

对顽固慢性湿疹，尤其手部及外阴部慢性肥厚性损害，用其他方法治疗无效时，可采用浅层 X 线放射治疗或用境界线治疗。对小片肥厚皮损，可用同位素 ^{90}Sr 治疗。对泛发性湿疹亚急性及慢性期患者，也可采用光疗法 UVA+UVB 治疗或 PUVA 治疗取得一定效果。近年新的光疗法如长波紫外线 1（UVA1，波长 340~400 nm）、窄波 UVB（NB-UVB，波长 311 nm）比传统光疗法疗效更好，且更安全。

三、预防

（1）去除病因及促发因素是预防本病的关键，病因复杂，又因人而异，故对患者的生活习惯、工作环境、饮食、个人嗜好等做全面详细了解。

（2）系统检查，清除病灶，治疗全身性疾患。

（3）避免各种外界不良刺激，如热水、肥皂烫洗、搔抓，刺激性外用药物及内衣避免穿化纤毛皮制品等。

（4）避免吃易致敏及刺激性食物，如海鲜和辛辣等食物。

（5）保持皮肤清洁，防止皮肤感染。

（6）避免过度劳累，保持情绪稳定。

（颜文良）

第三节　特应性皮炎

特应性皮炎又称遗传过敏性皮炎、异位性皮炎。患者具有易过敏体质，本人或家族中常有哮喘、过敏性鼻炎、荨麻疹等病史，表现为一种剧烈瘙痒的特殊型的湿疹皮炎。

一、诊断要点

（一）临床特点

本病症状在不同年龄阶段具有不同特点：一般分为婴儿期、儿童期、青少年及成人期三型。多数患者随年龄增长，趋于缓解，但也有反复发作持续到成年以后。

1. **婴儿期**　亦称婴儿湿疹，多在生后 1~6 个月左右发病，皮疹好发于颜面及头皮，其次为躯干或四肢。表现为红斑、丘疹、丘疱疹、渗出、结痂，也可为淡红斑、丘疹、干燥及轻度脱屑；常为缓解与发作交替出现。大部分患者至 2 岁时皮疹渐消退而愈。

2. **儿童期**　常由婴儿期演变而来，少数也可不经过婴儿期，到儿童期才发病。皮损主要累及肘窝、腘窝、手腕屈面。湿疹型皮疹可表现为红斑、丘疱疹、糜烂、渗出及结痂，但常表现为局部皮肤增厚、色素沉着等慢性期损害。痒疹型好发于四肢伸面，表现为散在暗红色或肤色丘疹或结节，浅表淋巴结肿大。

3. 青少年及成人期 少见。皮疹基本上类似于儿童期改变，但皮损浸润肥厚呈苔藓样变，有时泛发全身，有时仅有手部湿疹或钱币状湿疹损害。可有白色划痕征呈阳性反应及乙酰胆碱皮内注射呈迟缓苍白现象。

此外，患者可伴发幼年白内障、鱼鳞病、眶周黑晕、干皮症、掌纹症、毛周隆起，易伴发病毒、细菌及真菌感染等。

（二）实验室检查

血液嗜酸性粒细胞增加，变应原皮内试验或皮肤点刺试验可呈阳性反应，血清中总 IgE 增高和特异性 IgE 增高，抑制性 T 淋巴细胞减少。

二、治疗

（一）治疗原则

（1）尽量寻找和避免可能诱发加重的刺激因素和致敏原。

（2）治疗以抗炎、抗过敏、止痒为原则。

（二）局部治疗

根据皮炎分期，遵循外用药的基本原则选择适当的外用药剂型及药物外用，与湿疹治疗基本相同。

1. 急性期皮炎 若有渗出，可选用 2%~3% 硼酸溶液或复方醋酸铝溶液作湿敷；有感染者用 0.05% 盐酸小檗碱溶液或 0.02% 高锰酸钾溶液或 0.1% 依沙吖啶溶液连续开放冷湿敷。无渗出时，可外用炉甘石洗剂或单纯扑粉。

2. 亚急性期皮炎 可外用糊膏或乳剂。如氧化锌糊膏、糠馏油糊膏、黑豆馏油糊膏和糖皮质激素霜剂等。

3. 慢性期皮炎 可应用糖皮质激素霜剂或软膏、氧化锌软膏及焦油类软膏制剂，配合使用疗效更好。糖皮质激素制剂如 0.1% 丁酸氢化可的松软膏、0.1% 曲安奈德霜、曲安奈德-尿素软膏、0.02% 丙酸氯倍他索霜及 0.05% 卤美他松霜等，选择一种外用，2~3 次/天。为避免糖皮质激素长期外用而发生的不良反应，"软性激素"如 0.1% 糠酸莫米松霜、0.05% 丙酸氟替卡松霜每天 1 次外用，其作用强、疗效好，而且不良反应小。10% 氧化锌软膏、焦油类软膏如 10% 黑豆馏油软膏、煤焦油软膏、糠馏油软膏等，选其中一种外用，每天 2~3 次。

4. 促水合作用药物 使用含有油脂性基制（如白凡士林）或含天然保湿因子（如尿素、乳酸、肝素等）的润肤剂/保湿剂，有助于增加皮肤水合作用和恢复皮肤屏障功能，纠正皮肤干燥，缓解皮肤瘙痒。用药前用温水浸泡 15~20 分钟后或淋浴后擦用效果更好。

5. 局部免疫调节剂 是近年新开发出来的一类很有发展前景的、用于治疗特应性皮炎等炎症性皮肤病的非糖皮质激素外用药物。目前已在国内外上市，用于临床的主要是 0.1% 或 0.03% 他克莫司软膏、1% 吡美莫司乳膏，均属于大环内酯类局部免疫调节剂。它们的作用机制与环孢素类似，通过对钙调素磷酸酯酶抑制作用，抑制 T 细胞活化、增殖及炎症性细胞因子合成分泌等，而具有局部免疫调节、抗炎及止痒作用。使用方法：每天 2 次，薄薄一层外搽于皮损局部。可连续应用 3~4 周，或间断外用。用药部位不受限制。此类药起效迅速，临床疗效肯定，最大优势是长期应用无糖皮质激素局部不良反应，如皮肤萎缩，毛细血管扩张等。临床应用主要不良反应为局部刺激反应，如烧灼感、刺痛或瘙痒加重等，不能耐受者暂停用药或对症处理，可很快缓解。禁用于并发皮肤感染部位。注意长期应用发生皮肤感染（包括细菌、病毒、真菌）和淋巴瘤危险性增加的情况。

6. 辣椒辣素　是从红辣椒中提取出来的一种天然生物碱，通过耗尽外周神经末梢的物质发挥止痒作用。

（三）全身治疗

1. 抗组胺类药物　具有镇静、止痒和抗炎作用，是常用的一类制剂。可选用一种或联合两种使用，需长期治疗者，可定期更换抗组胺制剂的种类。常用的具有镇静作用的有氯苯那敏、赛庚啶、羟嗪、酮替芬、苯海拉明等；无镇静作用的有盐酸非索非那定、阿司咪唑、西替利嗪、氯雷他定、咪唑斯汀等。其中伴哮喘的特应性皮炎患者，应首选酮替芬，有明显止痒、减轻哮喘、改善皮损作用。酮替芬、羟嗪、桂利嗪、赛庚啶、咪唑斯汀、西替利嗪等除抗组胺外，尚有抗5-羟色胺、白三烯和抑制嗜酸性粒细胞趋化等作用，可能对止痒与减轻炎症更有效。

苯唑咪嗪（oxatomide）为一种多功能抗变态反应药，可抑制组胺与白三烯的释放，用于治疗特应性皮炎有较好疗效。成人 60～90 mg/d，分 2～3 次口服；儿童可采用糖浆口服，剂量为 1 mg/（kg·d），分 2～3 次口服。不良反应有头晕、困倦，偶见肝脏损害，停药后很快消失。

2. 抗生素　细菌感染可激发特应性皮炎或加剧病情；当糜烂、渗出面积大或有继发感染时应选择有效抗生素口服或注射，以改善临床症状，如红霉素 250～500 mg，每天 3～4 次口服，儿童剂量 50 mg/（kg·d）或克拉霉素 250 mg，每天 2 次口服，儿童剂量 7.5 mg/（kg·d）。

3. 免疫调节剂　具有不同程度缓解病情的作用，也能使免疫功能异常恢复正常。

（1）雷公藤：雷公藤总甙片每次 20 mg，每天 3 次。本药不应用于儿童及孕妇。

（2）胸腺激素制剂：胸腺素及胸腺因子 D 对儿童患者有较好疗效，5～15 mg 隔天一次肌内注射。临床有人采用胸腺喷丁及胸腺刺激素皮下注射取得良好效果，亦有人采用胸腺素肺俞穴注射取得疗效。

（3）转移因子：剂量为 2 mL 上臂三角肌处皮下注射，每周 1 次，6～10 次为一疗程。

（4）干扰素：采用基因工程干扰素-γ 100 万 U 皮下注射或肌内注射，隔天 1 次，持续4～8 周或更长时间，有助于临床症状的改善。

（5）卡介苗多糖核酸注射剂：治疗特应性皮炎剂量每次 1 支（0.35 mg），隔天肌内注射 1 次，连续 3 个月。

（6）大剂量静脉注射免疫球蛋白（HDIVIG）：对高 IgE 患者、难治性特应性皮炎有效，剂量 0.4 g/（kg·d），连续注射 5 天。治疗费用高。

4. 免疫抑制剂　对顽固难治的特应性皮炎采用其他方法无效或长期使用糖皮质激素减量又复发的成年患者可试用。一般使用硫唑嘌呤 50～100 mg/d，或环磷酰胺 100 mg/d。近年来有人建议使用环孢素 A 3～5 mg/（kg·d），临床观察报告，疗程 7～16 周，可获得明显临床改善。或吗替麦考酚酯 1 g，每天 2 次口服。该类药物的效果比较慢，不良反应也比较大，一般采用小剂量、长疗程。在治疗过程中应随时观察可能发生的各种不良反应，定期查血、尿常规和肝、肾功能。

5. **糖皮质激素**　一般不宜应用，但对严重的特应性皮炎患者，用其他治疗不能控制时，可考虑短期使用之。一般成年人用泼尼松 30~50 mg/d 口服或相当剂量其他糖皮质激素口服或静滴，皮疹控制后逐渐减量至完全停药。

6. **抗纤维蛋白酶制剂**　6-氨基己酸成人 8~16 g/d，分 3~4 次服，10 岁以下儿童 100 mg/kg，每天 3~4 次；或氨甲苯酸 0.25~0.5 g，每天 3 次，有一定抗炎效果。

7. **色甘酸钠和曲尼司特**　具有阻断抗原-抗体结合，稳定肥大细胞膜，防止肥大细胞脱颗粒及炎症介质释放的作用。对部分病例有相当疗效。剂量为每次 100 mg，每天 3~4 次。因口服吸收差，现多用吸入给药或外用，曲尼司特口服易吸收，剂量为 100 mg，每天 3 次。

8. **派甲酯**　系中枢兴奋药，对抗抑郁症。可每天使用 10 mg 以后逐渐增至 15 mg，每天 3 次。如剂量合适，对止痒、减轻皮损有较满意效果。有青光眼、激动性忧郁或过度兴奋者禁用；癫痫及高血压患者慎用。

9. **磷酸二酯酶抑制剂**　有人证实特应性皮炎患者 cAMP 磷酸二酯酶的活性增高，从而导致 IgE 生成增加和促进组胺的释放。因而提出用罂粟碱口服，剂量为每次 100 mg，每天 4~6 次；此药对磷酸二酯酶具有抑制作用，其止痒效果也较好。

10. **抗真菌剂**　有人报告对皮损主要局限于面颈及肩部的异位性皮炎患者，可能为对糠秕孢子菌属的过敏反应所致，服用酮康唑或伊曲康唑 200 mg/d 治疗有效。

11. **抗白三烯制剂**　白三烯（LTs）是特应性皮炎中重要炎症介质，体内外研究结果显示特应性皮炎患者皮损和血中白三烯水平明显增高。抗白三烯药物用于哮喘、特应性皮炎，部分患者获得临床症状改善。临床目前有两类：一类为白三烯受体拮抗剂如孟鲁司特，5 mg 或 10 mg，每天 1 次或扎鲁司特 20 mg，每天 2 次，口服；一类为 5-脂氧合酶抑制剂，作用于白三烯合成途径的早期阶段，可抑制所有白三烯的合成，如齐留通 600 mg，每天 4 次，连续 6 周。抗组胺药咪唑斯汀亦有抗 5-脂氧合酶作用，10 mg，每天 1 次口服，长期应用较为经济安全。

12. **变应原免疫（减敏）疗法**　有不少作者指出，尘螨是特应性皮炎的重要因素。可采用纳他霉素对居室进行消毒，连续使用 6 个月。同时，患者如对尘螨过敏，可采用尘螨浸液减敏治疗。治疗前先行皮试，阳性者以 1∶10 万至 1∶1 000 万 0.2 mL 开始，皮下注射，每次递增 0.2 mL，每周 1 次，15 次为一疗程，最大剂量不超过 1∶5 000，1 mL。一般需治疗 3~6 个月以上。治疗过程中如出现激惹现象，不应再增加剂量或暂停。每次注射后应观察半小时，若发生过敏性休克便于立即抢救。有心、肝、肾功能不全者禁用。变应原免疫疗法对单纯特应性皮炎患者通常无效；对特应性皮炎并发呼吸道过敏症状者可能部分有效。

（四）物理疗法

光疗法采用长波紫外线（UVA）、中波紫外线（UVB）、UVA + UVB、光化学疗法（PUVA），均可有效治疗特应性皮炎。据文献报告长波紫外线与中波紫外线比较，长波紫外线对特应性皮炎的治疗较有效和较少刺激。

1. **光化学疗法（PUVA）**　有报告 PUVA 对治疗特应性皮炎有效。方法：照射长波紫外线（UVA）前，患者全身外用 0.3% 的 8-甲氧沙林霜，UVA 起始量为最小光毒剂量的一半，以后逐渐增加剂量到有明显临床改善为止，每天治疗 1 次。亦有人主张对顽固难治的特应性皮炎，于照射 UVA 前 2 小时口服 8-甲氧沙林 0.6 mg/kg，根据患者皮肤对紫外线的耐受性和照射反应来决定照射剂量，一般从 0.5 J/cm² 逐渐增加到 2.0 J/cm²，待皮损消退后改为维持量，约经 10~25 周治疗后，病情缓解。

2. 长波紫外线 1（UVA1）和窄波紫外线（NB-UVB） 20 世纪 90 年代发展起来的长波紫外线 1（UVA1，波长 340~400 nm）和窄谱 UVB（NB-UVB，波长 311 nm）是用于皮科临床的新光疗法，与传统的光疗法相比，UVA1 具有穿透性强、且无补骨脂素相关的不良反应和光毒反应；NB-UVB 是 UVB 最有效的成分，能够提高疗效，且降低红斑反应。适用于中、重度特应性皮炎。推荐用法：中剂量 UVA1 50 J/cm²（40 ~ 60 J/cm²）或大剂量 130 J/cm²（80~130 J/cm²），通常每周连续照射 5 天，连续 2~6 周（或间隔照射，2~3 次/周），总照射次数 10~30 次，国外临床经验显示，多数患者经 10 次照射即可达到满意的疗效。症状控制后可采用小剂量 UVA1（20 ~ 30 J/cm²）或窄谱 UVB 照射维持疗效，NBUVB 每周连续照射 5 天，3 周即可有明显效果。Der-Petrossian 等用实验证实，NB-UVB 与 8-MOP 洗浴法 PUVA 治疗特应性皮炎同样有效。注意，所有患者光疗前宜预先在非暴露部位测定最小红斑量（MED），如 MED 低于所推荐照射剂量者，一般先以 1ED 照射（或 70%MED 照射），以后逐渐增加照射剂量直至达到预定值。禁忌：年龄 18 岁以下，对 UVA 和（或）UVB 高度敏感者，正在服用光敏剂者，自身免疫性疾病或存在免疫功能障碍者（如 HIV 感染、恶性肿瘤），孕期或哺乳期妇女及并发严重心血管疾病患者等。

三、预防

由于本病病因复杂，寻找病因比较困难，因此主要是减少本病的多种激发因素，使症状减轻或缓解。

（1）寻找和避免可能的外界刺激因素，避免搔抓和摩擦。婴幼儿没有自控能力，应注意将患儿双手固定或戴上手套。婴幼儿衣、被要清洁、柔软、宽大，不要过暖，以免加重痒感；内衣不用毛丝织品；洗涤时尽量把肥皂冲净；尿布不宜用塑料化纤制品。避免使用热水肥皂洗烫。室温、湿度适宜，不要过热。

（2）寻找和避免可能的致敏源，最主要的空气变应原有屋尘、屋尘螨、花粉、动物毛（猫狗）、霉菌。常见的食物变应原有牛奶、花生、大豆、坚果、鱼、虾、小麦。

（3）注意饮食及消化功能情况，必要时采用低变应原饮食（主要推荐在出生后前几个月）。或者对牛奶过敏者，牛奶煮沸时间要延长，以减少其抗原性。如母乳过敏，劝告母亲暂勿吃鱼、虾等抗原性强的食物。成人患者应不饮酒或食用其他刺激性食物，对可能诱发本病的食物如鱼、虾、蟹、蛋和牛奶等进食时应观察与病情的关系，如进食后加剧病情者，应忌食。

（4）保持精神愉快，不宜过度劳累，避免紧张、情绪激动等使皮损加重。

（5）有活动性皮损时，不宜种痘或注射预防针，并避免接触种痘者或单纯疱疹患者，以免引起牛痘样或疱疹性湿疹。

（颜文良）

第四节 脂溢性皮炎

脂溢性皮炎是慢性、表浅性、炎症性皮肤病。本病是在皮脂溢出的基础上发生，可能与皮肤表面和毛囊部卵圆形糠秕孢子菌大量生长有关。同时还和精神因素、饮食习惯、维生素B族缺乏、嗜酒等有关。

一、诊断要点

（一）临床特点

皮损为淡红色斑、丘疹或覆以糠秕状鳞屑或油腻性痂屑。边缘清楚，脱屑显著，常伴有不同程度瘙痒或脱发。多好发于皮脂腺分泌较多的部位，如头皮、面部、前胸、肩胛间、眉部、鼻唇沟、耳后等。重者可侵犯腋窝、乳房下、脐、外阴及肛门处等。

婴儿脂溢性皮炎：皮损多为渗出的红色斑片，常有油腻黄色痂。多发生在头皮、额部、双颊、眉间等部位。如婴儿发生顽固性而又严重的脂溢性皮炎，应考虑有落屑性红皮病的可能（先天性 C_5 缺陷）。

（二）组织病理

脂溢性皮炎与湿疹大致相同。特征性的改变是毛囊漏斗部灶性海绵水肿，毛囊口"唇缘"即毛囊开口及两侧表皮有角化不全，其中有均匀一红染的浆液及嗜中性粒细胞。本病表皮棘细胞间有海绵水肿。但一般不发展成表皮内水疱。

二、治疗

（一）治疗原则

生活应规律，限制多糖多脂饮食。忌刺激性食物，避免搔抓。轻者以外用药物为主。

（二）局部治疗

原则是减少皮脂、杀菌、消炎、止痒去头屑、控制脱发。头皮部用溶液剂、酊剂等，面部、耳后、眉等部用霜剂、乳膏等。

1. 抗真菌类药物 目前认为脂溢性皮炎可能与卵圆形糠秕孢子菌增多有关，使用抗真菌药治疗有效。常采用咪唑类药物。

（1）含抗真菌类药的香波：1%联苯苄唑香波或2%酮康唑香波，用于治疗头皮脂溢性皮炎，每周2次。用法：先将头发浸湿后，用该药揉搓数分钟，再用毛巾包头部，使药液在头部停留3~5分钟后，再用清水冲洗。疗程3~4周。如未彻底治愈，可经常用此药洗发，可以控制病情。

（2）1%联苯苄唑溶液剂：每天1次涂头皮部。

（3）复方硝酸益康唑霜：用于躯干、眉部、耳后等无长毛处，每天1次。因该药含糖皮质激素，故不宜外用过长时间，一般不超过2周。

（4）2%酮康唑霜或2%~3%克霉唑霜用于面部等无长毛皮肤，每天1次，如有刺激可降低浓度。

2. 硫黄类药物 这类药物去脂、抑制皮脂腺分泌，收敛及局部止痒，抑菌作用。如复方硫黄洗剂，每天 1 次，涂擦或 3%硫黄霜，每天 1 次，涂搽，用于面部等。

3. 糖皮质激素制剂

（1）0.1%曲安奈德二甲砜溶液或哈西奈德，每天 1 次，外涂，用于头皮脂溢性皮炎较重者。

（2）0.1%戊酸倍他米松洗剂。每天 1 次，外涂，用于头皮脂溢性皮炎。

（3）复方康纳乐霜、0.1%曲安奈德氯霉素霜、1%氢化可的松霜，每天 2 次外涂。需要注意的是以上糖皮质激素不能长期使用，以免引起皮肤萎缩、毛细血管扩张、酒渣鼻样改变或引起激素依赖性皮炎等不良反应。

4. 其他　2.5%硫化硒洗剂，每周 2 次，2~4 周为一疗程，每次先用肥皂水将油污的毛发洗净，冲洗后，在毛发湿润的状态下涂此药，轻揉出泡沫，停留 3 分钟，然后用温水洗净。应注意勿将药物入眼、口。

（三）全身治疗

1. 抗组胺药物　如瘙痒较重可给此类药物。常用：盐酸非索非那定 60 mg，每天 2 次，口服；西替利嗪 10 mg，每天 1 次，口服；氯雷他定 10 mg，每天 1 次，口服。必要时可给赛庚啶 2 mg，每天 2~3 次，口服。

2. 维生素类药物　复合维生素 B，2 片；或维生素 B_2，10~20 mg；维生素 B_6，20~30 mg，每天 2~3 次，口服。

3. 糖皮质激素　在炎症明显或范围较大时，可给口服泼尼松，每天 20~40 mg，每天早晨顿服。同时服四环素 0.5 g，每天 3~4 次。或米诺环素 50 mg，每天 2 次。可减轻炎症，抑制皮脂腺分泌。根据病情一般不超过 2 周，不宜用过久，以避免不良反应发生。

4. 抗生素　渗出明显，有感染时应用，可口服米诺环素、四环素、红霉素或头孢类抗生素。

5. 物理疗法　有报告窄谱中波紫外线（311 nm）照射治疗严重脂溢性皮炎，每周 2~3 次，最大疗程 8 周，疗效显著。

（颜文良）

—— 第六章 ——

丘疹鳞屑性皮肤病

第一节　银屑病

银屑病是一种常见的慢性复发性的红斑鳞屑性皮肤病，特征性的皮损为红色丘疹或斑块，上附多层银白色鳞屑；非寻常性银屑病的病变有很大的变异，表现为脓疱、红皮病或侵犯关节。

寻常性银屑病在自然人群的患病率为 0.1%~3%。1984 年我国全国性抽样调查估计发病率为 0.123%，北方的患病率高于南方，城市高于农村。

近年的研究显示，T 淋巴细胞驱动的免疫过程是银屑病发生和发展的关键。其他重要的因素包括遗传因素、环境因素和炎症过程中角质形成细胞产生的介质。

一、病因与发病机制

多基因遗传、多环境因素刺激诱导的免疫异常性慢性炎症性系统性疾病。

近来的研究显示，T 淋巴细胞驱动的免疫过程是银屑病发生和发展的关键。其他重要的因素包括遗传因素、环境因素和炎症过程中角质形成细胞产生的介质。

银屑病最明显的异常是角质细胞的细胞动力学改变，细胞循环从 311 小时缩短至 36 小时，导致了表皮细胞产量为正常的 28 倍。银屑病的皮损持续存在的情况现认为是一种进行性的自身反应性免疫应答。

1. **免疫因素**　目前有证据提示，T 细胞介导的免疫反应是银屑病发病机制的核心。淋巴细胞细胞因子富含 IL-2、IFN-γ，而缺乏 IL-4、IL-10 和 TNF-α，表明主要是 Th1 细胞介导的炎症反应。IFN-γ 是斑块形成的关键。

2. **遗传因素**　一级亲属的发病率为 7.8%~17.6%。单卵双胞胎均发病的概率为 64%~70%。银屑病分为两型。①Ⅰ型，多见于年轻人，有家族遗传倾向，并与人类白细胞抗原相关，包括 *Cw6*、*HLA-B13*、*HLA-B17* 和 *HLA-DR7*，*Cw6* 最强。银屑病家族易感性基因已被定位在染色体 *6p* 上的 *MHC* 及 *17q* 和 *4q* 位点。②Ⅱ型，见于年龄较大者，无家族遗传倾向，在脓疱性银屑病、银屑病伴周边性关节炎患者中，*HLA-B27* 阳性率较高。

3. **感染**　上呼吸道感染常可诱发银屑病，而化脓性链球菌感染可诱发急性点滴银屑病。微生物产物通过活化补体替代途径，作用于炎症细胞，促进抗原诱导的 Th1 细胞增殖，此外，近年认为细菌分泌产物可能是致病的超抗原。

4. **精神因素**　应激可使 30%~40% 患者病情加重。

5. **药物**　糖皮质激素在长期应用后停药时常引起银屑病的严重发作，锂可诱发银屑病，抗疟药可加重银屑病。

6. **内分泌因素**　国内报道内分泌因素影响约占 6.2%，以性激素的影响为多。妊娠时性激素变化很大，妊娠时多数患者皮疹改善，甚至皮损暂时消失，而分娩后有加重的趋势。因为妊娠期伴有体内皮质激素水平的提高，有利于病情缓解；银屑病受月经影响的比较少，有的患者会在经期前后皮损加重，可能与月经前后体内雌孕激素水平低下有关。

7. **外伤/微循环障碍**　外伤也是重要的激发因素，通过对表皮细胞的损伤，激发了神经免疫机制的反应，严重的外伤或手术创伤后发生全身性的银屑病也有报道。银屑病有微循环障碍，其皮损中毛细血管扩张、增生、扭曲，平时点状的红色袢顶变成了线团状。甲皱处也可见管袢扩张、弯曲畸形、袢顶淤血、血流缓慢、渗出明显，提示银屑病皮损中有明显的微循环障碍。在银屑病消退后再继续观察，发现皮损消退后，局部毛细血管并不同时恢复正常。

二、临床表现

银屑病发病年龄最小者为 6 天，最大者为 91 岁，以 15~45 岁多见。女性发病年龄较男性早。从发病年龄上，可分为 I 型银屑病，见于十几岁的青少年和成人早期；II 型银屑病，见于 51~60 岁的中年人，此时病情较轻。根据临床表现分为寻常性银屑病和非寻常性银屑病，后者包括关节病性银屑病、脓疱性银屑病和红皮病性银屑病。绝大多数为寻常性银屑病，约占 95% 以上。

1. **寻常性银屑病**　寻常性银屑病的临床特征：①皮损特点，红色丘疹，多层银白色鳞屑，薄膜现象，点状出血（Auspitz 征）。②皮损分类，点滴银屑病、钱币状银屑病、斑块状银屑病、地图状银屑病。③病情分期，进行期（同形反应，即 Koebner 现象）、静止期及消退期。④特殊表现，脂溢性皮炎样银屑病、湿疹样银屑病、尿布银屑病、光敏性银屑病、蛎壳状银屑病、疣状银屑病、屈侧银屑病、带状银屑病。

（1）分布：皮损可累及所有体表的皮肤黏膜，但好发于头皮和四肢关节伸侧等摩擦部位，分布对称。

（2）皮损：躯干四肢的皮损初起为红色丘疹，可出现多层银白色疏松的鳞屑，呈云母状；刮除鳞屑后，可见红色光亮的薄膜，再刮擦表面可出现点状出血现象，称为 Auspitz 征。因丘疹状的皮损散在分布，称点滴银屑病；随皮损扩大，依次称为钱币状银屑病、斑块状银屑病和地图状银屑病。头皮部的皮疹常超出发际，头发向皮疹中心聚拢成束状。面部皮疹由于经常洗擦，而成边界清楚的红色斑点、斑片，鳞屑少或无。腋下、腹股沟等皱襞处因多汗和摩擦，皮疹容易出现浸渍、皲裂。掌跖部皮疹增厚不明显，红斑界清，上有黏着性的多层银白色鳞屑，常伴有皲裂。口腔黏膜的损害为灰白色环形斑；外生殖器如龟头处损害为边界清楚的暗红色斑片，无鳞屑。

（3）甲损害：甲板呈点状凹陷，即"顶针样"凹陷，甲下褐黄色的斑点似油滴状，随之甲板可出现变黄、增厚、变形及分离等破损（图 6-1，图 6-2），并常易于继发酵母菌和细菌的感染。

银屑病的甲改变——甲受累的部分及临床特征如下：

近端甲母质——凹点、脆甲症、Beau 线。

中间甲母质——白甲症。

远端甲母质——灶性甲剥离、甲板变薄、甲弧影红斑。

甲床——"油滴征"或"鲑鱼斑"、甲下角化过度、甲剥离、裂片状出血。

甲下皮——甲下角化过度、甲剥离。

甲板——甲剥落和毁形，以及继发于特定部位的其他改变。

近端和侧面甲皱襞——皮肤银屑病。

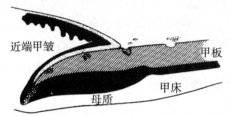

图 6-1 银屑病性甲母质损害的手指纵切面：显示不同阶段甲凹陷点的形成

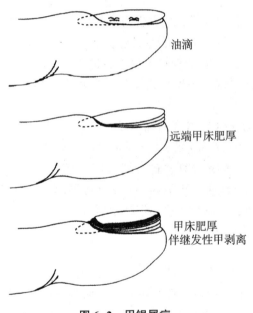

图 6-2 甲银屑病

（4）病情分期：病情分进行期、静止期及消退期。进行期常出现同形反应（即 Koebner 现象，在外伤的皮肤部位发生新的银屑病皮疹）。病程反复，一般冬重夏轻，严重时不受季节影响。有时可自愈，但易复发。

（5）特殊表现：部分病例早期表现为头皮的脂溢性皮炎、手足部的皮炎湿疹或婴幼儿的尿布皮炎，以后发展为银屑病。反之，也有部分银屑病出现脂溢性皮炎、手足部的皮炎湿疹或婴幼儿的尿布皮炎的症状。当皮疹界于银屑病与脂溢性皮炎或手足部的皮炎湿疹或婴幼儿的尿布皮炎之间时，分别称为脂溢性皮炎样银屑病、湿疹样银屑病和尿布银屑病。约10%的患者在曝光部位，如手背、面部的皮疹于夏季加重，被称为光敏性银屑病。还有根据皮疹的特点而冠予的病名，如表面鳞屑发暗、变硬、结痂的蛎壳状银屑病，胫前静止期异常肥厚的疣状银屑病，位于间擦部位的屈侧银屑病和带状银屑病等。

2. **关节病性银屑病（银屑病关节炎，PA）**　是一种伴有银屑病皮损的且血清类风湿因子阴性的关节炎，HLA-B27 阳性的频率增高。在银屑病脊椎炎中，男性是女性的 3~5 倍，而类风湿关节炎样关节病性银屑病女性较多，男女比例约为 1：2。银屑病患者 5%~7% 伴有关节症状，而严重的银屑病则高达 30%。75% 的关节症状出现于皮损之后，15% 的关节症状先于皮损。大多数关节病性银屑病会发生指（趾）甲的病变，尤其是受累关节邻近的指（趾）甲，表现为点状凹陷至甲的破坏脱落。寻常性银屑病和非寻常性银屑病都可伴发关节炎，关节症状与皮损的严重程度呈正相关，脓疱性银屑病较易发生关节炎。

Moll 和 Wright 提出关节病性银屑病的 5 型分类法：

（1）不对称性少关节炎。

（2）远端指间型。

（3）对称性多关节炎。

（4）毁形性关节炎。

（5）脊椎和（或）骶髂关节炎，如不对称性关节炎、对称性多关节炎、脊柱炎为主的关节炎。

Helliwell 提出三种亚群的分类：周围性关节炎、脊椎关节病和关节外的骨病。

3. **脓疱性银屑病**　少见，不到 1%，但近年来有增多现象。

（1）泛发性脓疱性银屑病：其诱发因素与寻常性银屑病相仿，感染、紧张、妊娠、药物等均能促使其发生。尤其是寻常性银屑病大量应用皮质激素快速减量或骤然停用后转变为脓疱性银屑病。有部分患者原有或无不典型的寻常性银屑病，无诱因而发生泛发性脓疱性银屑病。泛发性脓疱性银屑病缓解时可表现为红皮病性银屑病或寻常性银屑病。

泛发性脓疱性银屑病临床分 5 型。①急性泛发性脓疱性银屑病（Von Zumbusch 型），脓疱发生前数小时可有恶心、乏力、关节痛和皮肤灼痛感等症状，在正常皮肤或红斑基础上突然发生密集的无菌性脓疱，粟米大小可融合成 1~2 cm 的脓湖。1~2 天皮疹泛发全身，常伴有寒战、高热、白细胞增高等全身症状，可并发感染、小腿深静脉栓塞、低钙血症及低蛋白血症。脓疱干涸后成片状黄色痂皮脱落，显露出光滑的红斑，可再现新的成片的小脓疱，反复发疹。口腔黏膜累及，表现为地图舌、沟纹舌，甲受累的变化是甲的增厚、混浊、分离、萎缩和脱落。病程易反复波动，可自行缓解。②环状泛发性脓疱性银屑病，又称亚急性或慢性脓疱性银屑病，全身症状轻或无。皮疹特征性的变化为环状排列的脓疱，似离心性环状红斑，水肿性红斑缓慢的离心性扩张，其上的脓疱也随之不断出现，而后干涸留下脱屑的色素沉着斑。③妊娠泛发性脓疱性银屑病，又称疱疹样脓疱病。本症多发生于妊娠的最后 3 个月，有的在产褥期，病程可持续至产后数周。口服避孕药可引起复发。临床表现为急性的或环状的脓疱性皮损，常先发生于腹股沟、腋窝、乳房下等处，以后泛发全身。发作时可有高热、寒战等全身症状甚至有危及胎儿的严重病情。④少年和婴幼儿泛发性脓疱性银屑病，有先天患病的报道，约 1/4 在 1 岁内发病，多见于 2~10 岁的儿童。其可表现为环状的脓疱性皮疹，无全身系统症状，可自行缓解，但以后皮疹常反复波动；也可表现为有全身症状的 Von Zumbusch 型。约 1/3 以往有诊断为脂溢性皮炎、尿布皮炎、尿布银屑病等的病史。⑤泛发性脓疱性银屑病的局限型，常可见于寻常性银屑病外用高效糖皮质激素或其他刺激性的外用药后，皮损部位出现聚集的脓疱。本型可迁延数月至数年。可因感染、疲劳、月经、寻常性银屑病长期服用糖皮质激素后，突然停药或在进展期外用药刺激而诱发。脓疱消退后可出现寻常性银屑病皮损或可转化为红皮病。

另外，还有少数病例以往有或无寻常性银屑病病史，突发泛发性脓疱性银屑病，数周后痊愈，不再复发，这些病例被命名为"急性全身发疹性脓疱病"，现归属于药物反应。

（2）局限性脓疱性银屑病：包括掌跖脓疱病和连续性肢端皮炎，掌跖脓疱性银屑病（Barber型），皮损仅限于手足部，以掌跖多见。始发于大小鱼际处，为对称性红斑，很快出现粟粒（2~5 mm）大小无菌性黄色深在脓疱，疱壁较厚不易破裂。1~2周后自行干涸结褐色痂，脱落后出现小片鳞屑。以后在鳞屑下可出现成群的新脓疱，可局限在掌趾部，或掌趾局限性斑块，或累及整个手足，好发于大小鱼际手指屈侧、足跟和足背。而指端和脚趾掌不受累。指（趾）甲常被侵犯而变形、混浊、肥厚甚至甲下积脓。自觉痒痛。身体其他部位常可见银屑病皮损。此型皮损顽固，反复发作。

4. 红皮病性银屑病　大多数由寻常性银屑病或脓疱性银屑病转变而来，但也有原发者。寻常性银屑病外用强烈刺激性药物，如高浓度的芥子气、水杨酸和焦油等，或长期应用抗疟药物、感染金黄色葡萄球菌、突然减少皮质激素或甲氨蝶呤，可能诱发红皮病。患者全身皮肤弥漫性潮红，大量脱屑其间可有片状正常"皮岛"，掌跖手套袜子样脱屑，甲板增厚变形脱落，瘙痒明显；急性期皮肤红肿明显，尤其皱襞部位可出现糜烂渗出，伴有发热、寒战、关节痛、电解质紊乱、低蛋白血症、脱水、高心排血量性心力衰竭、继发感染等全身症状。

5. 其他亚型　有脂溢性银屑病、湿疹样银屑病、光敏性银屑病、尿布银屑病等。

三、组织病理

寻常性银屑病的病理特征为表皮的角化过度、角化不全与中性粒细胞浸润形成角层内或角层下的 Munro 微脓肿，颗粒层消失，棘层上部可出现 Kogoj 海绵状脓疱，表皮突延伸棘层肥厚，乳头突过伸上方表皮变薄，真皮乳头血管扭曲扩张，单核细胞浸润。

脓疱性银屑病的病理变化中以 Kogoj 海绵状脓疱和 Munro 微脓肿的显著出现为特征，并在增大的脓疱中发生细胞溶解，同时真皮也有较严重的以单核细胞为主的炎症浸润。

红皮病性银屑病具有寻常性银屑病和慢性炎症的病理特点，有显著的角化不全、颗粒层消失、棘层肥厚、表皮突延长、真表皮炎症水肿表现。

四、诊断与鉴别诊断

1. 寻常性银屑病　根据好发部位，红斑上银白色多层鳞屑，容易刮除，有薄膜现象，Auspitz 征阳性，慢性经过及组织病理特征，不难诊断。但应与下列疾病鉴别。①脂溢性皮炎，损害边缘不清，鳞屑细薄油腻，无束状发，无 Auspitz 征。②玫瑰糠疹，为向心性分布的椭圆形红斑，长轴与皮纹一致，有自限性。③扁平苔藓，为紫红色多角形扁平丘疹，表面有蜡样光泽，可见 Wickham 纹，鳞屑细薄，组织病理有特征。

2. 脓疱性银屑病　依据特征性小脓疱、脓湖、周期性发作、组织病理及易继发红皮病等，容易诊断。应与角层下脓疱病、细菌性脓疱病、脓疱性药疹鉴别。

3. 关节病性银屑病　根据银屑病皮损和先后发生的小关节炎症状，多有指（趾）甲损害，可以诊断。但应与类风湿关节炎鉴别，后者常侵犯近心端小关节，类风湿因子阳性，容易鉴别。

4. 红皮病性银屑病　寻常性银屑病和脓疱性银屑病可转变为红皮病性银屑病，全身皮肤潮红，大量脱屑，伴甲变形脱落。须与蕈样肉芽肿、Sezary 综合征、药疹鉴别。

五、治疗

首先应解除患者思想顾虑，避免各种可能的诱因。急性期应给予清淡饮食，避免刺激性疗法，防止外伤，忌搔抓及热水烫洗。依轻、中、重度三级治疗（表6-1，表6-2）。①轻度，数年复发一次，皮疹稀少。②中度，皮疹虽然也终年持续或每年复发，但较少或缓解期长。③重度，皮疹终年持续存在，或每年复发，且皮损为全身性，较密集。中重度银屑病为体表皮损面积≥20%。轻症者以外用药治疗为主，重症者可根据病情选用系统治疗。

表6-1　银屑病（轻度或中度）治疗的局部用药

药物	优点	缺点
润肤剂	安全，减少鳞屑、痒感及不适感	单用时缓解效果作用差
角质松解剂［水杨酸、尿素、α-羟酸（如羟基乙酸和乳酸）］	减少角化过度，使其他局部用药更好地穿透皮肤	单用效果很小；非特异性；大面积应用水杨酸时可出现中毒反应（耳鸣、恶心、呕吐）
局部用皮质类固醇制剂	起效快；可控制炎症反应和痒感；使用方便；清洁	缓解时间短暂；连续使用效果较差（快速抗药反应）；连续使用会出现萎缩、毛细血管扩张、萎缩纹；肾上腺抑制作用
煤焦油	对头部少许鳞屑皮损尤其有效；与中波紫外线联用可以提高功效	只对轻度或头皮银屑病有效；污染衣物和被褥；强烈的气味；毛囊炎和接触性过敏症；在动物中有致癌性
蒽林	对难控制的斑块有效；能长期缓解；推荐用于短期集中治疗；与中波紫外线联用（如 Ingram 方案）可提高疗效	棕紫色染色（皮肤、衣服和洗澡设备）；刺激皮肤；能促发全身银屑病
卡泊三醇	和外用皮质类固醇有同样效果，见效慢，但无长期使用皮质类固醇的副作用	起效慢，对骨代谢有潜在作用（高钙血症），面部和间擦区域发生刺激性皮炎，孕妇禁忌，昂贵
他扎罗汀	长期有效，使用方便，维持治疗，可用于头皮和面部，与局部皮质类固醇联合使用	起效慢，局部刺激和瘙痒，有致畸性（做好节育措施）
中波紫外线	维持治疗有效，可以消除局部类固醇药物出现的问题	晒伤（加剧银屑病），光老化，皮肤癌

表6-2　重度银屑病的治疗用药

药物	优点	缺点
长波紫外线和补骨脂素（PUVA）	有效率80%	时间较长，价格高，晒伤（加剧银屑病），光老化，黑色素和非黑色素皮肤癌，妊娠期和哺乳期禁忌

药物	优点	缺点
阿维 A	疗效比其他全身药物差，若使用 PUVA 或中波紫外线（如阿维 A-PUVA 或阿维 A-UVB）可提高疗效，比氨甲蝶呤的肝毒性小	有致畸性，禁忌证：肝肾功能障碍、高三酰甘油血症、维生素 A 过多症
氨甲蝶呤	对皮损、关节炎和银屑病指甲损害均有效	肝毒性，骨髓抑制，叶酸有助于控制口腔炎（但不能抵抗肝肺毒性），有药物间相互反应，妊娠期和哺乳期禁忌，药物或酒精滥用禁忌
环孢素	用于病变广泛的对其他药物无反应的疾病，毒性大且缓解时间短暂，低剂量时可改善病情	肾损伤，抑制性治疗（停药后复发，皮肤癌、淋巴瘤及实体癌发生的危险增加），光毒性，禁忌证：妊娠期和哺乳期、高血压、高尿酸血症、高钾血症、急性感染
生物制剂	无多器官副作用	昂贵
阿尔法西普	非常有效	无长期治疗的经验
依那西普	与其他药物相互作用可能性小	注射或静脉给药
英利西单抗	治疗中轻度至中度银屑病疗效好	输液反应发生率为 16%，伴发感染

（一）外用药治疗

进行期宜用温和保护剂（10%硼酸软膏、氧化锌软膏）及糖皮质激素制剂。静止期及消退期可用作用较强的药物，如角质促成剂及免疫抑制剂，但应从低浓度开始。皮损广泛时应先小面积使用。

1. **蒽林** 强效的还原剂，过量使用时可引起刺激性皮炎。配成 0.1%～0.2%蒽林软膏或糊剂，其内含有 0.5%～1%水杨酸。常规疗法为开始用 0.05%～0.1%蒽林软膏，在数周内缓慢增加至 2%浓度，继续应用至斑块完全消失。

2. **焦油制剂** 常用 2%～10%煤焦油、松馏油、黑豆馏油、糠馏油软膏。

3. **糖皮质激素** 可配成霜剂、软膏或溶液，外涂或封包。对少数斑块皮损可用泼尼松龙加等量 1%普鲁卡因溶液皮损内或皮损下注射。

4. **免疫调节剂** 0.03%或 0.1%他克莫司软膏、1%匹美莫司乳膏外用。

5. **维 A 酸** 外用，也可用 0.05%～0.1%他扎罗汀凝胶、0.025%～0.1%维 A 酸霜 4～6 周，可与超强级糖皮质激素或 UVA 疗法联合应用。

6. **卡泊三醇** 0.005%卡泊三醇软膏，每天 2 次，连用 4～6 周有较好疗效。

7. **其他** 5%水杨酸氧化氨基汞软膏、5%～10%硫黄软膏、2%～10%焦性没食子酸软膏、0.005%～0.01%芥子气软膏、5%氟尿嘧啶（5-FU）软膏、0.1%～0.5%秋水仙碱软膏、0.1%博来霉素软膏也可选用。

（二）全身治疗

红皮病性银屑病、泛发性脓疱性银屑病是全身治疗的适应证，而亚急性银屑病、顽固性寻常性银屑病则为相对适应证。

1. **糖皮质激素** 不用于寻常性银屑病，仅红皮病性银屑病、关节炎及泛发性脓疱性银屑病在其他疗法无效时慎用，相当于泼尼松每天 40～60 mg，口服或静脉点滴。

2. **免疫抑制剂**

（1）氨甲蝶呤（MTX）：每周 10～25 mg，顿服；或 2.5～7.5 mg，每 12 小时 1 次，连服 3 次，以后每周重复给药，0.2～0.4 mg/kg，1～2 周肌内注射 1 次。氨甲蝶呤的药物相互间作用见表 6-3。

表 6-3　氨甲蝶呤的药物相互间作用

作用机制	药物
减少肾脏对氨甲蝶呤的清除	肾毒素（如氨基糖苷、环孢素）、水杨酸盐、磺胺类药物、丙磺舒、头孢菌素、青霉素、秋水仙碱、非甾体抗炎药
增加或协同毒性	复方磺胺甲噁唑
从蛋白结合物上把氨甲蝶呤转移下来	水杨酸盐、丙磺舒、巴比妥酸盐、苯妥英、类维生素 A、磺胺类药物、四环素
氨甲蝶呤细胞内聚积	双嘧达莫
肝中毒	维 A 酸、乙醇

（2）环孢素 A（cyclosporine A）：开始剂量为 2.5 mg/（kg·d），无效时逐增加至 5 mg/（kg·d），约 1/3 的患者对小剂量［1.25 mg/（kg·d）］也有效。

（3）羟基脲（1.0～1.5 g/d），用于顽固性银屑病、脓疱性银屑病及红皮病性银屑病。个别可产生畸胎，禁忌证同 MTX。

3. **维 A 酸类**（retinoids）　常用的有阿维 A 酯，对脓疱性银屑病、红皮病性银屑病和关节炎及顽固的慢性斑块状银屑病有良好效果；剂量为 0.75～1 mg/（kg·d），最大量不超过 75 mg/d；不良反应有致畸等。也可选用作用相似的依曲替酸。

4. **抗生素**　点滴银屑病常伴链球菌上呼吸道感染，可用青霉素、头孢菌素；脓疱性银屑病可用甲砜霉素；柳氮磺胺吡啶，初用 0.5 g，每天 2～3 次，6 周后改成 1.0 g，每天 4 次，8 周为一疗程，治疗关节病性银屑病。

5. **其他**　迪银片（活性多肽等）、雷公藤总甙内服，普鲁卡因静脉封闭、腹膜透析、疫苗疗法、氧气疗法、8-溴环磷酸腺苷也可酌情应用。

（三）**物理治疗**

1. **沐浴疗法**　如硫黄浴、糠浴、焦油浴、矿泉浴和中药浴，可去除鳞屑、改善血液循环。

2. **光化学疗法**　宽谱 UVB、PUVA、窄谱 UVB（308 nm）准分子激光、日光浴疗法、光动力学疗法（PDT）（表 6-4）。

表 6-4 银屑病光化学疗法

	窄谱 UVB (NB-UVB; 310~331 nm)	宽谱 UVB (BB-UVB)	补骨脂素加 UVA (PUVA)	准分子激光 (308 nm)
剂量	剂量基于 Fitzpatrick 皮肤类型或 MED。确定 MED。初始治疗为50% MED，然后每周治疗 3~5 次。治疗前润肤。第 1~20 次治疗：按初始 MED 的 10% 增加剂量。≥21 次治疗：遵医嘱增加剂量。达到>95%清除后维持治疗 每周 1 次，治疗 4 周，保持相同剂量 每2周1次，治疗2周，减量25% 每4周1次治疗，最大剂量的50%	可按照 Fitzpatrick 皮肤类型给予剂量。初始治疗为50% MED，然后每周治疗 3~5 次。第 1~10 次治疗：按初始 MED 的 25% 增加剂量。第 11~20 次治疗：按初始 MED 的 10% 增加剂量。≥ 21 次治疗：遵医嘱增加剂量	建议根据 MPD 确定剂量。如果 MPD 试验不现实，可采用基于皮肤类型的方案。根据皮肤类型（或 MPD），初始剂量为 0.5~2.0 J/cm² 。每周治疗 2 次，每周增加40% 直至出现红斑，然后每周最多增加20%。在达到 15 J/cm² 后不再增加	根据患者皮肤和斑块厚度指导治疗能量。根据治疗反应或副作用的发生进一步调整剂量。通常每周治疗 2 次
疗效	在一项半身研究中，治疗 4 周后改善>70%。11 例患者中9例显示获得清除，效果优于 BB-UVB	在一项半身研究中，治疗 4 周后改善了47%，11 例患者中仅 1 例显示获得清除	在 70%~90% 的患者中诱导消退。不如 NB-UVB 方便，但可能更有效	缓解率高。在一项研究中，85% 的患者在平均治疗 7.2 周后显示 PASI 改善 ≥90%。而在另一项研究中，72% 的患者在平均治疗 6.2 次后显示改善 >75%
安全性	光损伤，多形性日光疹，皮肤老化和皮肤癌风险升高，尽管低于PUVA	光损伤，多形性日光疹，皮肤老化和皮肤癌风险升高	光损伤，皮肤提前老化，黑色素瘤和非黑色素瘤性皮肤癌风险升高，眼损害。在口服补骨脂素时需要保护眼	红斑、水疱、色素沉着和糜烂。长期副作用尚不明确，但可能与 NB-UVB 相似
禁忌证	绝对：光敏性疾病 相对：光敏性药物、黑色素瘤、非黑色素瘤性皮肤癌	绝对：光敏性疾病 相对：光敏性药物、黑色素瘤、非黑色素瘤性皮肤癌	绝对：光敏性疾病、哺乳期、黑色素瘤 相对：年龄<10岁、妊娠期、光敏性药物、非黑色素瘤性皮肤癌、重度器官功能障碍	绝对：光敏性疾病 相对：光敏性药物、黑色素瘤、非黑色素瘤性皮肤癌
备注	作为单一治疗有效，但煤焦油、地蒽酚或系统治疗可增加抵抗病例的效果	煤焦油、地蒽酚或系统治疗可增加抵抗病例的效果	建议治疗总次数<200 次（或 UVA 剂量<200 J/cm²）。联合口服维 A 酸类可减轻 UVA 的累积暴露	由于治疗选择性针对皮损处皮肤，可避免正常皮肤接受不必要的辐射暴露

注：MED，最小红斑量；MPD，最小光毒性剂量；UVB，中波紫外线；PASI，银屑病面积与严重性指数；UVA，长波紫外线

（四）银屑病的联合治疗

详细内容见表 6-5。

表 6-5 银屑病的联合治疗

药物	外用维生素 D₃	外用糖皮质激素	地蒽酚	煤焦油	他扎罗汀	中波紫外线（UVB）	补骨脂素加紫外线（PUVA）	氨甲蝶呤（MTX）	环孢素 A（CSA）
依那西普	+	+	±	±	+	++	±	+	±
阿维 A	++	+	+	+	+	++	++	−	±
CsA	++	+	+	+	+	±	−	±	
MTX	+	+	+	+	+	±	±		
PUVA	++	+	+	−	++	±			
UVB	+/++	+	+/++	+/++	++				
他扎罗汀	+	++	+	+					
煤焦油	+	+	+/++						
地蒽酚	+	+							
外用糖皮质激素	+/++								

（五）中医治疗

1. **辨证施治** ①血热型，相当于急性进行期。治宜清热凉血活血，可用凉血四物汤或丹参、紫草根、赤芍、生槐花、白茅根、生地、鸡血藤。②血瘀型，治宜活血化瘀行气，可用血府逐瘀汤加减。③血燥型，治宜滋阴养血润燥，可用天冬、麦冬、丹参、当归、蜂房、生地、上茯苓、鸡血藤。④血虚者也可用当归饮。

2. **中成药** 复方青黛胶囊也可选用。

（六）生物制剂

1. **肿瘤坏死因子（TNF）抑制剂** 注射用重组人 Ⅱ 型肿瘤坏死因子受体抗体融合蛋白（益赛普）、英利西单抗和阿达木单抗。针对 TNF-α，阻断其活性，从而减轻炎症。

益赛普是融合蛋白，而莫利西单抗和阿达木单抗都是单克隆抗体。

2. **T 细胞抑制剂** 依法利珠单抗和阿法赛特。其可阻断 T 细胞向皮肤迁移，或抑制 T 细胞的激活。

依法利珠单抗是单克隆抗体，针对白细胞功能相关抗原（LFA）-1 的 CD11α 亚单元，阻止其与细胞间黏附分子（ICAM）-1 的相互作用，阻断 T 细胞向皮肤迁移。

阿法赛特是融合蛋白，与 T 细胞表面结合的 CD2 结合，阻断与 T 细胞激活所必需的共刺激信号 LFA-3 的结合。

3. **IL-12 和 IL-23 抑制剂** 可减少下游促炎症细胞因子 IL-17，而 IL-17 被认为是银屑病的病理过程的核心细胞因子。其效果和安全性仍在临床试验中。

六、循证治疗选择

1. **寻常性银屑病** 本病的循证治疗选择见表 6-6。

表 6-6 寻常性银屑病的循证治疗步序

项目	内容	证据强度
一线治疗	蒽林（地蒽酚）	B
	焦油制剂/他扎罗汀	A
	水杨酸	C
	外用糖皮质激素/卡泊三醇	A
	钙调神经磷酸酶抑制剂	A
二线治疗	UVB/窄谱 UVB/PUVA	A
	阿维 A/环孢素	A
	甲氨蝶呤	B
三线治疗	外用氟尿嘧啶	C
	外用丙硫氧嘧啶	C
	皮损内注射氟尿嘧啶	C
	柳氮磺胺吡啶	A
	霉酚酸酯/羟基脲	B
	6-硫鸟嘌呤/硫唑嘌呤	C
	他克莫司/来氟米特	A
	延胡索酸酯	B
	秋水仙碱	C
	甲硫氧嘧啶	B
	激光（准分子、脉冲、染料）	C
	冷冻治疗/光动力疗法	C
	白细胞介素-10	D
	英夫利昔单抗/阿法赛特	A
	依那西普/阿达木单抗	A

2. 脓疱性银屑病 本病的循证治疗选择见表 6-7。

表 6-7 脓疱性银屑病的循证治疗步序

项目	内容	证据强度
一线治疗	外用糖皮质激素	E
	阿维 A/甲氨蝶呤	B
	环孢素	E
	英夫利昔单抗/阿达木单抗	E
二线治疗	外用卡泊三醇	E
	6-硫鸟嘌呤/羟基脲	E
	霉酚酸酯/硫唑嘌呤/依那西普	E
三线治疗	秋水仙碱	E
	中医中药	D

3. 红皮病性银屑病 本病的循证治疗选择见表 6-8。

表 6-8 红皮病型银屑病的循证治疗步序

项目	内容	证据强度
一线治疗	润肤剂/外用糖皮质激素	D
二线治疗	阿维 A	B
	环孢素/甲氨蝶呤	B
	英夫利昔单抗	E
	依那西普	D
三线治疗	6-硫鸟嘌呤/霉酚酸酯	E
	羟基脲/硫唑嘌呤	E
	中医中药	D

七、预后

凡是发病年龄轻、疾病初发即为脓疱性者、病程进展缓慢的，治疗反应较好，预后一般佳，并具有向寻常性银屑病转化的可能。反之，由寻常性银屑病演变而来的，病程进展急剧者，治疗相对顽固，预后也差。寻常性银屑病一旦转化为脓疱性银屑病，使机体耗损更大，同时对治疗也更趋顽固，顽固的病例药量需要更大，往往死于药物并发症。

老年发病，当疾病不能控制时，常由于心力衰竭或呼吸道感染而致死。儿童泛发性脓疱性银屑病如避免用激素或 MTX 则预后佳，且不影响生长和发育。

银屑病皮损可能自然消退或由于治疗而消退，但复发几乎是肯定的，而且每一种疗法都有逐渐消失其最先的显著疗效的倾向。

上海组报道儿童期发病的病程较轻，成人发病的较重，显示用抗癌药物治疗者病情发展较重。青岛组报道，皮损全部消退且能持续 3 年以上者共 21 例，占 10%。其中最长的缓解期达 22 年。

（张　媛）

第二节　类银屑病

类银屑病，又称副银屑病，是一组以持久性、顽固性、鳞屑性炎性皮疹为特征的疾病，与银屑病无关。类银屑病可以分为两组。良性"斑块状类银屑病"从不进展成恶性淋巴瘤。而伴有或不伴有皮肤异色病的大斑块型类银屑病，高达 50% 的病例经数十年后进展成蕈样肉芽肿或皮肤 T 细胞淋巴瘤。

一、病因与发病机制

病因不明，近期研究表明，各型类银屑病均有单克隆及免疫表型异常。与皮肤异色病性蕈样肉芽肿相似，萎缩性大斑块状类银屑病显示 Leu-8 抗原、Leu-9 抗原的缺乏。因此，除了小斑块状类银屑病之外，类银屑病的皮损可能是持久性抗原刺激所致；在大多数情况下，宿主的正常免疫调节使淋巴组织的恶性增生潜能受到抑制。

小斑块状类银屑病的浸润细胞中，主要为 $CD4^+T$ 细胞，少数为 $CD8^+T$ 细胞；表皮及真皮内朗格汉斯细胞增多。

二、临床表现

现今大部分文献都已经取消类银屑病中的点滴型，类银屑病保留小斑块和大斑块，并且发现小斑块性类银屑病和大斑块性类银屑病都有可能发展为蕈样肉芽肿。苔藓样糠疹却不同，虽然皮损中存在 T 细胞优势克隆，但很少报道发展为皮肤淋巴瘤。故现今类银屑病只包括大斑块类银屑病和小斑块类银屑病，苔藓样糠疹已单独列为一种疾病（表 6-9）。

表 6-9　类银屑病的分类的演变

既往类银屑病分类	现今类银屑病分类*
大斑块类银屑病	大斑块类银屑病
变型：皮肤异色病型、网状型	变型：皮肤异色病型，网状型
小斑块类银屑病	小斑块类银屑病
苔藓样糠疹	
急性苔藓痘疮样糠疹（PLEVA）	
慢性苔藓样糠疹（PIE）	
淋巴瘤样丘疹病	

注：＊苔藓样糠疹已从类银屑病中分出，单独单列为苔藓样糠疹

1. 大斑块类银屑病（LPP）　有不伴皮肤异色病的亚型：恶性前型斑片类银屑病、大斑块状副银屑病。好发于 40~50 岁男性，本病为恶性前炎症性疾病，有进展成蕈样肉芽肿的趋势。有些学者认为，这是一种早期的皮肤 T 细胞淋巴瘤。

伴皮肤异色病的亚型：prereliculotic 皮肤异色病、血管萎缩性皮肤异色病、苔藓样类银屑病、苔藓痘疹样糠疹。目前一般认为本型是皮肤 T 细胞淋巴瘤的早期阶段。皮损为卵圆形或不规则形斑片或斑块，边界清楚或模糊，大小不等，直径一般超过 5~10 cm；淡红褐色或橙红色，上覆细小、稀薄的鳞屑（皮肤异色病型），伴有毛细血管扩张和网状色素沉着，没有可触及的浸润灶。类似于小斑块型皮肤损害或皮肤异色病样皮损。其好发于臀部、大腿、屈侧部位、妇女的乳腺。斑块大小不变，但数量逐渐增多，偶有轻度瘙痒。

不同程度的表皮萎缩是大斑块类银屑病的特征，萎缩明显时可见毛细血管扩张及斑状色素沉着，此时称为皮肤异色病型大斑块类银屑病。网状型大斑块类银屑病或网状类银屑病是指广泛的鳞屑性丘疹呈网状分布，最终会形成皮肤异色病型大斑块类银屑病。

病变可持续数年或数十年不发生改变，或个别病例会缓慢增大。没有斑块或肿块发生，除非是一些进展成皮肤 T 细胞淋巴瘤的病例。

2. 小斑块类银屑病（SPP）　也称小斑片（指状）型（Brocq 型）类银屑病。

目前一般认为其是一种良性疾病，缺乏转化为蕈样肉芽肿的潜能；但在部分病例的浸润 T 细胞中也存在明显的克隆重排，故伯格（Burg）和杜默（Dummer）提出小斑块类银屑病是一种"顿挫性皮肤 T 细胞淋巴瘤"。其发病高峰年龄为 40~50 岁，男女比例为 3∶1。损害为圆形、卵圆形或细长斑片，皮损呈卵圆形或指状，对称分布于躯干和四肢近端，沿皮肤张力线排列，直径为 1~5 cm，粉红色至黄色，上覆少许鳞屑。表面略微皱缩，造成假萎缩形态。轻度瘙痒或无自觉症状。部分病例可自行消退，余者持续数年至数十年而不发生恶

变，正常存活，不进展成蕈样肉芽肿或其他皮肤 T 细胞淋巴瘤。

三、组织病理

1. **大斑块类银屑病**　棘层肥厚、角化过度及点状角化不全，浸润的淋巴细胞具有亲表皮性。在皮肤异色病型中，斑片下的表皮因上皮脚消失呈现轻度萎缩。淋巴细胞集中在真皮浅层，不侵犯真皮乳头。没有早期蕈样肉芽肿中所见到的明显的亲表皮现象。

2. **小斑块类银屑病**　局灶性轻度海绵形成、淋巴细胞外渗、轻度棘层肥厚及角化不全，真皮非特异性炎症。

四、诊断

斑块状类银屑病的诊断主要依据病史、临床特征及组织病理变化。

由于大斑块类银屑病具有发展为 T 细胞淋巴瘤的危险，诊断后应高度重视，密切随访，尤其是对瘙痒明显的大斑块类银屑病，当发现原有的斑块状皮损中出现明显的浸润或显著红斑，脱屑增多，瘙痒剧烈或发生皮肤异色症样改变时，应及时行活体组织病理检查，以便及时发现淋巴瘤。

五、鉴别诊断

1. **良性与恶性前型类银屑病斑块的鉴别**　见表 6-10。

表 6-10　良性与恶性前型类银屑病斑块的鉴别

鉴别要点	良性（小斑片型）	恶性前型（大斑片型）伴或不伴皮肤异色病
年龄分布	成人	各年龄组
性别比例（男：女）	5：1	2：1
临床特点	斑片小（直径为 2~5 cm），卵圆或指状，略呈红斑，表面略微皱缩（假萎缩）。粉红或黄色。糠疹样鳞屑	少数大斑片（直径>5 cm），显示糠疹型鳞屑（皮肤异色病型），伴有或不伴毛细血管扩张和网状色素沉积。有时有轻微角化过度（苔藓痘疮样糠疹）
好发部位	躯干和上肢	胸部和臀部
组织学特征	片状角化不全，轻度淋巴细胞围血管片状浸润，没有水肿。没有明显的淋巴细胞亲表皮现象	表皮轻度萎缩，上皮脚消失。明显的带状淋巴细胞浸润真皮，表皮下区域没有浸润，明显的亲表皮现象。没有水肿。皮肤异色病型还显示真皮浅层血管扩张
预后	正常存活，不进展成蕈样肉芽肿	多数病例正常存活，可以进展成蕈样肉芽肿

2. **小斑块类银屑病**　应与玫瑰糠疹、钱币状皮炎、慢性苔藓样糠疹、二期梅毒及大斑块类银屑病鉴别。

六、治疗

1. **治疗原则**　根据类银屑病的类型选用不同的疗法，因各型互相转化，应长期连续追踪监测，以便及时对早期阻止对大斑块类银屑病转化皮肤 T 细胞淋巴瘤作出诊断和治疗。

2. 治疗措施

（1）小斑块类银屑病：治疗效果不佳，方法包括糖皮质激素外用、UVB（311 nm）或联用焦油制剂、PUVA。患者在开始时应每半年随访 1 次，以后则每年随访 1 次。

（2）大斑块类银屑病：治疗在于控制病情、防止其发展为蕈样肉芽肿，患者在开始时应每 3 个月随访 1 次，以后则每半年或 1 年随访 1 次，可疑损害应反复作活检。治疗方法包括强效糖皮质激素外用+窄谱 UVB（311~313 nm）或 PUVA、氮芥外用等。

七、循证治疗选择

小斑块/大斑块状类银屑病的循证治疗选择见表 6-11。

表 6-11 小斑块/大斑块状类银屑病的循证治疗步序

项目	内容	证据强度
一线治疗	外用糖皮质激素	B
	外用他克莫司/外用煤焦油	C
	UVB/PUVA	B
二线治疗	外用氮芥/外用卡氮芥	B
	外用贝沙罗汀	B
	抗组胺药	C

八、预后

1. 大斑块类银屑病 这种斑块可保持数年甚至数十年，但有 10% 的患者发展成蕈样肉芽肿，预后较差。在斑片状皮损中形成硬化区，有时形成明显红斑，是预后不佳的预兆。

2. 小斑块类银屑病 这种斑片可能保持数年甚至数十年，不会发展成为淋巴瘤。

（张　媛）

第三节 玫瑰糠疹

玫瑰糠疹是一种轻度炎症性发疹性疾病，其基本损害为圆形或椭圆形，覆有糠状鳞屑的玫瑰色斑疹。发病有一定的规律性和特征性，首先发生一个母斑，常位于躯干部，1~2 周后发生继发疹，皮疹泛发，好发于躯干和四肢近端，病程为自限性。整个病程为 6~12 周。

一、病因与发病机制

1. 病毒感染 病因不明，先驱斑的形成、自限性病程、季节性发病的倾向和很少复发都说明可能与病毒感染有关。68% 的患者有上呼吸道感染史，目前认为，可能与疱疹病毒 HHV-6、HHV-7 感染有关。有报道患者 HHV-7 不仅在血浆和皮肤阳性，外周血单核细胞中也测到，但也有学者不认同此结果。

2. 细胞免疫反应 研究表明，细胞免疫反应参与了本病的发生。①皮肤内浸润细胞主要为辅助/诱导 T 细胞（Leu-3a）。②表皮、真皮乳头内朗格汉斯细胞明显增多。③角质形成细胞出现 HLA-DR 抗原的局部表达。④朗格汉斯细胞附近的角质形成细胞可出现细胞溶解。

二、临床表现

本病以 15~40 岁的人群发病率为最高，春秋季多发。女性受累较男性更常见，2% 的患者可以复发。

1. 经典玫瑰糠疹

（1）前驱症状：20% 的患者有全身不适、疲劳、低热、头痛、咽痛、肌肉关节疼痛、颈部腋窝淋巴结肿大等前驱症状。

（2）母斑：约 80% 的患者在颈部、躯干及大腿等部位先出现一个圆形或椭圆形的黄红色斑，直径为 3~5 cm，边缘微高起，表面覆有灰白色细薄鳞屑，称为母斑或先驱斑（图 6-3），但常被患者忽视。

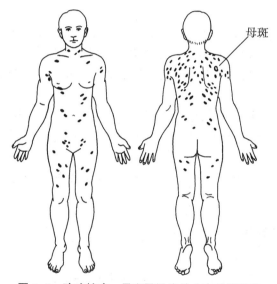

母斑

图 6-3 玫瑰糠疹：母斑及沿皮纹分布的继发斑

（3）子斑（继发疹）：约数天至数周内（平均为 7~14 天），躯干及四肢近心端相继出现泛发性皮损。初起时为针头帽大小的圆形或椭圆形斑疹或丘疹，逐渐扩大至 0.5~2 cm，长轴与皮纹一致，呈玫瑰红色、鲜红色或黄红色，覆有少量细薄糠状鳞屑，边界清楚，中心呈皱纹纸样。其散在分布，多不融合，称为继发斑或子斑，此时母斑颜色变淡而逐渐消退，皮损成批出现，新旧皮损可同时存在。3~4 周后，皮损停止发生。再经 3~4 周，皮损自中心向边缘消退而呈环状，颜色渐转为淡红色、褐色或淡褐色，鳞屑增多，脱屑后完全消退，直接暴露于太阳光下可加速皮损痊愈，而那些遮盖保护部位皮损继续存在。皮损数量为数个至数百个不等，可留色素沉着。

（4）病程：6~12 周。自觉瘙痒。皮损干燥，偶有渗液。

2. 非典型玫瑰糠疹 ①顿挫型：指仅有母斑而未出现子斑者。②炎性玫瑰糠疹：有时典型皮损中可有多发性小水疱、脓疱或紫癜等多形性损害。③反向玫瑰糠疹：外周血嗜酸粒细胞及淋巴细胞增多。④巨大型玫瑰糠疹。⑤丘疹型玫瑰糠疹。⑥水疱型玫瑰糠疹。⑦荨麻疹型玫瑰糠疹。⑧紫癜型玫瑰糠疹。⑨复发性玫瑰糠疹。⑩脓疱型玫瑰糠疹。⑪多形红斑型玫瑰糠疹。

三、诊断与鉴别诊断

根据典型皮损、好发部位、自限性及不易复发等特征，不难诊断。有时本病需与下列疾病鉴别。

1. **体癣**　好发于躯干或面部，为环状损害，边缘有丘疹、水疱，鳞屑中可查到真菌。

2. **二期梅毒**　疹感染梅毒螺旋体后 9~12 周发生，缺乏自觉症状，有一期梅毒史，梅毒血清反应强阳性。

3. **银屑病**　有较厚的银白色鳞屑及薄膜现象、Auspitz 征等。

4. **药疹**　可呈玫瑰糠疹样，但有服药史，有病程短、适当处理易于消退等特点。

四、治疗

1. **一般治疗**　多数患者无症状，可不必治疗。有报道口服红霉素 0.25 g，每天 4 次，儿童每天 25~40 mg/kg，分 4 次口服，治疗 2 周可使皮损完全消失。可内服抗组胺药。重症者可酌情使用皮质激素。根据疱疹病毒感染的理论，可选用抗病毒感染，如万乃洛韦 300 mg，每天 2 次，连用 2 周。

2. **物理治疗**　红斑处中波紫外线（UVB）、窄谱 UVB 均可选用，可减少瘙痒和加速皮疹消退，在发病第 1 周治疗最有效。其他还有糠浴或矿泉浴、皮下注射氧气疗法、氦氖激光照射治疗。

3. **外用治疗**　干燥者可用润肤剂，瘙痒者用安抚止痒剂如炉甘石洗剂或糖皮质激素霜涂布。

五、循证治疗选择

本病的循证治疗选择见表 6-12。

表 6-12　玫瑰糠疹的循证治疗步序

项目	内容	证据强度
一线治疗	外用中效糖皮质激素	E
	润肤剂/口服抗组胺药	E
二线治疗	UVB、窄波 UVB	B
三线治疗	口服泼尼松龙	B
	口服红霉素/阿昔洛韦	B
	氨苯砜	E

六、预后

本病呈自限性，4~8 周后常自然消退。

（张　媛）

第四节　白色糠疹

白色糠疹又称单纯糠疹，是一种亚临床皮炎，好发于儿童或青少年，有人认为是一种非特异性皮炎，特应性皮炎的一种类型。

一、病因

营养不良、维生素缺乏、日晒、皮肤干燥、铜缺乏、肥皂浸洗及感染因素（如细菌、病毒、皮肤癣菌或糠秕孢子菌等）是可能的诱发因素。但也有人认为它可能是特应性皮炎的一种类型，因为许多患者有典型的特应性皮炎特征或有特应性皮炎家族史，同时有些没有典型的特应性特征。

二、临床表现

1. **基本损害**　皮损为干燥鳞屑性圆形浅色斑，初发时为少数孤立的圆形或椭圆形淡红色或苍白色斑片，边界不太清楚，可逐渐扩大或增多。皮损常为 4~5 个或更多，直径为 1~4 cm。表面干燥，覆有少量灰白色细小鳞屑，基底炎症反应轻微。

2. **发病特征**　皮损好发于颜面，尤以两颊多见，偶可见于颈部及上臂。男性和肤色深的人群有多发的趋势。多无自觉症状，或有微痒。经数周至数年余可自愈，有的患者鳞屑消失后仍留白色斑 1 年或更久。应与白癜风、花斑癣等相鉴别。白癜风为乳白色斑，边缘有色素加深带；花斑癣为淡黄色或淡褐色斑，覆有糠状鳞屑，真菌检查阳性。

三、诊断与鉴别诊断

儿童和青少年面色苍白或淡红色斑，易于诊断。本病需与花斑癣、白癜风、继发性色素减退斑鉴别。

四、治疗

本病可不治疗，可服用 B 族维生素及外用 3%~5% 硫黄霜、2% 水杨酸软膏、5% 尿素软膏及 1% 氢化可的松软膏、维 A 酸类软膏、氟氢那酸丁酯软膏、肝素、多磺酸黏多糖软膏、PUVA 等。

五、预后

治疗可促进色素沉着。本病预后良好，一般经过数月或数年自然痊愈。

（冯　超）

第七章

癌前期皮肤病

第一节 日光性角化病

日光性角化病又称光化性角化病、老年性角化病，以上皮细胞不同程度的非典型增生为特征。其是一种上皮性癌前期损害，与日晒有关。

一、病因与发病机制

日光、放射线、PUVA和砷剂均可引起本病。累积性和间断性阳光暴露与发病有关。紫外线B（UVB）最有害，而紫外线A（UVA）有补充效应。在PUVA治疗后日光性角化病增加。大约50%的日光性角化病显示 P53 突变和细胞周期蛋白D1过表达，而HRAS独立激活为16%。UVB针对 P53 诱导DNA胸苷二聚体形成，P53 两次突变可以削弱受损上皮细胞的凋亡。这些细胞克隆性增生形成日光性角化病。

二、临床表现

1. **发病特征** 本病见于中年人，30岁以下也可以发生，男性多见。其好发于面部、耳部、秃发头皮、手背和前臂等曝光部位。损害大多是小于1 cm的红斑或斑块，伴有角化过度，覆以黏着甚紧的棕黄色或黑色鳞屑，不易剥离，如用力去除容易出血，其下为凹凸不平的湿润疣面，皮损为单个或多个。病程呈慢性，无自觉症状，可有轻微触痛。本病可自发消退，但常持续数年。若病损出现硬结、触痛、糜烂、红斑或增大应怀疑恶变。本病发展成鳞状细胞癌概率估计为1/4。

2. **临床变型** ①皮角；②苔藓样角化病；③苔藓样光化性角化病；④光化性唇炎；⑤鲍温样光化性角化病。

三、组织病理

组织病理显示角化过度、角化不全、颗粒层减少，上皮细胞成熟紊乱和细胞非典型性，包括核增大、深染、多形性、核仁突出、核分裂象、角化不良和胞质深染。其可分为6型：①肥厚型；②萎缩型；③鲍温病样型；④色素型；⑤扁平苔藓样型；⑥棘层松解型。

四、诊断与鉴别诊断

依据与日晒有关，表面疣状增殖的丘疹、结节或斑块及组织病理易于诊断。本病应与脂溢性角化病、鲍温病、盘状红斑狼疮、恶性雀斑样痣相鉴别。

五、治疗

本病治疗包括避免日光暴晒、使用遮光剂、低脂饮食。儿童期减少日光暴露可明显降低日后光化性角化病和鳞状细胞癌的发生。

1. **免疫治疗** 二硝基氯苯（DNCB）、干扰素 α 皮损内注射。外用咪喹莫特，每周 2 次，共 16 周，外用 5-FU。

2. **维 A 酸类** 外用维 A 酸类或口服阿维 A 和异维 A 酸。

3. **物理及手术治疗** 2% 氨基酮戊酸液湿敷、化学剥脱、液氮冷冻、激光，皮肤磨削术。疑有恶变原位癌应手术切除。

六、循证治疗选择

本病的循证治疗选择见表 7-1。

表 7-1 日光性角化病的循证治疗步序

项目	内容	证据强度
一线治疗	遮光剂/局部维 A 酸	A
	冷冻破坏法	B
	局部氟尿嘧啶	A
二线治疗	刮除术	E
	皮肤磨削术	B
	化学剥脱/激光消融术	C
	外用二氯酚酸	A
	局部使用双氯酚酸	B
三线治疗	手术切除/口服维 A 酸	B
	干扰素/咪喹莫特	E
	光动力疗法	C

七、预后

本病属癌前期皮肤病，应密切随访观察，并对患者进行健康教育。无恶变者，预后良好。

（冯　超）

第二节　皮角

皮角是皮肤表面的锥形角质增生性赘生物，类似动物头角（鹿角）。其好发于头部、面部、手部，也可发生于躯干、龟头、阴茎和眼睑等处。本病常单发，呈圆锥形或圆柱形，笔直或弯曲，质地坚硬，长 2 mm 至 2 cm，或更大，有时分数个角状隆起。其呈黄褐色或黑褐色，表面可呈疣状或光滑。基底常潮红，可发生癌变。大多数皮角为肥厚性光化性角化病，但许多其他疾病也可引起这种病变，如脂溢性角化病（60%），20%发生于鳞状细胞癌或基底细胞癌上，其他有丝状疣、转移性肾癌、颗粒细胞瘤、皮脂腺癌等。组织病理示角化过度、角化不全、粒层存在，棘层肥厚程度不等。基底病变可见上述引起皮角的各种疾病。因10%左右皮角可癌变，故应手术切除并做活检。

（刘久利）

第三节 石剂角化病

砷剂角化病是指接触砷剂所致的角化病，慢性砷中毒一般为三价无机砷隐性接触引起，如亚砷酸钾（Fowler液）治疗银屑病和三氧化二砷治疗哮喘。本病为病因诊断，砷集中在多种组织中，包括皮肤、毛发、指甲。

一、临床表现

1. **发病特征** 潜伏2年后可以发病，通常在20～30年才明显。本病可有两种表现类型。①多发性斑点状鸡眼样丘疹，位于摩擦和创伤部位，特别是掌、跖、跟、趾，质硬，呈淡黄色，直径一般为2～10 mm，常对称分布；可融合成疣状斑块或皮革样斑块，伴有多汗。②轻微隆起的鳞屑性红斑或色素沉着斑，最常见于非暴露部位，有时位于银屑病斑块内；一些患者仅有掌跖受累，大多数砷剂癌患者出现这种损害。

2. **与癌相关性** 大多数砷剂角化病持续数年而不进展为侵袭性鳞状细胞癌，损害周围的红晕和（或）增厚不是原位癌的恒定早期征象。砷剂性鲍温病样角化病可表现为曝光或非曝光部位的斑块，可能有色素沉着。慢性砷中毒患者也可发生多发性表浅型基底细胞癌、鳞状细胞癌，有时见于有砷剂治疗史的银屑病患者的银屑病斑块内。

3. **慢性砷中毒** 还可出现色素变化、Mees线（横行纹状白甲）、弥漫性秃发、鼻中隔穿孔、多神经炎、贫血、白细胞减少、腹泻，也可累及肺和泌尿生殖道内的内脏肿瘤，心电图异常等表现。

二、组织病理

本病的组织病理酷似光化性角化病，有致密的角化不全性角化过度和肥厚性光化性角化病的其他表皮变化；大量角质形成细胞出现空泡，附属器上皮可不受累。

三、诊断及鉴别诊断

当鲍温病发生于非曝光部位时，应考虑砷剂角化病所致。本病在临床上应与斑点状掌跖角化病和寻常疣鉴别；斑点状掌跖角化病去除角栓后，易于形成小火山口状凹陷，而砷剂角化病不遗留凹陷。

四、治疗

由于在发生肿瘤时，可能已无砷剂残留，故不需用二巯丙醇来螯合砷。手术切除、冷冻等方法可酌情选用，慢性砷中毒者口服维A酸可能减少内脏癌形成的危险性。

五、病程和预后

本病易于出现疼痛、出血、皲裂和后期溃疡形成；角化性损害和鲍温病逐渐扩展，形成较大的糜烂或溃疡。源于砷剂角化病的侵袭性鳞状细胞癌偶可快速生长或形成溃疡。躯干和四肢上的多发性表浅斑块倾向于发生全层表皮病变，手指的砷剂角化病可引起侵袭性鳞状细胞癌伴转移和死亡。三木等（1982）发现明显的砷剂暴露后，鲍温病、侵袭性鳞状细胞癌和肺癌分别发生于 10 年内、20 年后及 30 年后。砷剂角化病皮损变化可与内脏癌（胃肠道、呼吸道、泌尿生殖道）的发生平行，故其可作为可能发生内脏癌的皮肤标志。

（刘久利）

第四节　黏膜白斑病

黏膜白斑病是由于黏膜上皮发育不良形成的局限性角化过度及增生反应的白色斑片，不易擦掉。生物学行为介于良性与恶性之间。一般人群发生率为 3%～4%，51～60 岁最常见。本病被认为是一种癌前期病变。黏膜白斑的总恶变率，有报道为 6%～17.5%，癌变的过程需 1～20 年。

一、病因与发病机制

白色是上皮水分摄入增加所致。本病与吸烟、咀嚼槟榔、义齿、牙齿咬合不良等长期刺激有关。

增生不良患者 3 号染色体等位基因存在不平衡和缺失。中重度增生不良和原位癌患者 $p53$ 表达增加。基底细胞上层 $p53$ 的存在与口腔鳞状细胞癌的发展相关，也有 $p16$ 基因失活和周期素 D_1 表达改变的报道。上皮增生不良患者的端粒酶活性增强。

二、临床表现

1. **口腔黏膜白斑**　发生在颊、唇、舌，其次为硬腭、牙龈等处。其初发为点状、片状或条状白色斑片，边界清楚，逐渐扩大、增厚、变硬、表面粗糙，破裂、出血。一般可无自觉症状，或对热及刺激性食物敏感，或有疼痛和灼热。

临床分型：①均质性斑块型；②颗粒型；③疣状型；④皱纸型；⑤黏膜红白斑；⑥黏膜红斑（与增殖性红斑类似）。其中颗粒型、疣状型癌变危险性高。

2. **会阴部黏膜白斑**　好发于女性的阴蒂、大阴唇内侧、小阴唇、阴道黏膜和男性的龟头、包皮等处。其为大小不等、不规则的白色斑片，边界清楚或不清楚，表面隆起粗糙，皲裂或溃疡。自觉瘙痒。

3. **黏膜白斑癌变率**

（1）黏膜红白斑恶变率为 5%～9%，如有增生不良，恶变率为 11%～36%。

（2）疣状型黏膜白斑可是乳头状鳞状细胞癌的前兆，增生性疣状型黏膜白斑，87%～100% 恶变，为鳞状细胞癌或疣状癌。

（3）黏膜红斑（类似增殖性红斑），69%～91% 活检有增生不良、原位癌或侵袭性癌。

三、组织病理

1. 非发育异常性黏膜白斑病 角化过度或角化不全，棘层肥厚，表皮细胞无不典型增生，真皮淋巴细胞浸润。

2. 发育异常性黏膜白斑病 表皮细胞不典型增生，大小与形态不一，排列紊乱；核大深染，核分裂增加；出现个别角化不良细胞，可有基膜破坏。

四、诊断与鉴别诊断

根据好发于口腔、阴部黏膜等处的黏膜白色斑片应考虑本病，组织病理确诊，鉴别诊断如下。

1. 扁平苔藓 上皮细胞无不典型增生，基底细胞液化变性，固有层上部有以淋巴细胞为主的致密带状浸润为其特征性病理改变。

2. 白色海绵痣 是一种较罕见的遗传性疾病，好发于婴儿，少数也可发生于青春期，病变部位累及整个口腔黏膜，白色损害呈海绵状。如发生于 40 岁以上的患者，病变仅局限于部分口腔黏膜。组织学上无不典型增生。

3. 口腔假丝酵母菌感染 临床上难以鉴别，但组织学上无不典型增生，可找到假丝酵母菌菌丝。

其他需鉴别诊断的有萎缩硬化性苔藓、白癜风。

五、治疗

本病基本治疗包括祛除病因、禁止吸烟，有报道患者停止吸烟或使用烟斗后多数白斑消失或减退；矫正不合适的义齿及牙齿咬合不良；注意外阴的清洁，轻微病变可自行消退，0.1%维 A 酸甘油糊剂或鱼肝油糊剂外用。氟尿嘧啶可成功治疗口腔和唇部黏膜白斑、咪喹莫特也可选用。口服异维 A 酸每天 $1\sim2$ mg/kg，连用 3 个月。对增殖性或浸润性皮损应及时做病理检查，若发现癌前期病变则应进行手术治疗或激光治疗。

六、预后

口腔黏膜白斑转化为鳞状细胞癌的概率为 6%~10%，如果发生癌变，一般需要 1~20 年的演变时间。黏膜白斑红色损害（增生性红斑）的恶变危险性高于白色损害。如无恶变，经手术切除等治疗后预后良好。

（齐艳宁）

第八章

良性皮肤肿瘤

第一节 表皮肿瘤

一、表皮痣

表皮痣又称线状表皮痣，有 3 个亚型，即疣状痣、单侧痣、高起性鱼鳞病，而组织学相同。表皮痣是一种以表皮及其附属器结构增生为特征的局限性皮肤发育异常，可伴有其他器官缺陷，皮损内无痣细胞增生。

1. 病因与发病机制 表皮痣皮损被认为是患处体细胞镶嵌的现象，组织学特征显然是患处基因突变的结果，皮损沿 Blaschko 线发生，而不沿着皮纹，如 *KPT1* 和 *KRT10* 突变。

2. 临床表现

（1）一般特征：本病常在初生儿或婴儿时发病，偶尔在 10~20 岁才出现。本病最初为角化性丘疹，逐渐向周围扩大融合成密集的角化过度的疣状斑块。其呈灰白色或棕褐色，表面粗糙不平，质地坚硬。皮损沿着 Blaschko 线发生。病程缓慢，一般无自觉症状，偶尔有剧痒。本病至青春期停止发展，但永不消退，一般不恶化。

（2）临床分型：根据皮疹形态及分布分类。①局限性表皮痣，皮损呈局限性分布。②系统性表皮痣，皮损呈弥漫性或广泛性分布。③单侧痣，皮损分布于半侧躯体。④高起鱼鳞病，与鱼鳞病无关，皮损广泛性双侧分布，可排列成不规则的几何形状。⑤炎性线状疣状表皮痣，皮损为局限性分布，好发于下肢，伴有瘙痒，表现为红斑、鳞屑形成和结痂，女性多见。

3. 组织病理 可见表皮角化过度、棘层肥厚、乳头瘤样增生，并可见颗粒层增厚及柱状角化不全，基底层黑色素增多，但无痣细胞。

4. 诊断与鉴别诊断 根据特征的疣状丘疹、线状排列，可融合成乳头瘤样，结合组织病理易于诊断。本病应与线状苔藓、线状汗管角化症、带状银屑病鉴别，并应与表皮痣综合征（齿发育异常、弯曲足、多指症、屈指症、骨骼畸形、癫痫、精神发育迟缓、神经性耳聋）及角膜炎-鱼鳞病-耳聋综合征鉴别。

5. 治疗

（1）药物治疗：广泛性病变者口服维 A 酸有暂时疗效，也可外用 0.1% 维 A 酸霜、5% 氟尿嘧啶软膏。

（2）物理治疗：可用激光、电灼、液氮冷冻、皮肤磨削或化学剥脱术（三氯醋酸、酚）治疗。

（3）手术切除：可手术切除较大的损害，切除应至深部真皮，否则可能复发。

（4）监测癌变：罕见发生基底细胞癌和鳞状细胞癌，应予监测处理。

6. 循证治疗选择

（1）疣状表皮痣的循证治疗选择见表 8-1。

表 8-1 疣状表皮痣的循证治疗步序

项目	内容	证据强度
一线治疗	局部下切除/局部下削除或刮除	D
	冷冻	E
二线治疗	激光切除	B
	皮肤磨削术/红宝石激光	E
	饵：YAG 激光	C
三线治疗	系统性应用维 A 酸类药物	D
	局部外用维 A 酸类加用氟尿嘧啶	E

（2）炎性发育不良表皮痣的循证治疗选择见表 8-2。

表 8-2 炎性发育不良表皮痣的循证治疗步序

项目	内容	证据强度
一线治疗	外用糖皮质激素	D
二线治疗	外用卡泊三醇/他卡西醇	D
	外用维 A 酸类药物	E
	外用地蒽酚/脉冲染色激光	E
三线治疗	依那昔普	E

二、高起性鱼鳞病

高起性鱼鳞病罕见，病因不清。本病类似于序列性线性表皮痣，表皮高度增生，显著色素沉着。

1. **临床表现** 本病为出生时即有或婴儿期发生，逐渐扩大，可局限或泛发。其表现为黑褐色或污黑色的高起性角质病变，呈绒毛状、疣状或乳头状生长，边界清楚。极少数可癌变。

2. **组织病理** 表皮角化过度和疣状增生，伴灶性角化不全，大量色素颗粒弥漫分布于表皮各层。

3. **治疗** 本病可试用冷冻、激光治疗。

三、脂溢性角化病

脂溢性角化病又称老年疣，本病与遗传、日晒、慢性刺激有关。本病不是表皮的增生，证明是单克隆性质，角质形成细胞成熟延迟所致一种良性表皮内肿瘤。鲍恩等研究发现，细胞凋亡抑制因子生存素在脂溢性角化病表皮中的表达持续性增加。

1. **病因与发病机制**

（1）危险因素：研究显示，年龄和紫外线暴露是本病独立的危险因素。

（2）遗传因素：主要利用候选基因的方法研究致病基因与脂溢性角化病的相关性，包括成纤维细胞生长因子受体3（FGFR3）突变。

（3）感染因素：包括人 HPV 感染，有学者报道76%（34/45）的非生殖器脂溢性角化病检出 HPV 阳性，且病毒类型有 10 种之多，正常对照组仅有 27%（13/48）阳性（P <0.05）。这种表皮良性肿瘤近来已被证明是单克隆性质，是一种肿瘤，而不是表皮的增生。特点是基底样细胞增生，伴有不同程度的鳞状细胞分化（图 8-1）。

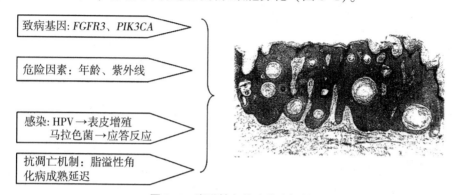

致病基因：FGFR3、PIK3CA

危险因素：年龄、紫外线

感染：HPV→表皮增殖
　　　马拉色菌→应答反应

抗凋亡机制：脂溢性角
化病成熟延迟

图 8-1　脂溢性角化病发病机制

2. **临床表现**

（1）皮肤损害：①早期，1~3 mm 轻微隆起的小丘疹，表面有油腻感。②晚期，为疣状表面的斑块，有"贴上去"的外观，皮损为 1 cm 或更大。损害可单发，但一般为多发，呈淡褐色、深褐色、表面光滑或呈乳头瘤样改变，有的覆油脂性鳞屑或结痂，触之柔软粗糙，无炎症反应。如刺激可感染结痂，如强行剥痂可见小疣状突起，并可见色素沉着，相邻皮疹可互相融合成较大的斑块。

（2）发病特征：30 岁以前很少发病，60 岁以上占 80%，80 岁以上占 100%。特别是老年人的皮脂溢出部位，如头面，尤其是颞部、颈部、胸背及四肢，也可发生于其他部位，偶尔发痒。皮损无自愈倾向，极少恶化。

（3）临床亚型：①寻常型；②网状型；③菌落型；④灰泥角化病；⑤灰白色疣状丘疹；⑥刺激型。

Leser-Trelat 征又称多发性发疹性脂溢性角化病。特点是皮疹数目迅速增多，范围大，呈泼墨状分布，瘙痒，是伴有恶性肿瘤的脂溢性角化病，以胃肠道腺癌多见，可伴有黑棘皮病。

3. **组织病理**

（1）角化型：有明显的角化过度及假角质囊肿，表皮主要由鳞状细胞组成，偶见基底样细胞。

（2）棘层肥厚型：表皮明显增厚，上皮突增生、变长，其间有狭窄的乳头，主要为基底样细胞，有时可见基底样细胞巢。

（3）腺样型：表皮细胞束呈分支交织状，从表皮伸向真皮，表皮细胞束互相交织，此型色素多。

4. 诊断与鉴别诊断　根据扁平淡褐色斑，界清，表面光滑或呈细颗粒状，组织病理特征可以诊断。本病应与日光性角化病、痣细胞痣、寻常疣、恶性黑色素瘤鉴别。

5. 治疗　本病一般不需治疗，可用氯乙烷冷冻喷雾喷皮疹，使皮损变脆，再用刮匙刮除，这种办法一般不产生瘢痕。其也可用氟尿嘧啶（5-FU）霜、维A酸霜、咪喹莫特霜、液氮冷冻、CO_2 激光和三氯醋酸等化学腐蚀剂治疗。系统治疗可用阿维A，25 mg/d。

6. 循证治疗选择　本病的循证治疗选择见表8-3。

表8-3　脂溢性角化病（SK）的循证治疗步序

项目	内容	证据强度
一线治疗	确诊、健康教育	E
	刮除术/烧灼术/冷冻	B
二线治疗	化学剥脱剂用于比较小、表浅的损害及黑色丘疹性皮病	C
	激光（脉冲 CO_2 激光用于伴有色素沉着的损害）	C
	铒-YAG 激光	E
三线治疗	氟尿嘧啶	E

7. 预后　本病预后良好，但其病理为细胞增殖、分化和凋亡异常，有学者认为其是介于正常与恶性肿瘤之间的一种皮肤病，但有潜在的恶变倾向。

四、角化棘皮瘤

角化棘皮瘤又称高分化鳞状细胞癌（角化棘皮型），是一种在临床和病理上类似于鳞状细胞癌的上皮肿瘤，可能起源于毛囊，主要发生在具有毛发的皮肤。本病常有自发性消退。尽管其具有独特的临床和组织学特征，但有学者将本病看作是鳞状细胞癌的一种亚型。

1. 病因与发病机制　本病病因未明，包括遗传因素、日光照射及化学致癌剂、创伤及某些皮肤病基础上病毒感染（检出 HPV-9、HPV-16、HPV-19、HPV-25 和 HPV-27 型）。20%的患者可检出 HPV DNA 序列。经过克隆研究确定本病有很多染色体异常，包括7号三体获得1p、8q 和9q，缺失3p、9p、19p 和19q，2号与8号染色体易位。多数患者损害在数月内消退，这种消退部分归因于免疫介导。

2. 临床表现

（1）皮肤损害：基本损害为半球状结节，多在2个月内发展成直径1~2 cm 大小的坚实性半球状结节，中心凹陷有角栓，呈肤色或淡红色，进展期后有2~8周的静止期，随后角栓脱落、肿瘤自发性消退，愈合后遗留萎缩瘢痕。

（2）发病特征：好发于面部中心、头颈部、手背等处。早期发展迅速，病程常为2~8个月，或需要1年。角化棘皮瘤的病程大致分为增殖期2~8周；稳定期2~8周；吸收期2~3周。多数患者损害在数月内消退，这种消退部分归因于免疫介导，有些特别的患者为多发性损害，可持续 3 年或更久。早期除去病损，治疗反应及预后良好。但 8% 的患者可以复发，尤其是手指、手掌、唇和耳部病变。

（3）临床分型：①单发型，最常见，有 2.5 cm 球状结节，多见于老年男性。②多发自愈型，损害一般为数十个，一般见于青年男性，有家族史，可累及全身皮肤和黏膜，自愈倾向大。③发疹型，皮损数目极多，数百个 1~3 mm 大小的丘疹。④巨块型，直径 >3~5 cm，常在数月内消退。⑤边缘离心性型，环状，中心萎缩，直径可达 5~30 cm，无自行消退倾向。⑥甲下角化棘皮瘤，不能自行消退。⑦免疫抑制型，免疫抑制患者（如肾移植者）易发生。

3. **组织病理**　角化棘皮瘤和高分化的鳞状细胞癌病理十分相似，单独通过病理明确诊断很困难。诊断取决于对典型火山口样大体结构的确认，充分发展的肿瘤为对称性，常有中心大角栓，伴有鳞状上皮增生。损害两侧上皮向上隆起形成领圈状。

4. **诊断与鉴别诊断**　应根据详细的病史进行判断，如本病最初迅速增长，中心有火山口样凹陷，充以角栓，病程自限，易于诊断，但需与传染性软疣、结节性痒疹、皮角、鳞状细胞癌鉴别。

5. **治疗**　由于即使活检阴性，也不能排除一级鳞状细胞癌，治疗原则为早日除去或切除肿物。Mohs 显微外科可用于易引起毁容的皮损治疗。其最安全方法是手术切除。糖皮质激素损害内注射有效，此外，可外用氟尿嘧啶软膏、咪喹莫特、冷冻、激光或软 X 线治疗。多发性损害可试用口服异维 A 酸、阿维 A、环磷酰胺、氨甲蝶呤。

6. **循证治疗选择**　本病的循证治疗选择见表 8-4。

表 8-4　角化棘皮瘤的循证治疗步序

病名	项目	内容	证据强度
小的单发的	一线治疗	刮除术	C
		切除	D
	二线治疗	氩激光/外用咪喹莫特	D
大的速发的增殖的	一线治疗	放疗	D
		皮损内注射氟尿嘧啶/MTX	D
	二线治疗	皮损内注射 IFN-α-2α	D
		皮损内注射博来霉素	D
多发性的	一线治疗	口服阿维 A 脂/异维 A 酸	E
		皮损内注射氟尿嘧啶	E
复发性的	一线治疗	放疗	C
	二线治疗	口服异维 A 酸	D
	三线治疗	口服 MTX	E

7. **预后**　本病治疗反应及预后良好。

（齐艳宁）

第二节 皮肤附属器肿瘤

一、痤疮样痣

痤疮样痣又称黑头粉刺痣，其特点为群集的扩张毛囊内充满角栓，类似于黑头粉刺。患者皮损内存在成纤维细胞生长因子受体-2（$FGFR_2$）的突变。

1. **临床表现**

（1）皮肤损害：损害为簇集疣状毛囊性丘疹，顶部有角栓，似黑头。因感染可遗留萎缩性瘢痕，似聚合性痤疮。其常单侧沿皮肤 Blaschko 线分布，排列成线状，偶为双侧性或泛发全身。

（2）发病特征：本病少见，可自出生至 15 岁任何时候发病，但常见于 10 岁左右。其好发于面部、颈部、肩部、上臂、前胸。

（3）痤疮样痣综合征：脊柱侧凸、融合性脊柱、指畸形、白内障、癫痫。

（4）伴发病：与下列疾病有关，鱼鳞病、毛鞘囊肿、乳头状汗腺瘤、皮鞘囊肿。

2. **组织病理** 本病组织病理见单个黑头粉刺为充满角质的宽而深的表皮凹陷，似扩张毛囊，基底部偶见毛干，为残留毛囊，也可见皮脂腺小叶开口于凹陷下端。

3. **诊断与鉴别诊断** 根据簇集的黑头粉刺样丘疹，特征性分布及组织病理可以诊断。本病应与外源性痤疮及婴儿痤疮鉴别。

4. **治疗** 毛孔清除美容贴和粉刺挤压术可改善皮肤外观，有学者用异维 A 酸使炎症明显减轻，重者可内服阿维 A 酯，其可部分抑制囊肿和炎性结节的形成，外用维 A 酸霜对部分患者有效。冷冻、激光也可选用，大片者可手术切除。

二、毛发上皮瘤

毛发上皮瘤又称囊性腺样上皮瘤，是一种比毛囊瘤分化差的错构瘤，常染色体显性遗传，常发生于儿童期或青春前期。本病于 1892 年首次报道。

1. **病因与发病机制** 多发性、家族性毛发上皮瘤基因连锁分析显示，染色体 9p21 可能与该病的发病机制有关，Brooke-Spiegler 综合征最近已定位于染色体位点 16q12-13，候选基因为肿瘤抑制基因 *CYLD*。

2. **临床表现**

（1）分型：①多发型，较常见，为常染色体显性遗传。本病青春期发病，好发于面部，为粟粒至豌豆大小，坚实、半透明且发亮的半球形丘疹和结节，直径为 2~4 mm，沿鼻唇沟对称分布，额部、眼睑、头皮、颈部、躯干等处也可累及，皮损呈肤色、淡黄色或淡红色。有的中心稍凹陷，表面可见毛细血管。②单发型，单个或数个，直径可达 2 cm。本病应与汗管瘤、皮脂腺增生症、基底细胞癌鉴别。③巨大孤立型，损害直径可达数厘米。④结缔组织增生型，此型向毛囊和皮脂腺结构分化。

（2）综合征：伴有毛发上皮瘤的综合征，如 Brook-Spiegler 综合征（家族性圆柱瘤或头巾瘤综合征）、Rombo 综合征（包括多发性上皮瘤、粟丘疹、蠕虫样萎缩、基底细胞癌、毳毛囊肿，外周血管扩张和发绀）。

3. 组织病理　本病组织病理为真皮肿瘤，界清无包膜，由许多基底样细胞的团索构成，有较多角囊肿。

4. 诊断与鉴别诊断　根据单个或多发半球形小结节、皮色或有透明感，以及特征性的组织病理变化可以诊断。本病应与角化型基底细胞癌、汗管瘤、胶样粟丘疹、毛母质瘤、结节性硬化症鉴别。

5. 治疗　依美容需要，选择良好的治疗方法。轻微电灼和中度电干燥法的疗效尚可；液氮冷冻对小的损害有时能取得满意效果；皮肤磨削术较好，但损害易复发；孤立性皮损最好给予手术切除或 CO_2 激光治疗。其分化程度使得多发性毛发上皮瘤很难理想地治愈。恶变者采用 Mohs 显微外科手术。

三、毛母质瘤

毛母质瘤又称钙化上皮瘤，来源于毛母质细胞，通常单发，是常染色体显性遗传病，部分患者可表现为多发。

1. 病因与发病机制　分子学机制研究表明，β-连环蛋白是本病发病的关键分子。关于参与 β-连环蛋白通路的角蛋白及其基因表达的研究表明，毛母质瘤是向毛基质分化的，细胞凋亡可能是影响细胞形成的主要机制。

2. 临床表现　最小发病年龄为 18 个月，最大为 86 岁。

（1）发病特征：发病年龄分布有两个高峰，5~15 岁的女性及 10~20 岁的男性；成人高峰为 50~65 岁，少数有家族性，以面部、头皮、颈部及上肢较常见，不累及掌跖。

肿瘤一般为单个皮下结节，多发者罕见，直径为 0.5~5 cm，质地坚硬，偶呈囊性，表面为正常肤色或略红，生长缓慢，可有轻度疼痛或压痛。

（2）临床分型：①单发性。②多发性，常与肌强直性营养不良——Steinert 综合征有关。③伴发疾病，胸骨裂缺损、凝血障碍、结节病。④综合征，Rubinstein-Taybi 综合征、Turner 综合征、Goldenhar 综合征。

3. 组织病理　肿瘤为一有包膜的团块，瘤细胞有 2 型。①嗜碱粒细胞，早期多见，类似于毛母质细胞。②影细胞，晚期多见，由嗜碱粒细胞演变而来，胞核消失，胞质弱嗜酸性，常见钙盐沉积。

4. 诊断与鉴别诊断　如存在单个深在硬性结节，表面呈皮色或蓝红色，则应考虑本病，组织病理检查可确诊。本病应与皮肤纤维瘤、表皮囊肿鉴别。

5. 治疗　主要是为了避免肿瘤引起异物反应及炎症而导致最终形成瘢痕。首选为手术切除，小切口刮除囊内容物，完整切除肿瘤常可治愈，术后复发率为 3%，预后一般良好。其也可采取手术切除、冷冻、电灼或激光治疗。

四、多发性脂囊瘤

多发性脂囊瘤又称脂囊瘤病。其常有家族史，属常染色体显性遗传病，有时伴有先天性厚甲，可能为皮样囊肿的一种类型。

1. 病因与发病机制　多发性脂囊瘤的家族中存在 KRT17C（编码角蛋白 17）的突变。单发性脂囊瘤未发现角蛋白 17 的突变。

2. 临床表现

（1）皮肤损害：损害为囊性丘疹和结节，直径数毫米至 1~2 cm，表面皮肤呈淡黄色或淡蓝色，如发生于阴囊，为黄色结节，质地中等，较大者柔软与表皮粘连，有时在其顶部可见一凹陷的小孔。由此可挤出油脂样物质，有臭味，数目不等，可多达数百个。

（2）临床特征：本病多见于青春期男性，偶见于新生儿及出生不久的婴儿。其可伴有其他先天性外胚叶发育异常，好发于前胸中下部、背部、头部、颈部、腋窝、四肢、股部等处，有时也发生于阴囊、阴茎及外阴。严重者可泛发全身，但掌跖不受累。单发性脂囊瘤常发生于成人，无家族史，一般无自觉症状。其常易继发感染，切开皮疹见油脂样液体，阴囊皮疹可钙化。病程发展慢，多年保持不变，偶尔可自行吸收消退。

3. 组织病理　囊肿位于真皮中部，囊壁由缺乏颗粒层的鳞状上皮构成，常有皱褶；囊壁内一般有附属器结构，特别是皮脂腺或发育不全的毛囊；上皮的腔内侧衬以增厚的均质性嗜酸性非细胞层，并向腔内不规则突出。囊腔内含有无定形油状物，偶见毳毛。

4. 诊断与鉴别诊断　根据损害为皮内囊性小结节，穿刺出奶油样液体，组织病理特征可以诊断。本病应与表皮囊肿、皮样囊肿、皮肤纤维瘤鉴别。

5. 治疗

（1）非手术治疗：穿刺抽吸内容物，激光，冷冻，炎症者口服异维 A 酸，皮损内注射糖皮质激素。口服异维 A 酸对炎症性皮疹有效，但对非炎性囊肿无效。四环素 1 g/d，分 4 次服，或米诺环素 100~200 mg/d，分次服也可试用。

（2）手术治疗：手术切除或切开挤出囊肿内容物。如继发感染应控制感染，切开引流或使破溃伤口愈合后再进行手术。单个皮损应采取切除治疗，做椭圆形切口，缝合一针或最多两针效果极佳。

通过内镜手术进行皮下囊肿的摘除，可避免出现手术切口瘢痕，是近年来科技发展的一项新手术方法。

6. 循证治疗选择　本病的循证治疗选择见表 8-5。

表 8-5　多发性脂囊瘤的循证治疗步序

项目	内容	证据强度
一线治疗	炎症皮质	
	异维 A 酸	D
	抗生素/切开并引流	E
	无炎症皮炎	
	手术切开及去除囊壁	D
二线治疗	穿刺/冷冻	E
三线治疗	CO_2 激光治疗	E

7. 预后　本病如不治疗则皮损可持续存在，切除预后良好。

（钱佳丽）

第三节　皮脂腺肿瘤

一、皮脂腺痣

皮脂腺痣是一种器官样痣，主要成分为皮脂腺。绝大多数患者为散发性，家族性发病者极为罕见。

1. 病因与发病机制　本病可能受某些激素的调控，皮损在出生时隆起，儿童期变平，青春期时再次隆起，青春期后一般不再扩大。研究发现皮脂腺痣患者中存在 PTCH 基因（果蝇属基因，是一种肿瘤抑制基因）的缺失。

2. 临床表现

（1）皮肤损害：损害多数为圆形或卵圆形斑块或结节，稍高出皮面，呈淡黄色至褐黄色，坚实，大小不等，直径可自数毫米至数厘米。到青春期，损害变成疣状和结节，表面有脂质性膜，呈颗粒分瓣状，蜡样光泽，可见扩大的皮脂腺口，表面无毛发。

（2）发病特征：通常出生时即有，新生儿发病率达0.3%，男女相当，偶发于成人。其好发于头皮、面部、耳后，偶可见于躯干、四肢、外耳道和肛周。成年后，皮脂腺痣病变中可能发生向不明方向分化的良性或恶性肿瘤，少数可为泛发型皮脂腺痣及带状疱疹样皮脂腺痣。

（3）皮脂腺痣综合征：先天性皮脂腺痣、席梅耳潘宁格综合征皆为伴有皮脂腺痣的综合征。

3. 组织病理　可见真皮大量成熟或接近成熟的皮脂腺；毛囊发育不成熟或缺如，有时可见异位的顶泌汗腺。

4. 诊断与鉴别诊断　根据黄色至橘黄色斑块，表面平坦或呈颗粒状，蜡样，组织病理特征可诊断。本病应与疣状痣、幼年黄色瘤、幼年良性黑色素瘤、孤立性肥大细胞增生病鉴别。

5. 治疗　本病可用冷冻、激光或手术切除。CO_2激光可用于治疗鼻部皮损。然而，由于常见到本病向深处发展，所以病程较长的皮损的恶变危险性较高。对于大的皮损可能要用组织膨胀器。长在头皮部位的病损最好手术切除，再进行缝合，而烧灼、冷冻、激光治疗的创面愈合后不长头发。大的损害可切除，再移植头皮。

6. 循证治疗选择　本病的循证治疗选择见表8-6。

表8-6　皮脂腺痣的循证治疗步序

项目	内容	证据强度
一线治疗	外科手术	E
二线治疗	刮除术或烧灼术	E
	冷冻/激光治疗	E
	光动力学治疗	E

7. 预后　本病治疗反应好，预后良好。

二、皮脂腺增生症

皮脂腺增生症可能是最常见的毛囊皮脂腺肿瘤。

1. 临床表现

（1）基本损害：损害为 1 个或数个隆起的结节，质软，呈淡黄色，表面呈分叶状或中心脐形凹陷，直径为 2~4 mm。

（2）发病特征：本病仅有 1 个或数个皮脂腺扩大，发生于中老年面部，特别是额部和颊部。

2. 组织病理 损害由成熟的皮脂腺小叶组成，中心有通向皮面的皮脂腺导管。

3. 鉴别诊断 本病需与鼻赘、基底细胞癌和皮脂腺痣鉴别。

4. 治疗

（1）治疗原则：一般不需要治疗，而要求治疗者主要是为了美容。应仔细选择既能除去病损又能美容的治疗方法。

（2）除去病损：刮除、冷冻、电干燥、CO_2 激光或手术治疗均有效。

5. 治疗评价及预后 尽管刮除术和浅表削切活检术对不能确诊的病例较适用，但电干燥法或非常精细的电火花疗法可成功去除皮损。异维 A 酸可治愈皮损，但常复发。激光治疗也是有效的。本病预后良好。

（钱佳丽）

第四节　汗腺肿瘤

一、乳头状汗腺腺瘤

乳头状汗腺腺瘤又称乳头汗腺瘤，为顶泌汗腺的良性肿瘤。本病罕见。

1. 临床表现 本病常见于 40~50 岁女性的大小阴唇，偶见于腋窝、乳腺或肛周，一般为单发。肿瘤为直径 0.5~1.5 cm 的球形或卵圆形结节，可有出血、溢液、瘙痒和疼痛。本病偶可形成溃疡或中心呈红色颗粒状突起，似化脓性肉芽肿。

2. 组织病理 组织病理见肿瘤位于真皮内，有完整包膜，瘤内有管状或囊状空腔，腔内有许多乳头状突起，可见顶浆分泌。电镜下显示为汗腺瘤和肌上皮瘤，证明此瘤来源于顶泌汗腺。

3. 治疗 本病可用手术切除。

二、汗管瘤

汗管瘤为表皮内、外泌汗腺导管肿瘤。最常见于女性的眼睑。

1. 病因与发病机制 对外泌汗腺特异性单克隆抗体（如 EKH6）有阳性染色。组织化学和电镜研究证明，汗管瘤是末端汗管、真皮外泌汗腺导管的腺瘤。39% 的唐氏综合征患者可发生本病，家族性病例也有报道。

2. 临床表现

（1）一般特征：本病好发于女性，与内分泌有关，妊娠、月经等因素可使病情加重。

患者往往有家族史。皮疹好发于双眼睑、前额、面颊、颈部、前胸、背部、腹部及女阴部。损害直径为 1~3 mm 大小，呈皮色、淡棕黄色或黄褐色，表面似蜡样光泽的丘疹。皮疹数目可从几个到数百个，密集分布，互不融合。一般无自觉症状。病程可达 30 年以上。发展缓慢，停止发展后不消失。

发疹性汗管瘤常在 10 岁内发病，大量皮损成批出现于颈前、胸部和腹部，眼睑不一定受累，皮损可终身不变或自行消失。

（2）临床分型：①眼睑型；②生殖器型；③肢端型；④发疹性汗管瘤，大量的皮损出现于颈前、胸部和腹部；⑤巨大型，可大至 1 cm。

3. **组织病理**　本病为囊性扩张的汗腺导管，由两层立方形细胞和上皮细胞条索排列形成一些囊肿，呈小的逗号样尾巴，形成蝌蚪样导管。

4. **诊断与鉴别诊断**　根据皮色或淡黄色光滑平顶的小丘疹，发生于眼睑或面颊等处，组织病理证实可诊断。

本病应与下列疾病鉴别：①毛发上皮瘤，其丘疹大而坚硬，表面有时可见扩张的毛细血管。②扁平疣，好发于面部及双手背，为扁平的丘疹。

5. **治疗**　必要时本病采用钻孔活检、激光或电干燥法去除，或用眼科剪、化学烧灼去顶；也可用磨削方法治疗。因皮损病理改变在真皮，且数目多，治疗时宜细心，以免产生瘢痕。

6. **循证治疗选择**　本病的循证治疗选择见表 8-7。

表 8-7　汗管瘤的循证治疗步序

项目	内容	证据强度
一线治疗	手术切除/电灼术	E
	剪除使创面二期愈合	E
	电干燥法/CO_2 激光	D
二线治疗	电干燥/冷冻	E
三线治疗	皮损磨削术/外用 1% 阿托品	E
	外用维 A 酸	E

三、圆柱瘤

圆柱瘤又称头巾瘤，是良性或恶性上皮瘤。多数认为其向外泌汗腺分化，肿瘤细胞的一些组织化学和超微结构特征提示其为顶泌汗腺上皮；家族性病例为常染色体显性遗传。

1. **临床表现**

（1）多发性圆柱瘤：属显性遗传，常自幼发生，好发于头皮。其损害多，为大小不等的结节，呈粉红色至紫红色，表面光滑，几无毛发，底部有蒂，直径一般小于 1 cm，但多发者损害可达数厘米甚至覆盖整个头皮，形似头巾。其生长缓慢，至一定大小常可停止生长。Brooke-Spiegler 综合征，即家族性圆柱瘤病和头巾瘤综合征，由染色体 16q12-q13 的 *CYLD1* 基因突变引起。

（2）单发性圆柱瘤：无遗传性，见于成人，好发于头皮与面部，损害为隆起的半球形结节，直径数毫米至数厘米，呈淡红色或正常肤色，质硬，表面光滑无毛，生长缓慢。

（3）恶性圆柱瘤：非常罕见。

临床系统类型：①神经型（脑型），智力减退、癫痫为主。②内脏型，肾脏、肺脏、骨骼等脏器病变。

2. 组织病理　肿瘤位于真皮内，是由上皮细胞组成的圆柱状团块，周围由厚的带状透明物质包绕并分隔。其 PAS 染色阳性，耐淀粉酶、阿利新蓝染色阴性，表明此透明物质为中性黏多糖，此有诊断意义。瘤细胞团有 2 种细胞：一种为核小而深染的未分化细胞，位于细胞团外围，呈栅状排列；另一种为核大而淡染的细胞，位于瘤细胞团块中心。

3. 诊断与鉴别诊断　根据肿瘤呈结节状、粉红色至紫红色，形似头巾覆盖头皮，组织病理可确诊本病。本病需与毛发上皮瘤、基底细胞癌、外毛根鞘囊肿鉴别。

4. 治疗　本病必要时可手术切除，恶变者需作广泛切除才能防止局部复发。

5. 治疗评价及预后　除个别恶性或发生转移外，本病预后良好。

四、透明细胞汗腺瘤

透明细胞汗腺瘤又称结节性汗腺瘤。其来源于外泌汗腺，是一种可向整个外泌汗腺结构分化的原始附属良性肿瘤，本病最好归类于外泌汗腺亚器官样肿瘤。

1. 临床表现　本病常单发，为直径 0.5~5 cm 的坚实结节，呈淡红色或鲜红色，表面光滑。其可因损伤而发生糜烂、溃疡或渗液，多见于头皮、面部、腋窝、胸部和腹部。本病一般为良性，偶可恶变。

2. 组织病理　本病的组织病理可见肿瘤位于真皮内，界线清而无包膜。瘤体由小叶状瘤细胞团块组成，其中有大小不等的囊腔，有导管形成。实体部瘤细胞有 2 种。①透明细胞，呈圆形或多角形，核圆形，胞质透明，胞膜清楚。②梭形细胞，胞质嗜碱性。2 种细胞可互相移行。

3. 治疗　本病一般采取手术治疗。

（任　芳）

第五节　皮肤囊肿

一、表皮囊肿

表皮囊肿又称表皮样囊肿、角蛋白囊肿，是一种含有角质物的表皮衬里囊肿，因外伤将表皮或附属器上皮植入真皮所致者，称外伤性表皮囊肿。

1. 临床表现　本病常见于成人，单个或数个；常见于面部、颈部、胸部和上背部，创伤所致的囊肿常位于掌、跖或臀部。皮肤损害为圆顶形隆起的囊肿，呈皮色、淡黄色或白色，直径为 0.5~2 cm；坚硬，表面光滑；部分囊肿与表皮固定。中心小点为栓塞的毛囊皮脂腺开口，挤压时流出干酪样角质物。

表皮囊肿的囊壁偶可发生基底细胞癌、原位鳞状细胞癌。

2. 组织病理　囊肿由复层鳞状上皮衬里，粒层存在，类似于毛囊间表皮。囊腔内含有板层样角质物。

3. 诊断与鉴别诊断　根据囊肿挤出干酪样角质物、组织病理特征可以诊断。本病应与多发性脂囊瘤、脂肪瘤及神经纤维瘤鉴别。

4. **治疗**　本病可于囊肿内注射曲安西龙（5 mg/mL）；感染者给予抗生素治疗或切开引流；囊肿可手术切除，应彻底切除表皮衬里以防复发。

二、粟丘疹

粟丘疹（白色角化性囊肿），起源于表皮或附属器上皮，为浅表性、白色至黄色含角蛋白的表皮潴留性囊肿。

1. **病因**　原发性粟丘疹的病因未明，可能起源于毛囊皮脂腺。继发性粟丘疹有皮肤创伤，如烧伤、阳光照射或 X 线照射、皮肤磨削、水疱性皮肤病、大疱性扁平苔藓、迟发型皮肤卟啉病及糖皮质激素诱发的萎缩部位或氟尿嘧啶治疗后的潴留囊肿。

2. **临床表现**

（1）基本损害：皮疹为粟粒大小坚实丘疹，直径一般为 1~3 mm，很少超过数毫米，散在分布，呈白色或黄白色，挤之有白色角化物。

（2）临床类型：①原发性粟丘疹，见于多达 50% 的新生儿，源自毳毛漏斗部的最底部，是小的囊肿，仅在体积上与表皮囊肿有区别，好发于面部、眼睑周围、颊和鼻部（新生儿）和外生殖器，阴茎、阴囊、小阴唇内侧面也可发生，也可见于其他部位，儿童和成人也可受累，可自发性消退。②继发性粟丘疹，可能源于外泌汗腺导管或源于毛囊。其常发生于炎症后，可能与汗腺管受损有关，继发于水疱性皮肤病、大疱性扁平苔藓，弥散分布于受累区域，继发损害多分布于原有皮损周围，数年后自然脱落。③发疹性粟丘疹，面部和躯干突然发生大量皮损。④斑块性粟丘疹，皮损成群融合成斑块。

3. **组织病理**　本病组织病理表现为微型表皮囊肿，位于表皮下方的真皮浅部，继发性损害与毛囊或外泌汗腺导管有关。

4. **诊断与鉴别诊断**　根据典型临床表现及皮损、组织病理为表皮囊肿可诊断。本病需与汗管瘤鉴别，前者似米粒埋于皮内，后者为半球形丘疹，呈肤色、淡棕黄色，表面蜡样光泽。其他应与毛发上皮瘤、光泽苔藓、扁平疣及黄色瘤鉴别。

5. **治疗**　粟丘疹在皮肤表面没有开口，不能像黑头粉刺那样被挤出，可用消毒针头挑除囊内角蛋白核心白色颗粒，或用激光消融或电干燥法治疗。

三、皮样囊肿

皮样囊肿是含有各种表皮附属器的表皮衬里囊肿，起源于沿胚胎闭合线分离的上皮。

1. **临床表现**　本病表现为出生时在上眼睑侧面存在的单个、小的、无压痛的皮下结节。本病罕见，无性别差异。其为先天性皮下囊肿，多在出生时即有，直径为 1~4 cm，囊肿表面皮肤正常，好发于眼周、鼻根、后枕部或体表中线，多为单发，极少恶变，穿刺可抽吸出奶油样液体，有腐臭味。

2. **组织病理**　本病组织病理显示真皮或皮下囊肿，囊壁为复层鳞状上皮，含有各种完全成熟的附属器如毛发、毛囊、皮脂腺等，囊腔内含角蛋白碎屑、脂质、毛发等。

3. **诊断与鉴别诊断**　本病需与炎性畸胎瘤、表皮囊肿鉴别。

4. **治疗**　本病可手术切除。

5. **预后**　本病易复发，有窦道深入颅内，则手术有一定难度，一般预后良好。

（任　芳）

第六节　黑色素细胞疾病

一、黑色素细胞痣

黑色素细胞痣又称色素痣、细胞痣、痣，是由痣细胞在局部聚集形成的良性错构瘤病。本病属发育畸形，发生于儿童或未成年人，几乎人人都有。临床分类多依据外观，这里采用传统命名的方法。出生6个月以后出现的痣称为普通获得性痣，它们常在随后的30~40年增大，数量增多，之后逐渐消退，大多数直径小于5 mm。虽然黑色素细胞痣有恶变的倾向，但发生率极低，其概率为1/10万，但也应警惕恶变。

1. 临床表现　根据痣细胞在皮肤内部位又可分为交界痣（痣细胞巢位于表皮下部与真皮交界处）、皮内痣（痣细胞巢位于真皮内）和复合痣（痣细胞巢位于表皮和真皮）。

（1）交界痣（活动痣）：这一型发生于表皮真皮交界处，基膜带的表皮侧，发生在表皮内。其多在出生后发生，一般甚小，直径为0.1~1 cm，表面光滑，无毛，扁平或略高出皮面，色深，呈淡棕色、深褐色或黑色。发生于掌、跖或外阴部的黑色素细胞痣往往为交界痣。交界痣恶变时，局部常有轻度疼痛、灼热或刺痛，边缘处出现卫星小点，如损害突然增大，颜色加深，有炎症反应、破溃或出血时，应提高警惕。

（2）复合痣（交界痣和皮内痣混合存在）：痣细胞侵入真皮乳头，痣细胞巢在表皮内和真皮内都可以发现。其外观似交界痣，但较高起，色深，多见于儿童和少年。

（3）皮内痣（静息痣）：成人常见。损害呈半球状隆起丘疹或结节，色浅，呈淡棕褐色，逐渐增大，其直径达数毫米至数厘米，表面光滑或呈乳头状，或有蒂，可含有毛发。其多见于头部、颈部，不发生于掌跖或外生殖器部位。该型代表进展到最后的结果。逐渐消退的痣细胞巢完全进入真皮层，痣在真皮中生长或停留。随着年龄增加，这些痣可发生纤维化。

2. 诊断与鉴别诊断　根据痣的临床特征、组织病理确诊。本病应与雀斑、单纯雀斑样痣、脂溢性角化病、色素性基底细胞癌、恶性黑色素瘤鉴别。

3. 治疗

（1）手术切除：为最佳选择，较大或有待病理确诊的色素痣，可沿痣边缘外2~3 mm的正常皮肤处切除，直至皮下，以防复发。

（2）参考方法：激光、电灼治疗。但应注意治疗要彻底，否则残留痣细胞容易复发，反复发作或刺激可以引起恶变。激光对于色素痣的治疗均是负面的。激光的主要问题有三方面：致恶变、致瘢痕、复发。这是皮肤科临床医师和病理学家长期关注和争论的问题。

二、晕痣

晕痣，又称离心性后天性白斑、Sutton痣，可能是白癜风的一种变型，约1/5的患者可与白癜风同时发生。其也可以是白癜风的先兆，也可在转移的黑色素瘤中发生。本病由免疫介导，包括体液免疫和细胞免疫，浸润细胞主要由T细胞组成，可能代表免疫诱导排斥反应，因而相应的免疫反应也是导致消退的原因。

1. 临床表现　本病好发于青少年，皮损中心有斑点状色痣，偶见毛痣、蓝痣、纤维瘤和恶性黑色素瘤等，周围环绕圆形或卵圆形色素减退斑，边界清楚，大小不等，色泽均匀，单发或多发；可累及身体各部，但以躯干多见。晕轮可同时或间歇发生，围绕数个痣的周围，边缘无色素沉着。半数患者的中心痣，在 5 个月至 8 年内自然消退，部分白晕随后也消退。

2. **组织病理**　示中心色素痣为混合痣或皮内痣，周围白斑处表皮基层内黑色素减少或消失。

3. **治疗**　本病一般不需要治疗。黑色素瘤在抗原及免疫反应模式方面密切相关。尽管目前认为，对晕痣患者进行随访是最好的治疗策略，但手术切除有助于平息晕痣的免疫活动，因此对于单发皮损，手术切除也许更为合适。

三、单纯性雀斑样痣

单纯性雀斑样痣又称单纯黑痣、幼年雀斑样痣，常在儿童期出现，30 岁内数量可增加，妊娠期可变明显，随年龄增加可逐渐消退。皮疹为直径 1~3 mm 大小的棕色或黑色、圆形或椭圆形斑点，日晒后颜色不加深，冬季也不消失，边缘整齐。全身皮肤、皮肤黏膜交界处或结膜均可受累。本病常呈多发性，往往呈带状或片状分布于身体一侧而不对称，至青春期停止发展。其特殊类型如下。①泛发性单纯性雀斑样痣。②多发性单纯性雀斑样痣综合征。③斑点状单纯性雀斑样痣。④唇部黑斑。组织病理示表皮突可呈杆状延长，基底层细胞黑色素增加及黑色素细胞数目增加。本病应与雀斑鉴别，后者好发于面部、手背等暴露部位，日晒后皮疹增多、色深，组织病理示基底层细胞黑色素增多，但黑色素细胞不增加。

治疗可行液氮喷雾冷冻或脉冲染料激光治疗。

四、蒙古斑

蒙古斑是一种先天性灰蓝色斑痣，常见于黄种皮肤婴儿，发生率可达 90% 以上，是由胚胎发育时黑色素细胞从神经嵴向表皮移行时滞留在真皮所致。尚未报道过这些皮损中有黑色素瘤发生。

1. **临床表现**　皮损多呈灰蓝色、灰青色甚或褐色，圆形、卵圆形或不规则形，边界不清，直径为 0.5~12 cm，多为单发，常见于腰骶部或臀部。一般于出生时即有，生后一个时期内加深，以后色渐变淡，常于 3~4 岁时自行消退，偶有持久不退者。本病需与蓝痣相鉴别，后者一般色较深，为边界清楚的结节或斑块。

2. **组织病理**　黑色素细胞位于真皮深部或中下部，其树枝突显著伸长、变细，散布在胶原纤维之间。

3. **治疗**　本病一般不需要处理，大多数患者在 5 岁之前自发性消退。持久性蒙古斑无有效疗法。

五、太田痣

太田痣又称眼上腭青褐色痣，表现为皮肤和黏膜的蓝色和棕色色素沉着，有时可累及其他脏器，可持续终身，皮损可发生恶性黑色素瘤，但很少见。

1. **病因与发病机制**　本病可以是先天性的，家族中鲜有报道，是一种累及单侧三叉神经分布区域的蓝黑色或灰褐色蒙古斑样色素沉着斑，以三叉神经第 1 和第 2 分支支配部位最常见；其是真皮黑色素细胞错构瘤，可能是由于黑色素母细胞移行缺陷。

2. **临床表现** 约60%的患者在出生时即有皮肤损害，余者大多数在10~20岁出现。女性多见（80%），双侧病变者少见（5%~10%）。

太田痣表现为单侧发生界限不清的蓝灰色斑，好发于眼部、上颌等三叉神经分布区域，而鼻及口腔黏膜受累偶见。太田痣可分为四型（图8-2）。

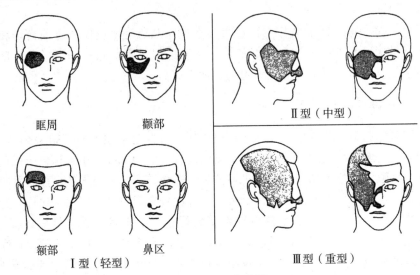

眶周　　　　颧部

Ⅱ型（中型）

额部　　　　鼻区

Ⅰ型（轻型）

Ⅲ型（重型）

图8-2　太田痣分型
太田痣分型：Ⅰ型、Ⅱ型、Ⅲ型见图，Ⅳ型为双侧累及

（1）皮肤损害：一般位于颜面，三叉神经第1及第2分支支配区。基本损害为斑片，有时有轻度隆起，边缘不清，呈褐色、青灰色至青色、紫褐色或青黑色不等，斑片周围有大小不等斑点。

（2）黏膜损害：眼、耳、鼻、口、咽喉黏膜常累及。眼色素沉着累及巩膜、结膜、虹膜、角膜、视网膜、视神经盘，甚至球后脂肪组织及眼眶骨膜，此外尚可累及上腭、鼓膜和鼻黏膜。受累侧常有巩膜的蓝色斑点，黑色素细胞还可浸润至角膜、结膜、眼内结构、球后组织和眶骨膜。若见丘疹和结节，说明皮损含蓝痣和细胞性蓝痣的成分。

3. **组织病理** 组织病理显示表皮无明显异常，真皮浅层和深层可见梭形、树枝形、星状黑色素细胞（Ota细胞），在太田痣的点状皮损区，黑色素细胞往往丛集排列，类似蓝痣。

4. **诊断与鉴别诊断** 根据病史、临床表现和组织学检查可确诊。但本病应与同属真皮色素细胞增生的皮肤病鉴别，如蓝痣、蒙古斑、伊藤痣、获得性太田样痣斑等。

5. **最佳治疗方法** 本病最佳治疗方法为选定特定的激光治疗。

（1）Q开关翠绿宝石激光：其波长为755 nm，脉宽为100 ns，常用能量为5.0~9.0 J/cm²。该激光可以选择性地破坏太田痣真皮的黑色素细胞而不损伤相邻的皮肤组织。

（2）Q开关Nd：YAG激光：其波长为1 064 nm、脉宽为10 ns，常用能量为4.0~8.0 J/cm²。有报道本病用此方法治疗5次，有效率为98.92%，而6次以上者达100%。

（3）Q开关脉冲红宝石激光：红宝石激光波长为694 nm，脉宽为20~40 ns，常用能量为4.0~8.0 J/cm²，治疗1~4次后皮损消退率为50%~100%。

（4）调 Q-Nd：YAG 染料 700 nm 激光：此激光输出波长为 700 nm，脉宽为 7~10 ns。本病用此方法治疗 5 次以上治愈率为 75%，强脉冲光显效率为 100%。

目前用于光子嫩肤的强脉冲光也可治疗太田痣。

6. **预后**　恶变常发生于白种人，且恶变部位常见于脉络膜，青光眼偶尔可并发太田痣，除此之外，本病预后良好。

六、伊藤痣

伊藤痣又称肩峰三角肌青褐色痣。除解剖部位不同之外，本病皮损特征与太田痣相同。皮损位于锁骨上神经和臂外侧皮神经分布区域内，如肩、锁骨上区、颈侧面和上臂。

太田痣和伊藤痣在儿童期内可有轻微褪色，但一般在青春期后色素沉着更明显，不会自发性消退；损害内偶可见到由真皮黑色素细胞构成的蓝痣样丘疹。液氮冷冻（压迫 3~10 秒）、红宝石和 Q-Nd：YAG 激光可有效去除或减轻本病皮损。

七、颧部褐青色痣

颧部褐青色痣多见于中青年女性，以两颧部对称散在分布的灰黑色斑点为特征，曾有人认为是太田痣的亚型，但损害和三叉神经支配区域无关，双侧巩膜从不受累，与太田痣和雀斑不同。

1. **病因与发病机制**　患者可能存在遗传易感性，与长期使用化妆品、紫外线暴露史有关。

2. **临床表现**

（1）发病特征：发病多见于女性，占 97%，发病较晚，多在 25~45 岁。

（2）皮肤损害：大多对称发生于双侧颧部、下眼睑、上睑外侧部、颞部、鼻根，较少分布于前额及鼻翼。皮损为散在的圆形或卵圆形褐青色、黄褐色、黑褐色斑疹。其直径为 1~5 mm，颧部皮损较大，斑疹数目多少不等，病程长者皮疹增多。

女性患者于妊娠和产后出现皮损，个别患者精神紧张后色素沉着加重。

3. **组织病理**　本病组织病理显示表皮正常，真皮上部胶原纤维间散布细长的梭形色素细胞，常呈带状散在分布于真皮浅层。其多巴染色阳性，提示色素细胞为黑色素细胞。

电镜观察：本病黑色素细胞为梭形，两极细长，胞核扁圆，胞质少，在胞质中核的两端分布有一些黑色素颗粒。而太田痣的黑色素细胞呈棒形、钝圆形或不规则形，胞核常偏于一端、胞质丰富，胞质中分布不同时期的黑色素颗粒，细胞周边有一些伪足样突起。

4. **诊断与鉴别诊断**

（1）诊断：该病常见于中青年女性，发病较晚，皮损发生于两颧部，褐青色斑及组织病理变化易于诊断。

（2）鉴别诊断：本病应与下列疾病鉴别。

1）太田痣：多出生时即有，或 1~2 岁前发生，累及颜面一侧的上下眼睑和颧颞部，常限于三叉神经第 1 及第 2 分支支配区域，同侧巩膜多蓝染，组织病理也可区别。

2）黄褐斑：对称发生于颜面、额、眉、颊、鼻、上唇等处，为淡褐色斑片，组织病理示表皮色素沉着，真皮中噬黑色素细胞也有较多黑色素。

3）雀斑：发病年龄较早，多在 5 岁内发生。面部、颈部、肩部、手背处发生淡黄色、棕褐色或黑色斑点，直径为 1~2 mm，日晒加重，组织病理示表皮基底层黑色素颗粒增多，多巴染色真皮层阴性。

5. **治疗** 本病可用磨削术、冷冻治疗，也可参考太田痣的治疗。

八、Spitz 痣

Spitz 痣又称良性幼年性黑色素瘤。

1. **临床表现**

（1）基本损害：为丘疹，常单发，偶见多个簇集于一处甚至泛发。其直径常小于 6 mm，一般不超过 1 cm。皮损为半球形，表面光滑，粉红色、棕褐色甚至黑色，无毛发，生长较快。

（2）发病特征：患者半数以上大于 14 岁，1/4 的患者大于 30 岁，偶尔出生时即有，好发于下肢和面部。

2. **组织病理** 显示本病为痣细胞痣的一种异型，大多为复合痣，也可为皮内痣甚至交界痣。MIB-1 和 bcl-2 免疫组化染色可区别大多数 Spitz 痣与黑色素瘤，黑色素瘤免疫反应阳性，而 Spitz 痣为阴性。

3. **鉴别诊断** 临床上常将 Spitz 痣误诊为化脓性肉芽肿、肥大细胞瘤、幼年黄色肉芽肿或黑色素瘤。

4. **治疗** 虽然本病是一种良性痣细胞痣，但因其与结节性恶性黑色素瘤鉴别相当困难，故应早行手术切除。如果临床医师及病理医师都明确诊断，则不需要治疗。不幸的是，这种"确定性"对高达 10% 的患者是难以定性的。

以往认为，一般病变可以密切随访观察，如有恶变趋势，可手术切除，同时做病理检查。但学者新的观念是，因与恶性黑色素瘤鉴别困难，凡疑 Spitz 痣则应完全切除，并做组织病理学检查。

5. **循证治疗选择** 本病的循证治疗选择见表 8-8。

表 8-8 良性幼年黑素瘤（Spitz 痣）的循证治疗步序

项目	内容	证据强度
一线治疗	切除整个皮疹直到皮下脂肪再行缝合	B
二线治疗	仅活检，不进一步治疗	C
	不治疗，不活检	C
	电干燥	D
	冷冻	E
	激光去除	E

6. **预后** 无恶变转移者，预后良好。

九、Becker 痣

Becker 痣又称 Becker 色素性毛表皮痣，是一种含错构因素的类器官痣，而非含黑色素细胞的痣，损害通常是无症状的，多是要求诊断或因美容需求而就诊。

1. **临床表现**

（1）基本损害：为色素性斑片，通常单发，边缘清楚，但不规则，偶见多发，或可融合成网状，其上毛发出现较晚，有时可无毛发。

（2）发病特征：好发于10~20岁男性肩部或胸部的一侧或双侧，也有发生于下肢者。

2. **组织病理** 组织病理显示表皮轻度角化过度，棘层肥厚，表皮突不规则向下延伸。基层内黑色素增多，但黑色素细胞数目正常。

3. **治疗** 需美容者可行治疗，小片可激光治疗，大片可行手术切除，本病可伴发立毛肌平滑肌瘤，应相应治疗。

（1）减少色素沉着，Q-Switched ruby 激光、2 倍频率 Q-SwitchedNd：YAG。

（2）除去多余的毛发，正常模式 ruby 激光、电解。

4. **循证治疗选择** 减少色素沉着，Q-Switched ruby 激光疗法，除去多余的毛发，正常模式 ruby 激光疗法，减少色素沉着。2 倍频率 Q-Switched Nd：YAGD，除去多余的毛发，电解。

5. **预后** 本病预后良好。

十、蓝痣

蓝痣是一种获得性、良性、坚实、深蓝色至灰黑色、边界清楚的丘疹或结节，是产生黑色素的真皮黑色素细胞局部增生的结果。

1. **临床表现** 蓝痣分类：①普通蓝痣，为灰蓝色或青黑色圆顶状丘疹或结节，直径为2~10 mm，单发或多发，边缘清楚，好发于上肢和面部，幼年发病，不恶变。组织病理见真皮深层有长梭形蓝痣细胞，长轴与表面平行，可见分支的树枝状突起，富含黑色素颗粒。②细胞性蓝痣，为较大的蓝色或蓝黑色坚实结节或斑块，直径可达 1~3 cm 或更大，表面光滑或呈分叶状，界线清楚，多见于臀部和骶尾部。其出生时即有，可恶变。③上皮样蓝痣，为蓝色至黑色或紫圆顶状损害，好发于四肢、躯干，直径可达 1.0 cm，损害由多角形上皮样黑色素细胞组成。④无色素性蓝痣，四肢臀部多见，不含色素，细胞轻度异型和多形，可见有丝分裂。认识本型有助于与恶性病损鉴别。⑤联合痣，即蓝痣表面并发黑色素细胞痣，通常颜色很深。⑥恶性蓝痣是指起源于蓝痣（常为细胞性蓝痣）的恶性黑色素瘤。

2. **组织病理** 见有树枝状突起的蓝痣细胞和类似施万细胞的细胞巢，后者几乎不含黑色素，胞质淡染，S-100 蛋白阳性，间有噬黑色素细胞。

3. **诊断与鉴别诊断** 本病根据蓝色丘疹或结节、组织病理易于诊断，应与色素痣、恶性黑色素瘤鉴别。鉴别诊断见太田痣、蒙古斑、蓝痣的比较（图8-3）。

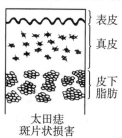
太田痣
斑片状损害
真皮内黑色素细胞散在分布，
基底层黑色素颗粒增加

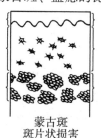
蒙古斑
斑片状损害
真皮内黑色素细胞散在分布

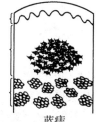
蓝痣
隆起性损害
真皮内蓝痣细胞呈肿瘤性增生

图 8-3 太田痣、蒙古斑、蓝痣的比较

4. **治疗**　手术切除是治疗蓝痣的主要手段。现在已有应用 Q 键红宝石激光成功治疗蓝痣的报道。蓝痣恶变者的治疗方法与恶性黑色素瘤相同。

5. **治疗评价及预后**　除恶变的细胞蓝痣外，预后良好。

十一、先天性黑色素细胞痣

先天性黑色素细胞痣是一种特殊类型的先天性痣细胞痣，与普通痣细胞痣不同，出生时即见皮损。虽为先天性，但不遗传。本病损害对称，边界清楚整齐，色泽均匀。其直径可仅为数毫米，但一般较后天性痣细胞痣为大，常大于 1.5 cm；如超过 20 cm，则称为巨型先天性黑色素细胞痣，也有人称之为先天性巨痣。

小型先天性黑色素细胞痣常略高起，有中等量毛发，数目多少不等，也有称为先天性小痣，其特殊类型如下：①脑回状先天性痣，位于头皮，正常皮肤颜色，有脑回状沟纹。②斑点状集簇性色素痣，表现为密集排列的褐色至黑色丘疹。③先天性肢端黑色素细胞痣。位于足跟或指（趾）端，呈蓝黑色斑片。

巨型先天性黑色素细胞痣的损害可覆盖整个头皮、肩部、肢体或躯干的大部分，形如帽、靴、肩垫、游泳衣或袜套状，色素较深，质地柔软，常有中等量毛发，外周可见许多散在小的卫星状损害。发生于头皮和颈部的患者可伴发软脑膜黑色素细胞增生症，不仅可有癫痫、精神发育障碍，而且可有原发性软脑膜黑色素瘤。

1. **组织病理**　小型先天性黑色素细胞痣与普通后天性痣细胞痣的病理变化大致相同，痣细胞有成熟现象，可为混合痣或皮内痣，但有以下一个或数个不同点。①病变广泛。②痣细胞在真皮上部常呈宽带状浸润，可扩展至网状层甚或皮下脂肪组织，可围绕小血管（特别是细静脉），以及上皮组织等结构（如毛囊、外泌汗腺导管、皮脂腺、皮肤神经和肌肉等）周围。③痣细胞在真皮网状层常呈单个、单行或双行穿插于胶原束间。④痣细胞不仅见于表皮，也可见于附属器上皮结构（如毛囊上部、外泌汗腺导管与腺体）甚至皮肤神经束膜、血管壁和立毛肌内，有时也见于皮脂腺内。

特殊类型先天性黑色素细胞痣：①脑回状先天性痣，通常为皮内痣，并有类似神经纤维瘤中所见的神经样改变。②斑点状集簇性色素痣，为皮内痣，痣细胞可主要围绕在毛囊或外泌汗腺周围。③肢端黑色素细胞痣，为复合痣，真皮上部色素明显增多，深部血管和外泌汗腺周围可见无色素性痣细胞的聚集。

巨型先天性黑色素细胞痣的病理变化常较小型先天性黑色素细胞痣复杂，可有三种成分混合，但常以一种成分为主。①复合痣或皮内痣。②神经痣，有神经样管或痣小体。③蓝痣，少见，常为次要成分，极少数可居主要成分。曾有报道其累及硬脑膜或脑。

2. **诊断与鉴别诊断**　依据本病具有的临床特征，不难诊断。但确定是否有早期恶变，比较困难。

3. **治疗**　6.3%~12% 的巨型先天性黑色素细胞痣患者在痣或卫星状损害处发生恶变，可发生于出生时、婴儿期或以后的任何时间，故应尽早切除。而小型先天性黑色素细胞痣的恶性黑色素瘤发生率约为 1%，比一般人群的 0.4% 为高；除直径小于 10 cm 的损害可推迟在发育期后手术切除外，应根据具体情况尽早手术切除。

（邵丽芳）

第九章

恶性皮肤肿瘤

第一节 表皮肿瘤

一、鳞状细胞癌

鳞状细胞癌又称表皮样癌或棘细胞癌，是表皮（或黏膜）上皮细胞的一种恶性肿瘤。其病因和分化水平不同，而且有不同的侵袭性，在正常人紫外线诱导的大多数不易转移，而免疫抑制的人群具有较高的转移。我国鳞状细胞癌多见，其与基底细胞癌的比例为(5~10)：1。

（一）病因与发病机制

1. **致癌诱因** 紫外线 B（UVB）辐射是最重要的病因学因素。其次是放疗、过往烧伤史、砷、煤焦油、工业致癌剂、免疫抑制、HPV 感染、炎症性病变和长期溃疡。器官移植接受者尤其倾向于发生这些肿瘤。多数致死性病例报道来自澳洲，提示阳光对皮肤免疫系统具有深远影响。

2. **基因突变** p53 基因突变及失活在 UVB 引起鳞状细胞癌的过程中是一个早期的重要改变。电离辐射与不同基因异常有关，包括点突变、染色体畸变、DNA 链断裂及缺失和基因重排。HPV 所导致的肿瘤抑制基因的失活与鳞状细胞癌的发生有关。

（二）临床表现

1. **发病特征** 常见于中老年人，可发生于皮肤或黏膜的任何部位，尤其易发生在日光曝晒部位（约占90%），如前额、耳、头皮、颈部、下唇、面部、手背。放射部位、烧伤部位和慢性溃疡上出现的鳞状细胞癌侵袭性明显、转移率高，日光损害的皮肤上出现的鳞状细胞癌侵袭性较低，转移少。以上两型均可发生转移，特别易侵犯附近淋巴结。免疫抑制患者鳞状细胞癌接受器官移植患者鳞状细胞癌发生率是正常人的 40~50 倍。AIDS 患者唇部鳞状细胞癌发生增加 4 倍。

2. **皮肤损害** 通常为开始于曝光部位的日光角化病。皮损形态可分 2 型。①菜花样（或乳头状）型，初起为疣状隆起性肿块，基底坚硬，表面粗糙如菜花状，可见毛细血管扩张，或呈暗红色，顶部常有角质物附着，若将角质强行剥离，基底容易出血。②溃疡型，常发生在慢性溃疡或烫伤瘢痕上，中心破溃，边缘宽而隆起，并常呈菜花样外翻，或潜行状外观。其发展较快，向深部侵袭可达肌肉或骨髓，有黏臭的渗出物，周围充血。

3. 常见类型 ①日光诱发鳞状细胞癌：源于光化性角化病，位于日光暴露部位。②砷剂诱发鳞状细胞癌：源于砷剂角化病和鲍温病。③热力鳞状细胞癌：在慢性热损伤部位。④放射性鳞状细胞癌。⑤瘢痕鳞状细胞癌。⑥新生鳞状细胞癌：起源于正常皮肤。⑦下唇鳞状细胞癌：源于光化性唇炎或盘状红斑狼疮。⑧口腔鳞状细胞癌：好发于黏膜白斑病。⑨女阴鳞状细胞癌：发生于 60~70 岁妇女。⑩阴囊鳞状细胞癌。⑪阴茎鳞状细胞癌。⑫疣状癌：常见于跖部。⑬甲周鳞状细胞癌。

（三）组织病理

鳞状细胞癌由来自表皮的成巢、成片、成条的鳞状上皮细胞组成，延伸到真皮不同深度。细胞具有丰富的嗜酸性胞质和大的泡状细胞核。其有明显的细胞间桥，不同程度的中心角化（角珠）和角栓形成。

Broders 根据分化细胞的比例分成四级：Ⅰ级分化良好的细胞超过 75%；Ⅱ级超过 50%；Ⅲ级超过 25%；Ⅳ级低于 25%。

（四）诊断与鉴别诊断

本病的诊断依赖于组织学检查，任何可疑的损害（先在病变处或正常皮肤）均应及时活检。需与本病鉴别的疾病包括角化棘皮瘤、光化性角化病、孢子丝菌病、慢性溃疡、寻常狼疮、利什曼病、假上皮瘤样增生的疾病（如芽生菌病）、基底细胞癌、鲍温病。

（五）治疗

1. 治疗原则 手术切除或 Mohs 显微外科手术，其中 Mohs 显微外科手术为金标准。放疗适用于直径<10 cm 的肿瘤；直径<1 cm 表浅损害可慎用冷冻或激光，但最好手术切除。若为恶性程度大者，可加用全身化疗。

2. 治疗选择 光化性角化病演变而来的小鳞状细胞癌应用电干燥及刮除法治疗。稍大的肿瘤或唇红缘及邻近部位的肿瘤最好是切除治疗，切除范围应该包括皮下脂肪组织。组织学显微分期对指导治疗有帮助。厚度小于 4 mm 的肿瘤单纯局部去除病灶即可。皮损厚度为 4~8 mm 或侵袭较深真皮的患者应该手术切除。穿透真皮的肿瘤由外科医师来分期，并给予多种治疗方法，包括切除、Mohs 显微外科手术、颈部分离、放疗及化疗。更大的肿瘤或鼻及眼部的肿瘤需要特殊关注。原发性皮肤鳞状细胞癌外科切除时边缘的宽度应根据治疗指南确定。当鳞状细胞癌发生转移时，最先转移到局部淋巴结群。Mohs 显微外科手术与前哨淋巴结切除术联合应用是治疗高转移风险鳞状细胞癌的一个选择。

（六）循证治疗选择

本病的循证治疗选择见表 9-1。

表 9-1　鳞状细胞癌（SCC）的循证治疗步序

项目	内容	证据强度
一线治疗	刮匙刮除/电干燥/冷冻疗法	C
	标准手术切除	B
	Mohs 显微手术	B
	放射治疗	C

续表

项目	内容	证据强度
二线治疗	皮损内注射及外用氟尿嘧啶	B
	外用咪喹莫特	B
	博来霉素电化学治疗	B
	皮损内注射 α-干扰素	C
三线治疗	光动力治疗	C
	α-干扰素全身治疗	C
	截肢（骨转移）	D

（七）预后

与基底细胞癌相比，鳞状细胞癌发展较快，且易转移至区域淋巴结，发生血道转移者罕见，肺为最常见的转移部位。

二、湿疹样癌

湿疹样癌，又称 Paget 病，分为乳腺和乳腺外 Paget 病。乳头和乳晕的 Paget 病几乎都与潜在的乳腺导管癌有关，乳腺外 Paget 病见于顶泌汗腺丰富的区域。

（一）病因与发病机制

1. **与乳腺癌相关**　乳腺 Paget 病与乳腺癌密切相关，皮肤病变是由于肿瘤细胞经乳腺导管扩散至表面上皮，呈亲表皮性。乳腺外 Paget 病的发病机制是多方面的，大多数患者表现为原位恶性肿瘤，主要源于表皮内汗腺导管，少数与汗腺癌向表皮转移或扩散有关。

2. **远处转移癌**　有些病变可能是来自远处恶性肿瘤向表皮转移，如直肠癌、膀胱癌、尿道癌、前列腺癌或子宫颈内膜癌。在肛周病变中有超过 1/3 的患者合并直肠腺癌。乳腺外 Paget 病约有 15% 合并内脏癌。眼睑部 Paget 病与 Moll 腺癌有关，而外耳道 Paget 病与耵聍腺癌有关。

（二）临床表现

1. **乳腺 Paget 病**　主要发生在 41~60 岁的女性乳腺部位，而男性罕见。其多为单侧，最初在乳头或乳晕处出现小片状鳞屑性红斑，可有少许渗液，损害渐扩大超出乳晕，并出现糜烂、结痂或溃疡，类似湿疹的皮损，但边界清楚，触之有肥厚感，有时为暗红色浸润斑块，可发生糜烂和溃疡或为下方乳腺导管癌直接扩散至皮肤。本病常有不同程度的痒痛感，病程慢性，可持续多年而无明显变化，常合并乳腺癌、乳腺导管癌。

2. **乳腺外 Paget 病**　常见于 51~80 岁的女性，与乳腺 Paget 病的皮肤损害相同，易发生在顶泌汗腺分布处，如外生殖器、腹股沟、阴囊、会阴、肛周区域、腋窝、眼睑及外耳道。少数情况下，可同时在外阴和腋窝出现多发性损害。若发生在肛周或外阴处的皮损，可出现乳头瘤样增殖。大多数乳腺外 Paget 病没有潜在的肿瘤。乳腺外 Paget 病临床分型。①原发型，原发于乳腺外（来源于表皮内）。②潜在顶泌汗腺癌。③潜在胃肠道癌。④潜在泌尿生殖道癌。

（三）组织病理

乳腺 Paget 病以出现 Paget 细胞为特征，为大的、圆的、核大淡染细胞，细胞间桥消失。Paget 细胞 PAS 反应阳性、耐淀粉酶、癌胚抗原（CEA）阳性，大部分患者 HER-2/neu 阳性、EMA 阳性，CAM5.2 和 CK7 染色阳性。染色的轮廓和 S-100 阴性、5/6 的细胞呈现角蛋白阴性反应都可明确地将本病与 Paget 样黑色素瘤和 Paget 样鲍温病鉴别开来。乳腺外 Paget 病组织学类似于乳腺 Paget 病，即角化过度、角化不全、棘层肥厚和位于上皮基底的淡染空泡状 Paget 细胞。

（四）诊断与鉴别诊断

根据发病部位及皮肤损害特点，结合有特殊表现的病理（Paget 细胞）易于诊断。本病需与湿疹鉴别，湿疹往往对称发生，时轻时重，边界不清，也无浸润感，经治疗后很快好转或消退。其他应与浅表恶性黑色素瘤、鲍温病、浅表基底细胞癌、乳头乳晕角化病鉴别。

（五）治疗

乳腺 Paget 病应根据乳腺癌存在与否来选择手术方式，如单纯乳腺切除、改良乳腺癌根治术等。疾病仅限于乳头时，可行局部放疗。乳腺外 Paget 病如无潜在肿瘤也可试用 Mohs 显微外科手术。其复发率超过 25%，其他包括放疗、化疗、光动力学疗法和激光均可选择。

女阴处复发的乳腺外 Paget 病可局部外用博来霉素成功治疗。所有乳腺外 Paget 病患者都应进行全面的体格检查以除外发生内脏恶性肿瘤的可能。

（六）湿疹样癌的循证治疗选择

本病的循证治疗选择见表 9-2。

表 9-2 湿疹样癌的循证治疗步序

项目	内容	证据强度
一线治疗	大范围局部手术切除	C
	Mohs 显微手术	C
二线治疗	放疗	C
	系统性氟尿嘧啶、丝裂霉素 C	E
	系统性氟尿嘧啶、卡铂、叶酸钙	E
	系统性氟尿嘧啶、丝裂霉素 C、顺铂、表柔比星、长春新碱	E
三线治疗	光动力治疗/外用咪喹莫特	D
	局部氟尿嘧啶/局部博来霉素	E
	CO_2 激光，Nd：YAG 激光	E
	雄激素受体拮抗剂	E

（七）预后

乳腺外 Paget 病局限于上皮和皮肤附件或微灶浸润者（浸润不超过表皮基膜 1 mm），预后良好。虽术后也有复发，但复发常局限于上皮和附件，再次手术仍可治愈。若为浸润性或伴有下方肿瘤，预后较差。

（邵丽芳）

第二节　附属器肿瘤

一、基底细胞癌

基底细胞癌又称基底细胞上皮瘤，是一种起源于表皮及其附属器基底细胞的恶性上皮细胞瘤，极少发生转移。基底细胞癌通常仅在表皮发生，表皮有生长毛囊的能力，所以，基底细胞癌很少发生在唇红缘或生殖器黏膜。

（一）病因与发病机制

1. **致癌因素**　病因不明，长期日晒是明显的诱因，常见于皮肤白皙和易于晒伤的个体，因放射线照射或在放射性皮炎基础上发生，存在外伤及烧伤瘢痕的人群应用砷剂或食用含有砷剂较高的水、食物等均可诱发本病。

2. **基因突变**　研究已发现本病是由于人类同源的果蝇属基因 patched（PTCH1）的突变所致，该基因仅次于染色体 9q22.3。PTCH1 是一种肿瘤抑制基因。在 30% 的散发性基底细胞癌中发现有 PTCH1 突变。参与基底细胞癌发生的其他途径还有肿瘤抑制基因 p53 的突变。近来，也报道基底细胞癌中 BAX（bcl-2 相关 X-蛋白）的基因突变。

表皮细胞肿瘤的演变过程见图 9-1。

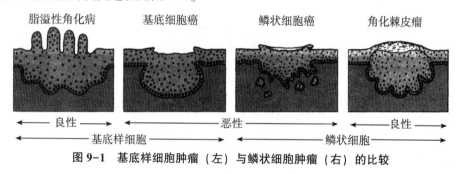

图 9-1　基底样细胞肿瘤（左）与鳞状细胞肿瘤（右）的比较

（二）临床表现

1. **一般特征**　本病是人类最常见的侵袭性恶性肿瘤。本病很少转移，常被认为是一种非恶性肿瘤，但其破坏正常组织甚至破坏一侧面部及进入骨和脑组织。基底细胞癌可发生于任何年龄，40 岁以上发生率显著增加，基底细胞癌在年轻人群中发病率增加，可能是日光照射增加的结果。

2. **好发部位**　85% 的基底细胞癌发生在头颈部，25%～30% 单独发生在鼻部。基底细胞癌也可发生在不受日光照射的部位，如外生殖器和乳腺。

3. **临床类型**

（1）结节溃疡型：占 60%～80%，最常见，常为单个，最初的损害为表面有蜡样光泽的小结节，逐渐长大，而新的损害又不断出现，新旧损害互相融合。结节表面覆有鳞屑，鳞屑不断脱落，出现发红的基底和溃疡。损害缓慢生长，逐渐形成参差不齐和破坏性外观，并不断向周围扩展，溃疡边缘向内卷起而有光泽。损害较硬，可侵蚀面部软组织及骨骼，以致毁容。

（2）色素型：罕见，皮损为褐色或黑色而酷似黑色素瘤，其他特点同结节溃疡型。色素沉着可发生在本亚型中。

（3）浅表型：占 10%~30%，好发于躯干，皮损为鳞屑性红色斑片，边缘呈珍珠样光泽的线状隆起，表面常有小片的浅表溃疡或结痂，有时中心萎缩或形成瘢痕。

（4）硬斑病型：罕见，为黄色或象牙色的斑块，质硬，边界不清，类似瘢痕或局限性硬皮病，此型常无溃疡。

（5）pinkus 纤维上皮瘤型：罕见，好发于成人躯干，为单个或多个丘疹或结节，呈淡红色或黄色，质硬，表面光滑，有的融合成片，表面可见鳞屑或少许结痂，可有蒂，似纤维瘤。

（6）其他类型：浸润型、微小结节型、囊肿型、息肉状、巨大基底细胞癌（≥10 cm）。

（三）组织病理

基底细胞癌细胞类似于表皮的基底层细胞，嗜碱性，核大，在真皮内肿瘤细胞巢边缘规则排列成基底层样，即所谓的栅栏状（图 9-2）。各分型组织病理如下：①结节溃疡型（21%），瘤细胞形成圆形团块，边界清楚，边缘呈明显的栅栏状。②浅表型（17%），非典型基底细胞自表皮基底层呈出芽状延伸。③微小结节型（15%），小的圆形肿瘤结节，肿瘤细胞呈网状，似毛球大小，边界清楚，周围形成栅栏状。④浸润型（7%），肿瘤细胞团大小不等，形状不规则。⑤硬斑病型（1%），很多小的细长的瘤团，由少量细胞在纤维基质中形成条索状。

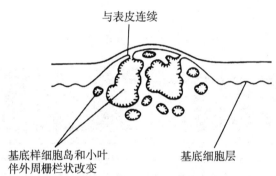

图 9-2 基底细胞癌组织学

（四）诊断与鉴别诊断

根据本病多见于老年，单个浸润性斑块、结节、溃疡，组织学特征为基底样细胞肿瘤团块易于诊断。本病应与鳞状细胞癌、鲍温病、恶性黑色素瘤、Paget 病、角化棘皮瘤、脂溢性角化病鉴别。

（五）治疗

1. **首选手术** 手术治疗对基底细胞癌的大小损害均适宜（图 9-3）。本病的 5 年复发率为 10%。

2. **Mohs 手术** 用于多数硬化型基底细胞癌及边界不清的基底细胞癌，基底细胞癌复发性可能很大的部位有鼻或眼睑。5 年复发率为 1%。

3. **放疗** 较小的损害可做放疗，放疗美容效果最佳，5 年复发率为 7.4%。

4. **物理治疗** 直径<6 mm 的结节型基底细胞癌，电干燥法及匙刮术有效，或采取激光或冷冻治疗，但对直径>2 cm 皮损则不宜使用。

5. **免疫调制剂** 5%咪喹莫特霜治疗浅表型基底细胞癌有效。其即为免疫调节剂，又诱导产生与细胞介导免疫反应的细胞因子包括干扰素 α、干扰素 γ 及白介素，每天 1 次，6 周有效。

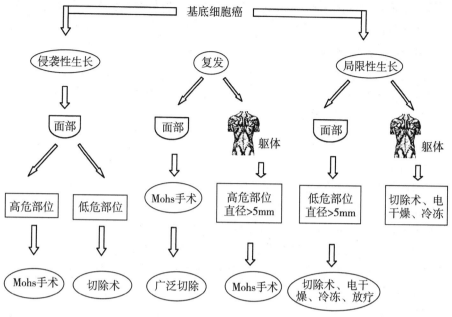

图 9-3　基底细胞癌的治疗措施

（六）循证治疗选择

本病的循证治疗选择见表 9-3。

表 9-3　基底细胞癌（BCC）的循证治疗步序

项目	内容	证据强度
一线治疗	刮除术和切除术/冷冻外科	B
	标准外科切除术/Mohs 显微外科手术	B
二线治疗	放疗	B
三线治疗	皮损内干扰素	B
	维 A 酸类	D
	外用咪喹莫特/光动力治疗	A
	外用氟尿嘧啶/电化学治疗	A
	CO_2 激光	D
	皮损内白细胞介素/系统化疗	D

（七）预后

基底细胞癌生长缓慢且很少引起淋巴结转移。虽然多马鲁斯等曾报道过因此病而发生转移死亡的患者，但一般基底细胞癌不发生区域淋巴结转移，有转移者实属罕见。

二、痣样基底细胞癌综合征

痣样基底细胞癌综合征又称 Gorlin-Goltz 综合征，为常染色体显性遗传，出生后即发病或出生以后任何时候发病。

（一）病因与发病机制

本病可能由含有数个基因的 DNA 区缺失所致，UV 辐射后发生的散发性基底细胞癌可能是肿瘤抑制基因二次复制过程中的突变所致，已发现 *PTCH* 基因有广谱突变，以及 9 号染色体长臂的区域性突变（9q23.3-q34.1）。

（二）临床表现

1. **基底细胞癌**　发病年龄可早至 2 岁，尤其好发于颈部，多数常在青春期到 35 岁之间开始增生。皮损为多发性基底细胞癌，常发生在青春期，也可出生时即有或生后不久发生。其好发于面部，特别是眼睑、鼻、颊和颈部甚至整个体表，常对称，散在分布，呈单侧或线状排列。损害为 0.5~5 mm 直径大小的丘疹，数个至数百个不等。个别损害于成年期后破溃。颜色从珍珠白、肉色到浅棕色都有，可以被误为皮赘或痣。

2. **粟粒疹**　30%~50% 的患者表现为基底细胞癌与小的角质囊肿（粟粒疹）混杂，35%~50% 的白种人患者肢体和躯干可见体积较大的多发性表皮囊肿，约 40% 的患者有多发性睑结膜囊肿。

3. **掌跖小凹**　具有特殊诊断意义。65%~80% 的患者在 11~20 岁出现，损害为非对称性，表现为 1~3 mm 角层小坑样凹陷，呈红色，无自觉症状。

4. **角质囊肿性牙源性肿瘤**　其特点是从 7 岁以后开始出现多发性（平均为 6 个，范围为 1~30 个）牙源性角化囊肿，现称为角质囊肿性牙源性肿瘤。其病变位于上颌或下颌，以下颌更为常见。总体发生率为 65%。本病可以导致牙明显移位，但很少引起骨折，术后非常容易复发（复发率超过 60%）。

5. **系统损害**　眦异位、先天性失明、性腺发育不全、智力低下、颌骨囊肿、硬脑膜钙化、骨骼异常、脑肿瘤可合并脂肪瘤、卵巢纤维瘤、颅骨异常（头大，相对巨头）、心脏纤维瘤、髓母细胞瘤。

（三）组织病理

病变同寻常性基底细胞癌，病理亚型有实性、浅表性、纤维化、角化性、腺样和囊性等。

（四）诊断与鉴别诊断

1. **诊断**　本病发病年龄早，皮肤肿瘤数目多，组织病理虽似基底细胞上皮瘤及毛发上皮瘤，但从临床多样性体征及病理，可确诊。

2. **鉴别诊断**

（1）基底细胞上皮瘤：发病较晚，皮损数目少，多不伴发其他皮肤肿瘤、骨缺损，多无家族史。

（2）线状或单侧基底细胞痣：痣样基底细胞癌综合征应与线状或单侧基底细胞痣作鉴别，后者有广泛非对称损害，由基底样毛囊错构瘤粉刺、表皮样囊肿和部分区域的萎缩表皮组成，患者还可有脊柱侧凸，但没有其他明显内脏异常。

（五）治疗

1. 治疗方法 防晒，大的损害或影响美容疑有侵袭性者，应手术切除。

2. 基底细胞癌 ①手术切除，Mohs 显微外科手术。②液氮冷冻或激光及刮除疗法。③维A酸口服。④其他：5-FU 和（或）维 A 酸霜外用、光动力学疗法均可使基底细胞癌数量减少。

3. 颌骨囊肿 采用手术切除，但术后复发常见。

（六）循证治疗选择

本病的循证治疗选择见表 9-4。

表 9-4 痣样基底细胞癌综合征（NBCCS）的循证治疗步序

项目	内容	证据强度
一线治疗	保护避免日晒	C
	外科手术切除	D
二线治疗	Mohs 显微手术/电干燥/刮除	D
三线治疗	冷冻/氟尿嘧啶/皮肤磨削法	E
	外用咪喹莫特	A
	维 A 酸/干扰素	C/B
	CO_2 激光/光动力治疗	E

（李　锦）

第三节　皮肤软组织肿瘤和瘤样病变

一、隆突性皮肤纤维肉瘤

隆突性皮肤纤维肉瘤是真皮和皮下间叶性肿瘤，为一种具有复发倾向的低度恶性软组织肿瘤。

（一）病因与发病机制

本病起源为组织细胞或神经内膜或束膜细胞，有几个亚型，都表达同样的遗传学异常。最常见的染色体异常有环状染色体和染色体易位 t（17；22），前者源自 22 号染色体并包含有 17q22-qter 和 22q10-q13.1 的低水平扩增序列。环状染色体主要见于成人患者，而染色体易位见于所有儿童患者。

（二）临床表现

本病发病年龄为 20~50 岁，男：女＝4：1。也有证据显示其儿童时期起病，青年时期变得明显。20% 的患者有既往创伤史，两者间隔时间为 2 个月至 20 年。

1. 皮肤损害 基本损害为结节状斑块（肿块），初期为暗色、质硬斑块，其上发生多个结节，质硬，呈肉色、暗红色或红褐色；具有缓慢而持续生长的病史，常持续数年。损害逐渐融合，发展成典型的、发育完全的隆突的形态，或呈萎缩性凹陷瘢痕样，可破溃。20% 的患者有疼痛或触痛。

2. 发病特征 过往的烧伤史、手术瘢痕和创伤史与肿瘤的发生有关。有卡介苗种植部位发生隆突性皮肤纤维肉瘤的病例报道，最常见于躯干和近端肢体，其次为头部、颈部和肢体远端。其可侵犯肌肉或骨骼，血道及淋巴道转移分别占 2/3、1/3，肺转移最常见。相关异常包括慢性砷中毒、黑色棘皮病、肠病性肢端皮炎病。妊娠期肿瘤可迅速增大。

（三）组织病理

本病镜下特征为成纤维细胞排列成旋涡状或车轮状，有丝分裂相对很少。肿瘤无完整包膜。肿瘤细胞弥漫表达 CD34 和波形蛋白。

（四）诊断与鉴别诊断

1. 诊断 本病表现为真皮内硬化性斑片基础上多发性结节或瘢痕疙瘩样的损害，可破溃或疼痛，结合组织病理确定诊断。免疫组化检查证实肿瘤细胞来源于成纤维细胞。电镜下确定肿瘤细胞为成纤维细胞。

2. 鉴别诊断 本病早期损害应与瘢痕及硬斑病鉴别，中晚期损害则需与皮肤纤维瘤、瘢痕疙瘩、恶性纤维组织细胞瘤和纤维肉瘤鉴别。

（五）治疗

1. 治疗原则 早期诊断，早期手术治疗。本病对化疗、放疗均不敏感，唯一治疗方法为手术切除。

2. 治疗措施 手术切除，因切除不彻底，术后复发率为 11%～54%。本病切除范围应包括肿瘤边缘 3 cm 或以上和深筋膜；Mohs 显微外科手术对美容或功能部位的损害尤为适用。

（六）病程与预后

本病有显著的局部复发风险。在一组 50 例患者中 Mohs 显微外科手术后复发率为 2%，然而，在用广泛局部切除治疗的另一组患者中，术后复发率为 11%～50%。局部复发在初次术后 3 年内，本病很少发生转移。

二、Kaposi 肉瘤

Kaposi 肉瘤又称多发性特发性出血性肉瘤，是一种多系统血管性肿瘤，表现为皮肤黏膜紫色损害水肿，伴邻近器官受累。

（一）病因与发病机制

在所有类型的 Kaposi 肉瘤中均发现人疱疹病毒 HHV-8（又称 Kaposi 肉瘤相关疱疹病毒）的 DNA 序列，当宿主出现免疫抑制时，其为首要发病因素。艾滋病的 Kaposi 肉瘤是由艾滋病病毒感染和破坏 CD4 细胞导致机体免疫缺陷所致。Kaposi 肉瘤的组织发生学目前更倾向于内皮细胞来源，特别是淋巴管内皮细胞，是由异常血管内皮细胞增生形成的。个别研究显示病变是克隆性的，支持其为肿瘤。

（二）临床表现

1. 经典型 皮损比较局限，常见于下肢与前臂等处。本病为呈淡红色、紫蓝色、淡蓝色、黑色或青红色的斑块，以后逐渐增大形成结节或肿物，无痛，质地稍硬似橡皮。整个病程进展缓慢，有的斑块融合后可形成溃疡甚至坏疽，也有些早期损害可以自然缓解或消退。

内脏病变约占 10%，以胃肠道最常见。该型发病年龄在 50 岁以上，一般为 70~79 岁。

2. 非洲型 非洲赤道地区患者的发病年龄为 25~40 岁，损害可分①结节型；②增殖型；③浸润型；④淋巴结型。

3. 艾滋病相关型 多见于 25~50 岁人群，进展快，内脏受累多见，病死率高。皮损分布于颈部、躯干及上肢。33% 的患者侵犯口腔，40% 的患者伴淋巴结肿大。

（三）组织病理

早期斑片期的特征是真皮内血管数量轻度增多，斑块期可见更为广泛明显的真皮血管增生。结节期的特征性表现为真皮内相对境界清楚的嗜酸性梭形细胞团块。在所有 Kaposi 肉瘤的三期特别是结节期，梭形细胞间或细胞内可见无定形的嗜酸性透明小体。这些小体可能是退化的红细胞，在艾滋病相关型和非洲型 Kaposi 肉瘤中更为常见。小体 PAS 染色阳性且抗淀粉酶消化，Masson 三色染色呈亮红色。

（四）诊断与鉴别诊断

根据皮疹为紫色斑块或结节、存在溃疡，组织学特异变化，免疫病理的 FⅧRAg、CD34 和 c-erbB-2 染色证实其来源于血管肿瘤，可以诊断。本病应与草莓状血管瘤、血管肉瘤、恶性淋巴瘤鉴别。

（五）治疗

各型 Kaposi 肉瘤对放疗敏感，或通过电子束辐射治疗。对于顽固、局限的损害，可采用局部切除、冷冻疗法，阿维 A 凝胶，局部注射化疗药，或干扰素或激光治疗。手术切除也可合用长春新碱（0.1 mg/mL）或博来霉素等损害内注射。伴有内脏损害者可应用环磷酰胺、氨甲蝶呤或干扰素等联合化疗。对于艾滋病相关型 Kaposi 肉瘤，蛋白酶抑制剂具有抗血管新生作用，非核苷酸反转录酶抑制剂在预防 Kaposi 肉瘤中的作用不次于蛋白酶抑制剂，这说明 Kaposi 肉瘤的消退完全通过免疫功能的改善，而不是通过特异性抗病毒效应。脂质体蒽环类抗生素和紫杉醇已分别被美国 FDA 批准作为晚期 Kaposi 肉瘤的一线和二线治疗药物。

（六）循证治疗选择

本病的循证治疗选择见表 9-5。

表 9-5 Kaposi 肉瘤的循证治疗步序

项目	内容	证据强度
一线治疗	冷冻治疗/放疗	B
	皮损内注射长春碱 C	
	9-顺维 A 酸凝胶 A	
	聚乙二醇化阿霉素脂质体联合 HARRT	B
二线治疗	皮损内注射干扰素	C
	皮下或肌内注射干扰素	B
	干扰素加 HARRT	B
	蒽环类脂质体单一疗法	B
	紫杉醇	B

续表

项目	内容	证据强度
三线治疗	沙利度胺/全反式维 A 酸	B
	光动力治疗/膦甲酸	B
	TNF-α/美法仑	D
	白细胞介素 2	E
	西多福韦/激光治疗/手术切除	E

（七）预后

经典 Kaposi 肉瘤进展缓慢，极少累及淋巴结或内脏。非洲型 Kaposi 肉瘤为侵袭性，早期淋巴结受累，预期 1~2 年死于 Kaposi 肉瘤。艾滋病相关型 Kaposi 肉瘤，几乎全部患者死于机会性感染。其他与免疫抑制有关的 Kaposi 肉瘤患者，去除免疫抑制状态后，Kaposi 肉瘤可能不治而愈。

（李　锦）

第四节　黑色素细胞肿瘤

一、恶性黑色素瘤

恶性黑色素瘤简称恶黑，是恶性程度最高的皮肤肿瘤，起源于真皮交界的黑色素细胞或恶性较不典型的黑色素细胞痣或先天性痣样黑色素细胞瘤的痣样黑色素细胞（表9-6）。本病是起源于黑色素细胞和痣细胞的恶性肿瘤，发生率占皮肤恶性肿瘤的第三位（6.8%~20%）。

表 9-6　黑色素瘤分类

分类
新发黑色素瘤
原位黑色素瘤（MIS）、恶性雀斑样痣黑色素瘤（LMM）、浅表播散性黑色素瘤（SSM）、结节性黑色素瘤（NM）、肢端雀斑样痣黑色素瘤（ALM）、黏膜黑色素瘤、结缔组织增生性黑色素瘤
由癌前病变损害发展而来的黑色素瘤
由不典型痣样黑色素细胞痣及先天性痣样黑色素细胞痣发展而来

（一）病因与发病机制

本病的病因和发病机制不明，可能的病因和发病机制如下。

1. 日光照射　流行病学表明黑色素瘤与日光照射有关（图9-4），儿童日晒伤和间断日晒伤较紫外线累积影响更大。

2. 创伤与刺激　创伤可使良性色素痣恶变，统计有 10%~60% 的恶性黑色素瘤癌变前有创伤史。

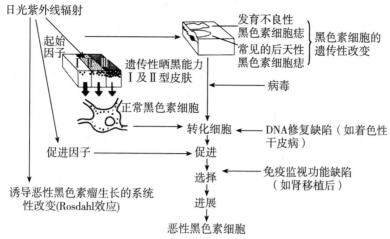

图9-4 日光紫外线辐射在恶性黑色素瘤发病中的潜在作用

3. **种族与遗传** 如白种人发病率比黑种人高。家族性恶性黑色素瘤占恶性黑色素瘤的8%~14%。有20%~30%的家族性恶性黑色素瘤患者其基因主要位于染色体9p21，即CDKN2A发生了种系突变。

4. **免疫** 恶性黑色素瘤可自然消退，可能与免疫有关。在恶性黑色素瘤患者中已测出对肿瘤细胞的循环抗体。免疫抑制者发生恶性黑色素瘤者风险高。

（二）临床表现

本病可分为两大类或两个阶段。

1. **原位恶性黑色素瘤** 恶性黑色素瘤病变仅局限表皮内。

（1）恶性雀斑样痣：发生于年龄较大者，几乎均见于暴露部位。其初起为一边界不清的色素不均匀的斑点、褐色斑，皮损缓慢增大，存在10~15年，面积达4~6 cm后才发生侵袭性生长。

（2）浅表扩散性原位恶性黑色素瘤：又称Paget病样原位恶性黑色素瘤，中年患者多，多见于非暴露部位，损害较恶性雀斑样痣小，直径<2.5 cm，皮损稍隆起，色调多变而不一致，呈黄褐色或黑色，同时混有灰白色。本病往往1~2年出现浸润、结节、溃疡或出血。

（3）肢端原位黑色素瘤：发病于掌、跖、甲床和甲周，是我国人群好发的类型，呈茶褐色、暗褐色或黑色，边界不清，可在短期内发生侵袭性生长。

2. **侵袭性恶性黑色素瘤**

（1）恶性雀斑样痣性黑色素瘤：由恶性雀斑样痣发展而来，在原有损害上出现一个或数个蓝黑色结节，生长缓慢，故较晚发生转移。

（2）浅表扩散性恶性黑色素瘤：是由该型原位恶性黑色素瘤发展而来，局部有浸润、结节、溃疡、出血。

（3）肢端黑色素瘤：当肢端原位黑色素瘤出现垂直生长时，中心出现丘疹、结节、溃疡。

（4）结节性恶性黑色素瘤：开始为隆起的斑块、结节，呈黑色或青黑色，很快增大，有溃疡或呈蕈状或菜花状，较早发生转移。

临床异型：①无色素性黑色素瘤；②黏膜黑色素瘤；③甲下黑色素瘤；④溃疡形成黑色素瘤（类似化脓性肉芽肿）；⑤疣状表型黑色素瘤（类似寻常疣、脂溢性角化病）。

（三）诊断

1. **ABCD 法则** 临床诊断黑色素瘤最有用的指标是病变的不对称性和不均匀色素沉着，被归纳为"ABCD"，即不对称性、不规则的边界、不均匀的颜色、直径>6 mm。

2. **ABCD 法则评价** 虽然记忆方便的"ABCD"是黑色素瘤临床诊断的标准，但被用于早期病变的诊断时有严重的局限性，因为早期病变色素沉着相对均匀、境界较清、直径较小。文献将直径在 5 mm 以下的黑色素瘤称为"小黑色素瘤"，这类病变是临床和组织病理学诊断陷阱的来源。另外，很多良性病变如果用 ABCD 法则评估也会有非典型性特点，因此也降低了这个标准的特异性。

（四）组织病理

1. **皮肤病理** 显示真皮内巢状、弥漫性或腺样浸润的非典型色素细胞，或表皮内的 Paget 样细胞，或真皮与表皮交界处的色素性梭形细胞，细胞有异形性，高度提示恶性黑色素瘤的可能，必须结合下列检查。

2. **组织化学染色** 见瘤细胞对多巴胺和酪氨酸酶呈强阳性反应或免疫组化染色见瘤细胞对单克隆抗体 S-100 和 HMB-45 呈阳性或电镜下见恶性黑色素瘤不同发展阶段的黑色素体，都具有诊断意义。

本病的分期主要以黑色素瘤细胞侵入的深度或厚度来表示，表明深度的是克拉克（clark）法，分Ⅰ级（黑色素瘤细胞局限于表皮基层以上）、Ⅱ级（侵入真皮乳头层）、Ⅲ级（侵入乳头层并到网状层交界处）、Ⅳ级（侵入真皮网状层）、Ⅴ级（侵入皮下脂肪层）。表示厚度的是 Breslow 法，是采用目镜测微器测量肿瘤厚度。

（五）诊断与鉴别诊断

如皮损为色素性肿物、具备 ABCD 特点则临床上高度怀疑恶性黑色素瘤，必须依据组织病理、组织化学检查确诊。本病应与色素性基底细胞癌、脂溢性角化病、日光性角化病、表皮甲床出血、血管瘤、Kaposi 肉瘤、化脓性肉芽肿、鳞状细胞癌鉴别。

（六）治疗

本病可采用手术治疗、局部淋巴结切除、化疗、免疫疗法、放疗，见表9-7。

表 9-7　恶性黑色素瘤的治疗

治疗方式	具体内容
1. 手术治疗	活检：切缘 0.3~0.5 cm，切口应沿皮纹走行方向
	扩大切除手术：循证医学证据支持安全切缘为 2 cm；Mohs 显微外科手术
	前哨淋巴结活检、淋巴结清扫
	Ⅲ期肢体移行转移：用隔离热灌注化疗或隔离热输注治疗
（1）辅助干扰素治疗	将术后患者分为四类：①ⅠA 期（低危）。②ⅠB~ⅡA 期（中危）。③ⅡB~ⅢA 期（高危）。④ⅢB~Ⅳ期（极高危）
低危	观察

治疗方式	具体内容
中高危	1995 年批准了 1 年高剂量干扰素 α-2b（每平方米 2 000 万单位，第 1~5 天使用，连用 4 周，每平方米 1 000 万单位 tid×48w）辅助治疗高危复发的黑色素瘤患者。2011 年 FDA 批准长效干扰素 α（治疗 5 年）
极高危	高剂量干扰素 α-2b 治疗为主，同中高危患者治疗
（2）辅助放疗	放疗不敏感，用于淋巴结清扫和某些头颈部黑色素瘤
2. 不能手术切除的 Ⅲ 期或转移恶性黑色素瘤全身治疗	
（1）化疗药物	达卡巴嗪、替莫唑胺
（2）个体化靶向治疗	伊马替尼（KIT 抑制剂）、BRAF 抑制剂和 MEK 抑制剂
联合靶向治疗	BRAF 抑制剂+MEK 抑制剂
（3）免疫/免疫靶向治疗	CTLA-4 单抗
	PD-1 单抗
	白介素-2
（4）抗血管生成靶向治疗	重组人血管内皮抑制素
	贝伐珠单抗
（5）其他及特殊转移部位治疗	眼葡萄膜黑色素瘤治疗、肝转移、脑转移、骨转移治疗

1. **充分手术切除**　较小肿瘤分化良好者首选手术切除治疗，手术切口大于损害边缘 1~3 cm。病理监控性手术，又称 Mohs 手术，用于反复复发或无其他有效方法的皮肤癌。如有淋巴结转移，应做淋巴结清扫术。

2. **化学治疗**　对已转移的患者，采用化学治疗或联合免疫疗法治疗。

3. **放疗**　适合于老年体弱或有禁忌证的患者。

4. **物理治疗**　适用于不适合手术切除或早期浅表型恶性黑色素瘤或雀斑样恶性黑色素瘤患者，可用 CO_2 激光或液氮冷冻等方法治疗。

5. **免疫疗法**　用自身肿瘤制成的疫苗作皮内注射，每周 1~2 次，或卡介苗接种，或用转移因子等提高免疫力。

（七）循证治疗选择

本病的循证治疗选择见表 9-8。

表 9-8　恶性黑色素瘤的循证治疗

项目	内容	证据强度
一线治疗	外科切除	B
	选择性淋巴结切除	C
	随访	C
二线治疗	化学治疗/免疫治疗	B

续表

项目	内容	证据强度
	区域性灌注	B
三线治疗	Mohs 手术	B
	基因治疗/放疗	B

（八）预后

恶性黑色素瘤的转移极为常见，尤其是结节性恶性黑色素瘤及恶性黑色素瘤病变已超过乳头下血管水平者（即侵袭深达Ⅳ或Ⅴ级水平者），常先发生局部淋巴结转移，血循扩散出现较晚，最常见转移累及的部位是肝脏、肺脏及皮肤，如已出现转移则预后不良。少数患者发生广泛转移后，全身皮肤可以变黑，并带灰蓝色，这是由于表皮基层内黑色素增加及真皮出现噬黑色素细胞所致。

二、无色素恶性黑色素瘤

无色素恶性黑色素瘤为一种退行发育的恶性黑色素瘤，组成细胞来源于成黑色素细胞，却没有成形的黑色素颗粒。本病区别于其他黑色素瘤仅在于其色素缺乏，损害呈粉红色、红色或肉色，而生长方式和溃疡形成与其他黑色素瘤是相同的。

（一）临床表现

无色素性恶性黑色素瘤皮损可位于足趾甲下、手背、足背、前额、躯干、眶周、外阴、阴茎等部位，早期皮损不典型，通常为不对称的粉红色、红色或肤色斑疹，颜色均匀，直径为 3~60 mm，通常不超过 80 mm。其边缘常有轻微的色素沉着，边界不清楚。对于持续存在逐渐扩大的粉红色、红色皮损，特别是位于甲下等好发部位的，临床医师必须高度警惕。皮疹后期可发展为红色斑块、结节，表面易破溃。

白化病患者也可合并无色素性恶性黑色素瘤。无色素性恶性雀斑样痣、无色素性恶性雀斑样黑色素瘤的报道多于无色素性浅表扩散性原位恶性黑色素瘤、无色素性浅表扩散性恶性黑色素瘤，此外也可表现为无色素性结节性恶性黑色素瘤。

（二）诊断

因为缺少色素，本病的临床及常规组织病理表现均无明显特异性，经常被误诊为其他疾病，其临床表现可模仿黑色素来源及非黑色素来源的许多疾病的皮损特点，早期诊断至关重要。在诊断中需要依靠 S-100、HMB-45 等免疫组化标记来确定肿瘤细胞的来源，电镜发现肿瘤内存在黑色素颗粒是诊断的金标准。

（三）鉴别诊断

1. **良性疾病**　湿疹、皮内痣、脂溢性角化病、寻常疣、化脓性肉芽肿、Spitz 痣、环状肉芽肿、瘢痕、日光性角化病、角化棘皮瘤、血管瘤等。

2. **恶性疾病**　基底细胞癌、鳞状细胞癌、Paget 病、Merkel 细胞癌、皮肤淋巴细胞瘤、非典型性纤维黄色瘤、恶性纤维组织细胞瘤、恶性神经鞘瘤、梭形细胞鳞状细胞癌、鲍温病等。

临床上经常被首先误诊为其他疾病，延误早期治疗，确诊时往往疾病已为晚期，治疗效果不佳。为提高早期诊断率，改善患者愈后，应强调提高对早期病变的警惕性。

（四）黑色素瘤的预防

1. **防晒剂** 国际癌症研究机构组织的国际专家组会议研究了防晒剂对皮肤癌发生的预防作用，得出保护性乳剂确实可以预防由非自愿性日光暴露（即不是自己主观想获得的日光照射，如工作相关性暴露）引起的红斑和鳞状细胞癌，但是对基底细胞癌和黑色素瘤的保护作用尚未得到证实，因为后两种病变潜伏期长而且难以研究。与此相悖的是，有相反的证据表明防晒剂因日光浴时间延长反而增加发生黑色素瘤的危险性。

2. **预防接种** 儿童期预防接种抗结核的卡介苗或水痘疫苗，或者得过一种或一种以上传染性疾病可以降低发生黑色素瘤的危险性（OR 介于 0.29~0.44）。

三、恶性蓝痣

恶性蓝痣可由细胞性蓝痣发生恶变而形成。临床上可以由原有蓝痣突然增大而来，表面可发生破溃；也可以一开始即为恶性蓝痣；还有个别患者的恶性蓝痣损害是在太田痣的基础上发展而来。其可发生局部淋巴结或全身广泛转移。病理切片中可见核的异形性、有丝分裂，肿瘤细胞成簇，侵犯真皮深部及皮下组织，但看不到交界活跃现象，此点与恶性黑色素瘤不同。治疗与恶性黑色素瘤相同。

（秦 琴）

第十章

性传播疾病

第一节 梅毒

梅毒是一种由梅毒螺旋体引起的慢性、全身性的性传播疾病，主要传播途径是性接触，也可通过胎盘、血液及其他非性接触途径传播。该病临床经过缓慢，几乎可侵犯全身各个系统，在临床表现方面，可以多年无症状而呈潜伏状态，也可以产生多种多样的症状与体征，易与其他疾病混淆。

通常根据传染途径分为后天获得性梅毒和先天梅毒（胎传梅毒）；根据病程的长短分为早期梅毒和晚期梅毒，早期梅毒病程在2年以内，晚期梅毒病程长于2年。其中早期获得性梅毒又分为一期梅毒、二期梅毒及早期潜伏梅毒；晚期获得性梅毒包括三期梅毒及晚期潜伏梅毒。

一、一期梅毒

1. 临床表现

（1）硬下疳：潜伏期一般为2~4周。多为单发，也可多发；直径为1~2 cm，为圆形或椭圆形潜在性溃疡，界限清楚，边缘略隆起，创面清洁；触诊基底坚实、浸润明显，呈软骨样的硬度；无明显疼痛或触痛。此症多见于外生殖器部位。

（2）腹股沟或患部近卫淋巴结肿大：可为单侧或双侧，不痛，相互孤立而不粘连，质硬，不化脓破溃，其皮肤表面无红、肿、热。

（3）一般无全身症状。

（4）自然病程为3~6周，愈后不留瘢痕或留有浅表瘢痕。

2. 诊断要点

（1）流行病学史：患者有多个性伴，有不安全性行为，或有性伴感染史。

（2）临床表现：符合一期梅毒的临床表现。

（3）实验室检查

1）暗视野显微镜检查：皮肤黏膜损害或淋巴结穿刺液可查见梅毒螺旋体。

2）非梅毒螺旋体抗原血清学试验（USR或RPR）：阳性。如感染不足2~3周，该试验可为阴性，应于感染4周后复查。硬下疳出现后6~8周，全部患者血清学反应呈阳性。

3）梅毒螺旋体抗原血清学试验（rPPA、TPHA或FrA-ABS）：阳性，少数可阴性。

3. 诊断分类

（1）疑似病例：根据临床表现和非梅毒螺旋体抗原血清学试验阳性，可有或无流行病学史。

（2）确诊病例：应同时符合疑似病例的要求和暗视野显微镜检查阳性、梅毒螺旋体抗原血清学试验阳性中的任一项。

4. **鉴别诊断**

（1）硬下疳：需与软下疳、生殖器疱疹、性病性淋巴肉芽肿、糜烂性龟头炎、白塞氏（Behcet）综合征、固定型药疹、皮肤结核等发生在外阴部的红斑、糜烂和溃疡鉴别。梅毒螺旋体血清学试验可明确诊断。

（2）梅毒性腹股沟淋巴结肿大：需与软下疳、性病性淋巴肉芽肿引起的腹股沟淋巴结肿大鉴别。梅毒螺旋体血清学试验可明确诊断。

二、二期梅毒

1. **临床表现**

（1）二期梅毒患者可有一期梅毒史，病程在 2 年以内。

（2）早期有低热、头痛、流泪、咽喉疼痛及肌肉骨关节痛等症状。

（3）皮损呈多形性：包括斑疹、斑丘疹、丘疹、鳞屑性皮损、毛囊炎及脓疱疹等，常泛发。掌跖部易见暗红斑及脱屑性斑丘疹。外阴及肛周皮损多为丘疹及疣状斑片。皮损一般无自觉症状，可有瘙痒。口腔可发生黏膜斑。患者可发生虫蚀样脱发。二期复发梅毒皮损数目较少，皮损形态各异，常呈环状或弓形或弧形。

（4）偶见骨膜炎、关节炎、眼部损害及神经系统受累。

（5）自然病程 2~6 周，约 25% 患者会反复发作，成为二期复发梅毒。

2. **诊断要点**

（1）流行病学史：常有硬下疳史，有多性伴、不安全性行为史或性伴感染史，或有输血史。

（2）临床表现：符合二期梅毒的临床表现。

（3）实验室检查

1）暗视野显微镜检查：二期皮损尤其扁平湿疣及黏膜斑，易查见梅毒螺旋体。

2）非梅毒螺旋体抗原血清学试验：阳性。

3）梅毒螺旋体抗原血清学试验：阳性。

3. **诊断分类**

（1）疑似病例：根据临床表现和非梅毒螺旋体抗原血清学试验阳性，可有或无流行病学史。

（2）确诊病例：应同时符合疑似病例的要求和暗视野显微镜检查阳性、梅毒螺旋体抗原血清学试验阳性中的任一项。

4. **鉴别诊断** 二期梅毒皮损形态多样，需与多种皮肤病相鉴别，一般皮损暗视野显微镜检查梅毒螺旋体或梅毒血清学检查可明确诊断。

（1）梅毒性斑疹：需与玫瑰糠疹、银屑病、扁平苔藓、手足癣、白癜风、花斑癣、药疹、多形红斑、远心性环状红斑等鉴别。

（2）梅毒性丘疹和扁平湿疣：需与银屑病、体癣、扁平苔藓、毛发红糠疹、尖锐湿疣等鉴别。

（3）梅毒性脓疱疹：需与各种脓疱病、脓疱疮、臁疮、雅司等鉴别。

（4）黏膜梅毒疹：需与传染性单核细胞增多症、地图舌、鹅口疮、扁平苔藓、麻疹、化脓性扁桃体炎等鉴别。

（5）梅毒性脱发：需与斑秃鉴别。

三、三期梅毒

1. 临床表现

（1）三期梅毒：患者可有一期或二期梅毒史，病程 2 年以上。

（2）常有皮肤黏膜、骨关节、内脏、心血管系统或神经系统受累的症状。

（3）晚期良性梅毒表现

1）皮肤树胶样肿：好发于下肢、面部、臀部、头部及掌跖部，其表现为暗红色或古铜色结节或斑块，可发生溃疡，中心破溃后有生橡胶样分泌物流出，愈后中心色素减退，周围色素沉着。

2）黏膜树胶样肿：好发于腭部、咽喉部、舌部及鼻中隔，硬腭及鼻中隔损害容易发生穿孔。

3）结节性梅毒疹：好发于四肢两侧及大关节附近，呈对称分布，表现为皮下结节，不发生破溃。

4）骨梅毒：好发于长骨，尤其是胫腓骨；表现为骨膜炎、骨炎及骨髓炎。

5）眼梅毒：好发于角膜，表现为角膜炎，可引起角膜混浊或角膜穿孔，严重时可导致失明。

（4）内脏梅毒：受累脏器包括肝、食管、胃、喉、眼、睾丸及造血系统，临床上较少见。

（5）心血管梅毒：包括单纯性主动脉炎、主动脉瓣关闭不全、冠状动脉狭窄及主动脉瘤等。

（6）神经梅毒：包括无症状神经梅毒、梅毒性脑膜炎、脑血管梅毒、麻痹性痴呆及脊髓痨等。

2. 诊断要点

（1）流行病学史：有早期梅毒的病史、有多性伴、不安全性行为史或性伴感染史。

（2）临床表现：符合三期梅毒的临床表现。

（3）实验室检查

1）梅毒血清学检查：非梅毒螺旋体抗原血清学试验（USR 或 RPR）阳性；梅毒螺旋体抗原血清学试验（TPPA、TPHA 或 FTA-ABS）阳性。

2）脑脊液检查：白细胞计数 $\geqslant 10\times10^6/L$，蛋白量>500 mg/L，且无其他引起这些异常的原因；荧光梅毒螺旋体抗体吸收试验（FTA-ABS）及性病研究实验室玻片试验（VDRL）阳性。

3）组织病理：有三期梅毒的组织病理改变。

3. 诊断分类

（1）疑似病例：根据临床表现和非梅毒螺旋体抗原血清学试验阳性，可有或无流行病学史。

（2）确诊病例：应同时符合疑似病例的要求和暗视野显微镜检查阳性、梅毒螺旋体抗原血清学试验阳性中的任一项。

4. 鉴别诊断

（1）结节性梅毒疹：需与寻常狼疮、结节病、瘤型麻风等鉴别。

（2）树胶肿：需与寻常狼疮、瘤型麻风、硬红斑、结节性红斑、小腿溃疡、脂膜炎、癌肿等鉴别。

（3）神经梅毒：梅毒性脑膜炎需与结核性脑膜炎、隐球菌性脑膜炎、钩端螺旋体病引起的脑膜炎等相鉴别。脑膜血管梅毒需与各种原因引起的脑卒中鉴别。麻痹性痴呆需与脑肿瘤、动脉硬化、阿尔茨海默病（老年性痴呆）、慢性酒精中毒和癫痫发作等鉴别。脊髓痨需与埃迪（Adie）综合征、糖尿病性假脊髓痨等鉴别。

（4）心血管梅毒：梅毒性主动脉瘤需与主动脉硬化症鉴别。梅毒性冠状动脉病需与冠状动脉粥样硬化鉴别。梅毒性主动脉瓣闭锁不全需与感染性心内膜炎、先天性瓣膜畸形等引起的主动脉瓣闭锁不全鉴别。

四、后天获得性潜伏梅毒

1. 临床表现

（1）早期隐性梅毒：病程在 2 年内，根据下列标准来判断：①在过去 2 年内，有明确的非梅毒螺旋体抗原试验由阴性转阳性，或其滴度较原先升高达 4 倍或更高。②在过去 2 年内，有符合一期或二期梅毒的临床表现。

（2）晚期隐性梅毒：病程在 2 年以上。无法判断病程者亦视为晚期隐性梅毒。

（3）无论早期还是晚期隐性梅毒，均无梅毒的临床表现。

2. 诊断要点

（1）流行病学史：有多性伴、不安全性行为史或性伴感染史，或有输血史。

（2）临床表现：无梅毒的临床症状和体征。

（3）实验室检查

1）梅毒血清学检查：非梅毒螺旋体抗原血清学试验（USR 或 RPR）阳性；梅毒螺旋体抗原血清学试验（TPPA、TPHA 或 FTA-ABS）阳性。

2）脑脊液检查无异常。

3. 诊断分类

（1）疑似病例：根据临床表现和非梅毒螺旋体抗原血清学试验阳性，可有或无流行病学史。

（2）确诊病例：应同时符合疑似病例的要求和暗视野显微镜检查阳性、梅毒螺旋体抗原血清学试验阳性中的任一项。

五、先天梅毒

1. 临床表现

（1）早期先天梅毒：一般在 2 岁以内发病，类似于获得性二期梅毒。患者表现为发育不良，皮损常为红斑、丘疹、扁平湿疣、水疱及大疱；可有梅毒性鼻炎及喉炎；出现骨髓炎、骨软骨炎及骨膜炎；可有全身淋巴结肿大、肝脾肿大、贫血等。

（2）晚期先天梅毒：一般在 2 岁以后发病，类似于获得性三期梅毒。患者出现炎症性损害（间质性角膜炎、神经性耳聋、鼻或腭树胶肿、克勒顿关节、胫骨骨膜炎等）或标记性损害（前额圆凸、马鞍鼻、佩刀胫、胸锁关节骨质肥厚、赫秦生齿、腔口周围皮肤放射状皲裂等）。

（3）隐性先天梅毒：即先天梅毒未经治疗，无临床症状，梅毒血清学试验阳性，脑脊液检查正常，年龄小于 2 岁者为早期隐性先天梅毒，大于 2 岁者为晚期隐性先天梅毒。

2. 诊断要点

（1）流行病学史：生母为梅毒患者。

（2）临床表现：符合先天梅毒的临床表现。

（3）实验室检查

1）暗视野显微镜检查：在早期先天梅毒儿的皮肤黏膜损害或胎盘中可查到梅毒螺旋体。

2）非梅毒螺旋体抗原血清学试验：阳性。其抗体滴度高于母亲 4 倍或以上有确诊意义。

3）梅毒螺旋体抗原血清学试验：阳性。其 IgM 抗体检测阳性有确诊意义。血清 19s-IgM-FrA-ABS 试验阳性。

3. 诊断分类

（1）疑似病例：根据临床表现和非梅毒螺旋体抗原血清学试验阳性，可有或无流行病学史。

（2）确诊病例：应同时符合疑似病例的要求和暗视野显微镜检查阳性、梅毒螺旋体抗原血清学试验阳性中的任一项。

六、梅毒的治疗、随访与特殊情况处理

1. 治疗原则

（1）及早发现，及时治疗：早期梅毒经充分足量的治疗，90% 以上的早期患者可以达到根治的目的，而且越早治疗效果越好。

（2）剂量足够，疗程规则：不规则治疗可增加复发机会及促使晚期损害提前发生。

（3）治疗后要经过足够时间的追踪观察。

（4）对所有性伴应同时进行检查和治疗，以免交叉感染。

2. 治疗方案

（1）早期梅毒（包括一期、二期及病期在 2 年以内的潜伏梅毒）

1）推荐方案：普鲁卡因青霉素 G 每天 80 万单位，肌内注射，连续 15 天；或苄星青霉素 240 万单位，分为两侧臀部肌内注射，每周 1 次，共 2 次。

2）替代方案：头孢曲松为 250~500 mg，每天 1 次，肌内注射，连续 10 天。

3）对青霉素过敏者用以下药物：多西环素 100 mg，每天 2 次，连服 15 天；或米诺环素 100 mg，每天 2 次，连服 15 天；或盐酸四环素 500 mg，每天 4 次，连服 15 天（肝、肾功能不全者禁用）；或红霉素 500 mg，每天 4 次，连服 15 天。

（2）晚期梅毒（三期皮肤、黏膜、骨骼梅毒，晚期潜伏梅毒或不能确定病期的潜伏梅毒）及二期复发梅毒

1）推荐方案：普鲁卡因青霉素 G 每天 80 万单位，肌内注射，连续 20 天为一疗程，也可考虑给第二疗程，疗程间停药 2 周；或苄星青霉素 240 万单位，分为两侧臀部肌内注射，每周 1 次，共 3 次。

2）对青霉素过敏者用以下药物：多西环素 100 mg，每天 2 次，连服 30 天；或米诺环素 100 mg，每天 2 次，连服 30 天；或盐酸四环素 500 mg，每天 4 次，连服 30 天（肝、肾功能不全者禁用）；或红霉素 500 mg，每天 4 次，连服 30 天。

（3）心血管梅毒

1）推荐方案：如有心力衰竭，首先治疗心力衰竭，待心功能可代偿时，可注射青霉素，但从小剂量开始以避免发生吉海反应，造成病情加剧或死亡。水剂青霉素 G，第 1 天 10 万单位，1 次肌内注射；第 2 天 10 万单位，1 天 2 次肌内注射；第 3 天 20 万单位，1 天 2 次肌内注射；自第 4 天起按下列方案治疗：普鲁卡因青霉素 G 每天 80 万单位，肌内注射，连续 15 天为一疗程，总剂量 1 200 万单位，共 2 个疗程（或更多），疗程间停药 2 周。不用苄星青霉素。

2）对青霉素过敏者用以下药物：多西环素 100 mg，每天 2 次，连服 30 天；或米诺环素 100 mg，每天 2 次，连服 30 天；或盐酸四环素 500 mg，每天 4 次，连服 30 天（肝、肾功能不全者禁用）；或红霉素 500 mg，每天 4 次，连服 30 天。

（4）神经梅毒

1）推荐方案：水剂青霉素 G，1 800 万~2 400 万单位静脉滴注（300 万~400 万单位，每 4 小时 1 次），连续 10~14 天。继以苄星青霉素 G，每周 240 万单位，肌内注射，共 3 次；或普鲁卡因青霉素 G 每天 240 万单位，1 次肌内注射，同时口服丙磺舒，每次 0.5 g，每天 4 次，共 10~14 天。必要时，继以用苄星青霉素 G，每周 240 万单位，肌内注射，共 3 次。替代方案头孢曲松，每天 2 g，肌内注射或静脉注射，连续 10~14 天。

2）对青霉素过敏者用以下药物：多西环素 100 mg，每天 2 次，连服 30 天；或米诺环素 100 mg，每天 2 次，连服 30 天；或盐酸四环素 500 mg，每天 4 次，连服 30 天（肝、肾功能不全者禁用）；或红霉素 500 mg，每天 4 次，连服 30 天。

（5）早期先天梅毒（2 岁以内）

1）推荐方案：脑脊液异常者水剂青霉素 G，每天每千克体重 10 万~15 万单位，出生后 7 天以内的新生儿，以每次每千克体重 5 万单位，静脉注射每 12 小时 1 次；出生 7 天以后的婴儿每 8 小时 1 次，直至总疗程 10~14 天；或普鲁卡因青霉素 G，每天每千克体重 5 万单位，肌内注射，每天 1 次，疗程 10~14 天。

2）脑脊液正常者：苄星青霉素 G，每千克体重 5 万单位，1 次注射（分两侧臀肌）。如无条件检查脑脊液，可按脑脊液异常者治疗。

（6）晚期先天梅毒（2岁以上）

1）推荐方案：普鲁卡因青霉素G，每天每千克体重5万单位，肌内注射，连续10天为一疗程（对较大儿童的青霉素用量，不应超过成人同期患者的治疗量）。

2）替代方案：对青霉素过敏者，可用红霉素治疗，7.5~12.5 mg/（kg·d），分4次口服，连服30天。8岁以下的儿童禁用四环素。

3. **随访** 梅毒经足量规则治疗后，应定期随访观察，包括全身体检和复查非梅毒螺旋体抗原血清学试验滴度，以了解是否治愈或复发。

（1）早期梅毒

1）随访时间：随访2~3年，第1次治疗后隔3个月复查，以后每3个月复查一次，1年后每半年复查一次。

2）复发：如非梅毒螺旋体抗原血清学试验由阴性转为阳性或滴度升高4倍以上，属血清复发；或有临床症状复发，均应加倍量进行复治（治疗2个疗程，疗程间隔2周），还要考虑是否需要做腰椎穿刺进行脑脊液检查，以观察中枢神经系统有无梅毒感染。通常一期梅毒在1年内，二期梅毒在2年内，血清可由阴性转阳性。

3）血清固定现象：少数患者在正规抗梅治疗后，非梅毒螺旋体抗体滴度下降至一定程度（一般≤1：8）即不再下降，而长期维持在低滴度（甚至终生）。其原因可能为抗梅毒药物剂量不足或治疗不规则，或使用非青霉素药物治疗；梅毒的病程长，开始治疗的时间晚；有过复发或再感染，体内仍有潜在的病灶；发生隐性神经梅毒；或并发HIV感染。对于血清固定者，如因药物剂量不足或治疗不规则者应该补治一个疗程；进行全面体检，包括神经系统和脑脊液检查，以早期发现无症状神经梅毒、心血管梅毒。必要时做HIV检测。严格定期复查，包括全身体检及血清随访。如滴度有上升趋势，应予复治。

（2）晚期梅毒：需随访3年，第1年每3个月一次，以后每半年一次。对血清固定者，如临床上无复发表现，并除外神经、心血管及其他内脏梅毒，可不必再治疗，但要定期复查血清滴度，随访3年以上判断是否终止观察。

（3）心血管梅毒及神经梅毒：需随访3年以上，除定期做血清学检查外，还应由专科医师终生随访，根据临床症状进行相应处理。神经梅毒治疗后3个月做第一次检查，包括脑脊液检查，以后每6个月一次，直到脑脊液正常。此后每年复查一次，至少3年。无症状性神经梅毒、梅毒性单纯性主动脉炎可完全治愈；但梅毒主动脉瓣闭锁不全、冠状动脉口狭窄、梅毒性主动脉瘤及有症状的神经梅毒等，虽经充分治疗，但其症状和体征也难以完全改善。

4. **判愈** 梅毒的判愈标准分为临床治愈和血清治愈。

（1）临床治愈

1）判断标准：一期梅毒（硬下疳）、二期梅毒及三期梅毒（包括皮肤、黏膜、骨骼、眼、鼻等）损害愈合消退，症状消失。

2）以下情况不影响临床判断：①继发或遗留功能障碍（视力减退等）。②遗留瘢痕或组织缺损（鞍鼻、牙齿发育不良等）。③梅毒损害愈合或消退，梅毒血清学反应仍阳性。

（2）血清治愈：抗梅毒治疗后2年以内梅毒血清反应（非梅毒螺旋体抗原试验）由阳性转变为阴性，脑脊液检查阴性。

5. **性伴的处理** 梅毒患者的所有性伴都应通知，进行相应的检查和治疗。

（1）通知检查：对于一期梅毒患者，应该通知其近 3 个月内的性伴进行检查；二期梅毒，通知其近 6 个月的性伴进行检查；早期潜伏梅毒，通知其近 1 年的性伴进行检查；晚期潜伏梅毒，通知其配偶或过去数年的所有性伴进行检查；先天梅毒，对其生母及生母的性伴进行检查。

（2）治疗：如果患者性伴的梅毒血清学检查阳性，应该立即开始驱梅治疗。如果为阴性，推荐在 6 周后和 3 个月后再次复查。如果不能保证其后的随访检查，建议进行预防性驱梅治疗。同样，如果性伴无法立即做血清学检查，也应进行预防性驱梅治疗。早期梅毒的传染性强，因此，在 3 个月之内有过性接触者，无论血清学检查结果如何，都应考虑进行预防性驱梅治疗。

6. 特殊情况的处理

（1）妊娠期梅毒

1）治疗：在妊娠早期，治疗是为了使胎儿不受感染；在妊娠晚期，治疗是为了使受感染的胎儿在分娩前治愈，同时也治疗孕妇。对分娩过早期先天梅毒儿的母亲，虽无临床症状，血清反应也阴性，仍需进行适当的治疗。治疗原则与非妊娠患者相同，但禁用四环素、多西环素及米诺环素。

A. 推荐方案：普鲁卡因青霉素 G 每天 80 万单位，肌内注射，连续 15 天或苄星青霉素 240 万单位，分为两侧臀部肌内注射，每周 1 次，共 3 次。

B. 替代方案：对青霉素过敏者，用红霉素治疗（禁用四环素）。服法及剂量与非妊娠患者相同，但其所生婴儿应该用青霉素再治疗，因红霉素不能通过胎盘；或头孢曲松钠 250~500 mg，肌内注射，每天 1 次，连用 10 天。

上述方案在妊娠最初 3 个月内，应用一疗程；妊娠末 3 个月应用一疗程。治疗后每月做一次定量 USR 或 RPR 试验，观察有无复发及再感染。

青霉素过敏用上述方法治疗者，在停止哺乳后，要用多西环素复治。早期梅毒治疗后分娩前应每月检查 1 次梅毒血清反应，如 3 个月内血清反应滴度未下降 2 个稀释度，或上升 2 个稀释度，应给予复治。分娩后按一般梅毒病例进行随访。

2）对于梅毒孕妇所生婴儿的随访：①经过充分治疗的梅毒孕妇所生婴儿出生时，如血清反应阳性，应每月复查一次；8 个月时，如呈阴性，且无先天梅毒的临床表现，可停止观察。婴儿出生时，如血清反应阴性，应于出生后 1 个月、2 个月、3 个月及 6 个月复查，至 6 个月时仍为阴性，且无先天梅毒的临床表现，可排除梅毒感染。在随访期间出现滴度逐渐上升，或出现先天梅毒的临床表现，应立即予以治疗。②未经充分治疗或未用青霉素治疗的梅毒孕妇所生婴儿，或无条件对婴儿进行随访者，可对婴儿进行预防性梅毒治疗，对孕妇进行补充治疗。

（2）并发 HIV 感染的处理

1）艾滋病与 HIV 感染使梅毒病程发生改变：表现为病程进展快，可出现不典型的皮肤损害，眼部病损的发生率增加，早期神经梅毒发生率增加。

2）梅毒血清反应试验结果发生异常变化：①在 HIV 感染的早期，由于激活多克隆 B 细胞使其反应性增强，抗体滴度增高，甚至出现假阳性反应。②在 HIV 感染的晚期，由于机体免疫力已明显降低，梅毒患者的梅毒血清反应可呈阴性，即假阴性。③同时感染 HIV 的患者梅毒血清反应试验（RPR，VDRL 等非梅毒螺旋体抗原血清试验）的滴度下降速度比较慢，在治疗后 6 个月内滴度不能下降≥4 倍（2 个稀释度）或阴转。

（3）处理原则

1）所有 HIV 感染者应做梅毒血清学筛查；所有梅毒患者应做 HIV 抗体筛查。

2）常规的梅毒血清学检查不能确定诊断时，可做活检，进行免疫荧光染色或银染色，找梅毒螺旋体。

3）所有梅毒患者，凡有感染 HIV 危险者，应考虑做腰椎穿刺以排除神经梅毒。

4）对一期、二期及潜伏梅毒推荐用治疗神经梅毒的方案进行治疗。

5）对患者进行密切监测及定期随访。

（秦　琴）

第二节　艾滋病

一、概述

艾滋病，医学全名为"获得性免疫缺陷综合征"（acquired immune deficiency syndrome，AIDS），是人体感染了人类免疫缺陷病毒（human immunodeficiency virus，HIV），又称艾滋病病毒所导致的传染病。艾滋病主要通过血液、不洁性行为、吸毒和母婴遗传四种途径传播。国际医学界至今尚无防治艾滋病的特效药物和方法。

二、临床表现

1. **潜伏期**　一般 2~15 年，平均 8~10 年。

2. **HIV 感染临床分类**　很多，1986 年美国 CDC 建议的分类如下所述。

Ⅰ组：急性 HIV 感染期，临床表现类似一过性传染性单核细胞增多症，血清 HIV 抗体阳性。

Ⅱ组：无症状 HIV 感染期，无临床症状，血清 HIV 抗体阳性。

Ⅲ组：有持续性全身淋巴结肿大，非腹股沟部位，数目在 3 个以上，直径>1 cm，持续 3 个月而原因不明者。

Ⅳ组：有其他的临床症状，又分五个亚型。

·A 亚型：有非特异性的全身症状，如持续 1 个月以上的发热、腹泻、体重减轻 10%以上而找不出其他原因者。

·B 亚型：表现为神经系统症状，如痴呆、脊髓病、末梢神经病而找不到原因者。

·C 亚型：由于 HIV 感染后引起细胞免疫功能缺陷，导致二重感染，又分为两类。

C_1：导致卡氏肺囊虫性肺炎、慢性隐孢子虫病、弓形虫病、类圆线虫病、念珠菌病、隐球菌病、组织胞浆菌病、鸟型结核分枝杆菌感染、巨细胞病毒感染、慢性播散性疱疹病毒感染、进行性多灶性白质脑炎等。

C_2：导致其他感染如口腔毛状黏膜白斑病、带状疱疹、复发性沙门氏菌血症、奴卡菌症、结核及口腔念珠菌病等。

·D 亚型：继发肿瘤，如 Kaposi 肉瘤、非霍奇金淋巴瘤及脑的原发性淋巴瘤等。

·E 亚型：其他并发症如慢性淋巴性间质性肺炎。

3. 皮肤表现

（1）非特异性皮肤表现：如脂溢性皮炎、瘙痒性丘疹性皮损、皮肤干燥等，皮损常见于面、上肢及躯干部。

（2）感染性皮肤病：①病毒感染性皮肤病，如单纯疱疹、生殖器疱疹、传染性软疣、毛状黏膜白斑、带状疱疹等。水痘带状疱疹病毒感染，常累及多个皮区，皮损广泛，皮疹除水疱、大疱外，还可见血疱。②细菌感染性皮肤病，如脓疱疮、丹毒等，皮损一般较重。③真菌感染性皮肤病，HIV 感染者常见的浅部真菌感染如体股癣、手足癣、花斑癣，皮损广泛而不典型。白念珠菌感染多发生于口咽部，称为鹅口疮，是免疫缺陷最早出现的一种表现。新型隐球菌感染多数发生在中枢神经系统，皮损有带脐窝状丘疹、结节和紫色斑块，可与传染性软疣及卡波西肉瘤相似。

（3）肿瘤：①卡波西肉瘤，开始为粉红色斑疹，以后颜色变暗，形成淡紫色或棕色的斑疹或斑块，最后为出血性皮损和结节。②其他恶性肿瘤，淋巴瘤、鳞状细胞癌、基底细胞癌、恶性黑素瘤、肛门生殖器肿瘤等。

4. 系统损害

（1）神经系统：20%～40% 的 AIDS 患者有周围神经炎。此外还可见隐球菌性脑膜炎、脑弓形虫病、B 细胞淋巴瘤、亚急性脑炎等。

（2）肺：85% 的 AIDS 患者有卡氏肺囊虫肺炎。此外，还可见巨细胞病毒性肺炎、结核病、肺部卡波西肉瘤。

（3）消化系统：口腔、肛周及食管念珠菌病；胃肠道感染，恶心、厌食、呕吐、中上腹痛、腹泻、吸收不良、体重减轻等；胆管系统病变。

三、传染途径

1. **性传播**　通过性行为传播是艾滋病病毒的主要传染途径。

2. **血液传播**　通过静脉注射毒品的人共用未经过消毒的注射器，输用未经艾滋病病毒抗体检查的供血者的血或血液制品。

3. **母婴传播**　已受艾滋病病毒感染的孕妇可通过胎盘，或分娩时通过产道，也可通过哺乳，将病毒传染给婴儿。

4. **其他途径**　器官移植、人工授精以及与艾滋病患者接触的职业人员（如医务人员、警察、理发师、监狱看守、殡葬人员）皮肤有破损时，接触被艾滋病病毒污染的物品，则可能被感染。尽管艾滋病患者的唾液中含有艾滋病病毒，但至今未发现通过唾液或共用口杯而发生艾滋病传播的病例。因此，接吻可能不是艾滋病的传播途径。

四、诊断要点

1. 急性 HIV 感染

（1）接触史：①同性恋或异性恋有多个性伴史，或配偶、性伴抗 HIV 抗体阳性。②静脉吸毒史。③输入过未经抗 HIV 抗体检测的血制品。④使用过受 HIV 污染的血液制品。⑤与 AIDS 患者有密切接触史。⑥有过梅毒、淋病、非淋菌性尿道炎等性病史。⑦出国有非婚性接触史，或可能的医源性感染史。⑧HIV 抗体阳性孕妇所生的子女。

（2）临床表现：①有发热、乏力、肌痛、关节痛、咽痛、腹泻、全身不适等似流感样症状。②可有散在性皮疹，主要表现为躯干部位的斑丘疹、玫瑰疹或荨麻疹。③少数出现头痛、脑膜脑炎、周围神经炎或急性多发性神经炎。④颈、腋、枕部有肿大淋巴结，类似传染性单核细胞增多症。⑤肝脾肿大。

（3）实验室检查：①周围血白细胞总数及淋巴细胞总数起病后下降，以后淋巴细胞总数上升可见异形淋巴细胞。②CD4/CD8 比值大于 1。③抗 HIV 抗体由阴性转阳性者，一般经 2~3 个月才转阳，最长可达 6 个月。在感染窗口期抗体阴性。④少数患者初期血清 P24 抗原阳性。

2. 无症状 HIV 感染诊断标准

（1）接触史同急性 HIV 感染。

（2）临床表现：常无任何症状及体征，部分感染者可出现持续性的全身淋巴结肿大。此期为艾滋病潜伏期，一般 2~15 年，平均 8~10 年，但亦可短至数月，长至 20 年。

（3）实验室检查：①抗 HIV 抗体阳性，经确诊试验证实者。②CD4 淋巴细胞总数正常，CD4/CD8 大于 1。③血清 P24 抗原阴性。

3. AIDS 诊断标准

（1）接触史同急性 HIV 感染。

（2）临床表现：①原因不明的免疫功能低下。②持续不规则低热 1 个月以上。③持续原因不明的全身淋巴结肿大（淋巴结直径大于 1 cm）。④慢性腹泻多于 4~5 次/天，3 个月内体重下降大于 10% 以上。⑤并发有口腔念珠菌感染、卡氏肺囊虫肺炎、巨细胞病毒（CMV）感染、疱疹病毒感染、弓形虫病、隐球菌脑膜炎，进展迅速的活动性肺结核、皮肤黏膜的卡波西（Kaposi）肉瘤、淋巴瘤等。⑥青年患者出现痴呆症。

（3）实验室检查：①抗 HIV 抗体阳性，经确诊试验证实者。②P24 抗原阳性（有条件单位可查）。③CD4 淋巴细胞总数小于 $200/mm^3$ 或 $200~500/mm^3$。④CD4/CD8 小于 1。⑤周围血白细胞、血红蛋白下降。⑥β_2 微球蛋白水平增高。⑦可找到上述各种并发感染的病原体依据或肿瘤的病理依据。

五、治疗方案及原则

由于目前对病毒感染性疾病没有特效的治疗药物，所以对 AIDS 也没有有效的治疗办法。加之 HIV 病毒核酸与宿主染色体 DNA 整合，利用宿主细胞进行复制，给药物治疗带来了困难。HIV 感染的早期治疗十分重要。通过治疗可减缓免疫功能的衰退。HIV 感染者患结核、细菌性肺炎和卡氏肺囊虫肺炎的危险性增加，进行早期预防十分重要。

1. 营养 营养支持。

2. 免疫调节剂治疗

（1）白细胞介素 2（IL-2）：提高机体对 HIV 感染细胞的 MHC 限制的细胞毒性作用，亦提高非 MHC 限制的自然杀伤细胞（NK）及淋巴因子激活的杀伤细胞（LAK）的活性。

（2）粒细胞集落刺激因子（G-CSF）及粒细胞-巨噬细胞集落刺激因子（GM-CSF）：增加循环中性粒细胞，提高机体的抗感染能力。

（3）灵杆菌素：激活下丘脑-垂体-肾上腺皮质系统，调整机体内部环境与功能，增强机体对外界环境变化的适应能力，刺激机体产生抗体，使白细胞总数增加，巨噬功能加强，激活机体防御系统抗御病原微生物及病毒的侵袭。

（4）干扰素（IFN）：α-干扰素（IFN-α），对部分患者可略提高 CD4$^+$T 细胞，40% Kaposi 肉瘤患者有瘤体消退；β-干扰素（IFN-β），静脉给药效果与 IFN-α 类似，但皮下注射抗 Kaposi 肉瘤作用较弱；γ-干扰素（IFN-γ）提高单核细胞-吞噬细胞活性，抗弓形虫等条件性致病菌感染可能有一定效果。

3. 抗病毒制剂

（1）抑制 HIV 与宿主细胞结合及穿入的药物：可溶性 rsCD4 能与 HIV 结合，占据 CD4 结合部位，使 HIV gp120 不能与 CD4 T 淋巴细胞上的 CD4 结合，不能穿入感染 CD4 T 淋巴细胞。剂量：rsCD4 临床试验 30 mg/d，肌内注射或静脉注射，连续 28 天。

（2）抑制 HIV 逆转录酶（RT）的药物通过抑制逆转录酶，阻断 HIV 复制。效果较好的药物有：齐多夫定、双脱氧胞苷等。

4. 机会性感染的防治

（1）弓形虫病：联用乙胺嘧啶和磺胺嘧啶治疗。

（2）隐球菌性脑膜炎：给予两性霉素 B 或氟康唑治疗。

（3）巨细胞病毒性肺炎或视网膜炎：更昔洛韦或膦甲酸治疗。

（4）卡氏肺囊虫肺炎：复方磺胺甲基异噁唑或喷他脒治疗。

（5）口腔和食管念珠菌感染：可局部使用制霉菌素，严重者系统使用氟康唑。

5. 并发恶性肿瘤的治疗

（1）卡波西肉瘤：可用长春新碱或博来霉素，也可放疗，手术效果不佳。

（2）淋巴瘤：可选用环磷酰胺、长春新碱、丙卡巴肼、泼尼松等治疗。

（高　蕾）

第三节　淋病

一、概述

淋病是一种由奈瑟淋球菌引起的泌尿生殖系统的化脓性炎症，主要通过性接触传播，也可通过非性接触传播。临床上，男性淋病主要表现为尿道炎，不及时治疗可引起附睾炎、尿道球腺炎、包皮腺炎及前列腺炎等。女性淋病以宫颈炎最为常见，但多数患者无自觉症状，若上行感染可引起盆腔炎，严重者会导致不孕症。未经治疗的孕妇，产道分娩时可引起新生儿淋菌性眼炎，少数患者出现血行播散引起播散性淋病及淋菌性败血症。

二、临床表现

1. **男性无并发症淋病**　潜伏期 2~10 天，常为 3~5 天。患者出现淋菌性尿道炎，表现为尿痛，尿急，或尿道灼热、不适感，有尿道分泌物，开始为黏液性，以后出现脓性或脓血性分泌物。出现包皮龟头炎者，龟头表面和包皮红肿，有渗出物，局部破溃。本病可并发包皮嵌顿。严重者腹股沟淋巴结红肿疼痛。少数可发生尿道瘘管，瘘管外开口处有脓性分泌物流出。少数患者可出现后尿道炎，尿频明显，会阴部轻度坠胀，夜间常有痛性阴茎勃起。部分患者症状可不典型，仅有少量稀薄的脓性分泌物。有明显症状和体征的患者，即使未经治疗，一般在 10~14 天后逐渐减轻，1 个月后症状基本消失，感染可继续向后尿道或上生殖道扩散，甚至发生并发症。

2. **女性无并发症淋病**　常因病情隐匿而难以确定潜伏期。

（1）宫颈炎：白带增多、呈脓性，宫颈充血、红肿，宫颈口有黏液脓性分泌物，可有外阴刺痒和烧灼感。

（2）尿道炎、尿道旁腺炎：尿频、尿急，排尿时有烧灼感。尿道口充血，有触痛及少量脓性分泌物。挤压尿道旁腺时尿道口有脓性分泌物渗出。

（3）前庭大腺炎：多为单侧，大阴唇部位红、肿、热、痛，严重时形成脓肿，局部剧痛，有全身症状和发热等。

（4）肛周炎：肛周红、肿、瘙痒，表面有脓性渗出物，局部可破溃。

3. **儿童淋病**

（1）男性儿童多发生前尿道炎和包皮龟头炎，龟头疼痛，包皮红肿，龟头和尿道口潮红，尿道脓性分泌物。

（2）幼女表现为外阴阴道炎，阴道脓性分泌物较多，外阴红肿，可有尿频、尿急、尿痛和排尿困难。

4. **男性淋病并发症**

（1）附睾炎：常为单侧，伴发热，患侧阴囊肿大，表面潮红，疼痛明显，触痛剧烈，同侧腹股沟和下腹部有反射性抽痛。

（2）精囊炎：急性期可伴发热，有尿频、尿急、尿痛、终末尿浑浊带血，亦可有血精，有时可有下腹痛。慢性时自觉症状不明显。

（3）前列腺炎：会阴部不适、坠胀感、放射性疼痛等。

（4）系带旁腺（Tyson腺）或尿道旁腺炎和脓肿：少见（<1%），系带的一侧或两侧疼痛性肿胀，脓液通过腺管排出。

（5）尿道球腺（Cowper腺）炎和脓肿：少见，会阴部跳痛、排便痛、急性尿潴留，直肠指检扪及有触痛的肿块。

（6）尿道周围蜂窝织炎和脓肿：罕见，脓肿侧疼痛、肿胀，破裂产生瘘管。可扪及有触痛的波动性肿块。常见于舟状窝和球部。

（7）尿道狭窄：少见，因尿道周围蜂窝织炎、脓肿或瘘管形成而致尿道狭窄。出现尿路梗死（排尿无力、困难、淋漓不尽）和尿频、尿潴留等。

5. **女性淋病并发症**　多为淋菌性宫颈炎未及时治疗，淋球菌上行感染而致，表现为淋菌性盆腔炎，包括子宫内膜炎、输卵管炎、输卵管卵巢脓肿、盆腔腹膜炎、盆腔脓肿等。其表现为：月经后发作，突发高热，体温常高于38 ℃，伴有寒战、头痛、食欲缺乏、恶心、呕吐等；脓性白带增多；双下腹痛，以一侧为重，咳嗽或打喷嚏时疼痛加剧；可有腹膜刺激症状，肠鸣音减弱，双侧附件增厚、压痛；双合诊检查可在附件处或子宫后凹陷扪及肿物，有波动感，欠活动。

6. **其他部位淋病**

（1）淋菌性眼炎：常为急性化脓性结膜炎，于感染后2～21天出现症状。新生儿淋菌性眼炎多为双侧感染，成人多为单侧。其表现为眼睑红肿，眼结膜充血水肿，有较多脓性分泌物；巩膜充血，呈片状充血性红斑；角膜浑浊，呈雾状，严重时发生溃疡，引起穿孔。

（2）淋菌性直肠炎：主要见于肛交者，女性可由阴道分泌物污染引起。其表现肛门瘙痒、疼痛和直肠充盈坠胀感。肛门有黏液性或脓性分泌物。重者有里急后重感。检查可见直肠黏膜充血、水肿、糜烂。

（3）淋菌性咽炎：见于口-生殖器接触者，通常无明显症状，有症状者大多数只有轻度咽炎，表现咽干、咽痛和咽部不适。咽部可见潮红充血，咽后壁可有黏液样或脓性分泌物。

7. 播散性淋球菌感染

（1）全身不适、食欲缺乏、高热、寒战等。

（2）淋菌性关节炎：开始时以指、趾等小关节红肿为著，其后局限于膝、肘、腕、踝、肩等大关节，关节外周肿胀，关节腔内积液，活动受限。

（3）淋菌性败血症：病情重，可发生淋菌性心内膜炎、心包炎、脑膜炎、肺炎、肝炎等。

三、诊断要点

1. **流行病学**　史有多性伴，不安全性行为，或性伴感染史。有与淋病患者密切接触史，儿童可有受性虐待史，新生儿的母亲有淋病史。

2. **临床表现**　符合淋病的临床症状和体征。

3. **实验室检查**

（1）分泌物涂片：能检出多形核白细胞内革兰阴性双球菌，适用于男性急性尿道感染病例的诊断，不推荐用于口咽、直肠部位感染和女性淋菌性宫颈炎的诊断。

（2）淋球菌培养：为淋病的确诊试验，适用于男、女性及各种临床标本的淋球菌检查。

（3）核酸检测：聚合酶链反应（PCR）法等检测淋球菌核酸阳性。核酸检测应在通过相关机构认定的实验室开展。

四、诊断分类

1. **疑似病例**　符合男性或女性临床表现，有或无流行病学史。

2. **确诊病例**　同时符合疑似病例的要求和涂片检查阳性（只限于男性急性尿道炎患者）或淋球菌培养阳性或核酸检测阳性。

五、鉴别诊断

1. **男性淋菌性尿道炎**　需与生殖道沙眼衣原体感染和其他原因引起的尿道炎鉴别。

2. **女性淋菌性宫颈炎**　应与生殖道沙眼衣原体感染、念珠菌性阴道炎、滴虫性阴道炎及细菌性阴道炎等鉴别。

3. **淋菌性前列腺炎、精囊炎、附睾炎**　需与急、慢性细菌性前列腺炎、精囊炎、附睾炎及由沙眼衣原体引起的前列腺炎、精囊炎、附睾炎鉴别。淋菌性附睾炎还要与睾丸癌、附睾结核等鉴别。

4. **淋菌性盆腔炎**　需与急性阑尾炎、子宫内膜异位症、异位妊娠、卵巢囊肿蒂扭转或破溃等鉴别。

5. **淋菌性眼炎**　需与细菌性眼结膜炎、沙眼衣原体性眼结膜炎鉴别。

6. **淋菌性直肠炎**　需与细菌性痢疾、阿米巴痢疾、直肠息肉等鉴别。

7. **淋菌性咽炎**　需与慢性咽炎、扁桃体炎、梅毒性咽黏膜斑鉴别。

8. 淋菌性关节炎 需与急性细菌性关节炎、急性风湿性关节炎、类风湿性关节炎、性病性反应性关节炎鉴别。

9. 淋菌性败血症 需与各种菌血症、脑膜炎球菌引起的脑膜炎、乙型脑炎、急性心肌炎、急性肝炎等鉴别。

六、治疗方案及原则

1. 治疗原则

（1）遵循及时、足量、规则用药的原则。

（2）根据病情采用相应的治疗方案。

（3）注意多种病原体尤其是沙眼衣原体感染。

（4）性伴如有感染应同时接受治疗。

（5）定期复查随访。

2. 治疗方案

（1）淋菌性尿道炎、宫颈炎、直肠炎

1）推荐方案：头孢曲松 250 mg，肌内注射，单次给药；或大观霉素 2 g（宫颈炎 4 g），肌内注射，单次给药；或头孢噻肟 1 g，肌内注射，单次给药。

如果衣原体感染不能排除，应同时用抗沙眼衣原体感染药物。

2）替代方案：头孢克肟 400 mg，口服，单次给药；或其他第三代头孢菌素类，如已证明其疗效较好，亦可选作替代药物。

如果衣原体感染不能排除，加上抗沙眼衣原体感染药物。

由于耐药性较为普遍，青霉素类、四环素类和氟喹诺酮类药物目前已不作为治疗淋病的推荐药物。

（2）儿童淋病应禁用喹诺酮类药物，年龄小于 8 岁者禁用四环素类药物，体重大于 45 kg 按成人方案治疗，体重小于 45 kg 儿童按以下方案治疗。

推荐方案：头孢曲松 125 mg，肌内注射，单次给药；或大观霉素 40 mg/kg，肌内注射，单次给药。

如果衣原体感染不能排除，同时用抗沙眼衣原体感染药物。

（3）淋菌性前列腺炎、精囊炎、附睾炎

1）推荐方案：头孢曲松 250 mg，肌内注射，每天 1 次，共 10 天；或大观霉素 2 g，肌内注射，每天 1 次，共 10 天；或头孢噻肟 1 g，肌内注射，每天 1 次，共 10 天。

如果衣原体感染不能排除，同时用抗沙眼衣原体感染药物。

2）替代方案：头孢克肟 400 mg，口服，每天 1 次，共 10 天。

如果衣原体感染不能排除，同时用抗沙眼衣原体感染药物。

（4）淋菌性盆腔炎门诊治疗：参照上述治疗方案，任选一种药物，均需加甲硝唑 400 mg，口服，每天 2 次，共 14 天。住院治疗方案如下所述。

1）住院治疗推荐方案 A：头孢替坦 2 g，静脉注射，每 12 小时 1 次；或头孢西丁 2 g，静脉注射，每 6 小时 1 次，加多西环素 100 mg，静脉注射或口服，每 12 小时 1 次。如果患者能够耐受，多西环素应尽可能口服。在患者情况允许的条件下，头孢替坦或头孢西丁的治疗不应短于 1 周。对治疗 72 小时内临床症状改善者，在治疗 1 周时酌情考虑停止肠道外治疗，并继之以口服多西环素治疗 100 mg，每天 2 次，加甲硝唑 500 mg，口服，每天 2 次，总疗程 14 天。

2）住院治疗推荐方案 B：克林霉素 900 mg，静脉注射，每 8 小时 1 次，加庆大霉素负荷量（2 mg/kg），静脉注射或肌内注射，随后给予维持量（1.5 mg/kg），每 8 小时 1 次。也可每天 1 次给药。

患者临床症状改善后 24 小时可停止肠道外治疗，继以口服治疗，即多西环素 100 mg，口服，每天 2 次；或克林霉素 450 mg，口服，每天 4 次，连续 14 天为一疗程。

多西环素静脉给药疼痛明显，与口服途径相比没有任何优越性。孕期或哺乳期妇女禁用四环素、多西环素。妊娠头 3 个月内应避免使用甲硝唑。

（5）淋菌性眼炎：推荐方案，①新生儿，头孢曲松 25～50 mg/kg（总量不超过 125 mg），静脉注射或肌内注射，每天 1 次，连续 7 天。或大观霉素 40 mg/kg，肌内注射，每天 1 次，连续 7 天。②成人，头孢曲松 1 g，肌内注射，每天 1 次，连续 7 天；或大观霉素 2 g，肌内注射，每天 1 次，连续 7 天。

同时应用生理盐水冲洗眼部，每小时 1 次。新生儿的母亲如患有淋病，应同时治疗。新生儿如并发衣原体感染，应予抗沙眼衣原体药物治疗。

（6）淋菌性咽炎：推荐方案，头孢曲松 250 mg，肌内注射，单次给药；或头孢噻肟 1 g，肌内注射，单次给药。

如果衣原体感染不能排除，同时加用抗沙眼衣原体感染药物。

大观霉素对淋菌性咽炎的疗效差，因此不推荐使用。

（7）新生儿播散性淋病及淋球菌性头皮脓肿：推荐方案，头孢曲松 25～50 mg/（kg·d），静脉注射或肌内注射，每天 1 次，共 7 天，如有脑膜炎疗程为 14 天；或头孢噻肟 25 mg/kg，静脉注射或肌内注射，每天 1 次，共 7 天，如有脑膜炎疗程为 14 天。

（8）儿童淋菌性菌血症或关节炎：推荐方案，体重小于 45 kg 儿童：头孢曲松 50 kg/kg（最大剂量 1 g），肌内注射或静脉注射，每天 1 次，共 7 天；或大观霉素 40 mg/kg，肌内注射，每天 1 次，共 7 天。体重大于 45 kg 儿童：头孢曲松 50 mg/kg，肌内注射或静脉注射，每天 1 次，共 7 天；或大观霉素 2 g，肌内注射，每天 2 次，共 7 天。

（9）成人播散性淋病：推荐住院治疗。需检查有无心内膜炎或脑膜炎。如果衣原体感染不能排除，应加上抗沙眼衣原体感染药物。

1）推荐方案：头孢曲松 1 g，肌内注射或静脉注射，每天 1 次，10 天以上。

2）替代方案：大观霉素 2 g，肌内注射，每天 2 次，10 天以上；或头孢噻肟 1 g，静脉注射，每天 3 次，共 10 天以上。

淋菌性关节炎者，除髋关节外，不宜施行开放性引流，但可以反复抽吸，禁止关节腔内注射抗生素。淋菌性脑膜炎上述治疗的疗程约 2 周，心内膜炎疗程需 4 周以上。

七、随访

（1）无并发症淋病患者经推荐方案规则治疗后，一般不需复诊做判愈试验。

（2）治疗后症状持续者应进行淋球菌培养，如分离到淋球菌，应做药物敏感性试验，以选择有效药物治疗。

（3）经推荐方案治疗后再发病者，通常是由再感染引起，提示要加强对患者的教育和性伴的诊治。

（4）持续性尿道炎、宫颈炎或直肠炎也可由沙眼衣原体及其他微生物引起，应进行针对性检查，以做出判断，并加以治疗。

（5）部分淋菌性尿道炎经规则治疗后，仍有尿道不适者，查不到淋球菌和其他微生物，可能是尿道感染受损后未完全修复之故。

（6）淋菌性眼炎患儿应住院治疗，并检查有无播散性感染。

（7）淋菌性附睾炎经治疗后，若3天内症状无明显改善，则应重新评价诊断与治疗。按推荐方案治疗后，若睾丸肿胀与触痛仍持续，则应做全面检查，以排除其他疾病。

（8）盆腔炎门诊患者应在开始治疗72小时内进行随访（有发热症状患者在24小时内随访），若病情没有改善则入院治疗。患者应在3天内出现明显的临床好转（退热、腹部压痛减轻、子宫、附件和宫颈举痛减轻）。3天内无好转的患者需入院治疗。

（9）淋菌性脑膜炎、心内膜炎如出现并发症，应请有关专家会诊。

八、性伴侣的处理

（1）成年淋病患者就诊时，应要求其性伴侣检查和治疗。

（2）在症状发作期间或确诊前60天内与患者有过性接触的所有性伴侣，都应做淋球菌和沙眼衣原体感染的检查和治疗。

（3）如果患者最近一次性接触是在症状发作前或诊断前60天之前，则其最近一个性伴侣应予治疗。

（4）应教育患者在治疗未完成前，或本人和性伴侣还有症状时避免性交。

（5）感染淋球菌新生儿的母亲及其性伴侣应根据有关要求做出诊断，并按成人淋病治疗的推荐方案治疗。

（6）淋菌性盆腔炎患者出现症状前60天内与其有性接触的男性伴侣应进行检查和治疗，即便其男性伴侣没有任何症状，亦应如此处理。

九、特殊情况的处理

1. 过敏和不能耐受

（1）对头孢菌素过敏或对喹诺酮类药物不能耐受者，应予大观霉素治疗，必要时，可选择其他类药物治疗。

（2）若为淋菌性咽炎，且对头孢菌素过敏或对喹诺酮类药物不能耐受，一般不用大观霉素治疗，应选择其他类且疗效较好的药物治疗。

2. 孕妇的处理　孕妇禁用喹诺酮类和四环素类药物。对推断或确诊有沙眼衣原体感染的孕妇，推荐用红霉素或阿莫西林治疗。

推荐方案：头孢曲松250 mg，肌内注射，单次给药；或大观霉素4 g，肌内注射，单次给药。

如果衣原体感染不能排除，同时用抗沙眼衣原体感染药物。

3. 男性同性性行为者的处理

（1）男性同性恋者感染淋球菌，常发生淋菌性直肠炎，其治疗无特殊要求。

（2）由于男性同性接触者具有感染HIV、其他病毒性和细菌性传播疾病的高度危险，因此医生应做好预防咨询，以减少其感染 HIV 和其他性传播疾病的危险性。

（3）应建议男性同性接触者至少每年做一次全面的性传播疾病检测。

4. 并发 HIV 感染的处理

（1）同时感染淋球菌和 HIV 者的治疗与 HIV 阴性者相同。

（2）淋菌性盆腔炎、附睾炎同时感染 HIV 者，如其免疫功能已受抑，治疗时应注意其可能并发念珠菌及其他病原体感染，并予针对性治疗。

（高　蕾）

第四节　尖锐湿疣

一、概述

尖锐湿疣（condyloma acuminatum，CA）是由人类乳头瘤病毒（human papilloma virus，HPV）引起的性传播疾病。好发于青壮年，主要通过性接触传播，也可通过非性接触传播。引起肛周生殖器部位尖锐湿疣常见的 HPV 有 30 多种型，90% 以上的尖锐湿疣是由 HPV6 型及 HPV11 型引起的。HPV 侵入肛周生殖器部位破损的皮肤和黏膜后，在入侵部位引起增生性病变，早期表现为小丘疹，以后呈乳头状、菜花状、花冠状损害。本病尚无特效疗法，有复发趋势，与癌症有一定关系。

二、临床表现

（1）潜伏期 1~8 个月，平均 3 个月。

（2）男性好发于龟头、冠状沟、系带、阴茎、尿道口、肛周和阴囊等，女性为大小阴唇、尿道口、阴道口、会阴、肛周、阴道壁、宫颈等，被动肛交者可发生于肛周、肛管和直肠，口交者可出现在口腔。

（3）皮损初期表现为局部出现多个丘疹，逐渐发展为乳头状、鸡冠状、菜花状或团块状的赘生物。可为单发或多发，常为 5~15 个皮损，直径 1~10 mm。色泽可从粉红色至深红色（非角化性皮损）、灰白色（严重角化性皮损），乃至棕黑色（色素沉着性皮损）。少数患者因免疫功能低下或妊娠而发生大体积疣，可累及整个外阴、肛周以及臀沟。

（4）患者可自觉瘙痒、异物感、压迫感或灼痛感，常因皮损脆性增加而出血或继发感染。女性可有阴道分泌物增多。但约 70% 的患者无任何自觉症状。

（5）临床类型

1）典型尖锐湿疣：皮损为柔软、粉红色、菜花状或乳头状赘生物，大小不等，表面呈花椰菜样凹凸不平。常见于潮湿且部分角化的上皮部位，如包皮内侧、尿道口、小阴唇、阴道口、阴道、宫颈、肛门，但也可见于腹股沟、会阴等部位。

2）丘疹状疣：皮损为圆形或半圆形丘疹状突起，韭菜花状，直径 1~4 mm，见于完全角化的上皮部位。

3）扁平状疣：皮损稍高出皮面，或呈斑丘疹状，表面可呈玛瑙纹蜡样光泽，有时可见微刺。其可见于生殖器任何部位，易被忽视。

4）亚临床感染：暴露于 HPV 后，亚临床感染或潜伏感染可能是最常见的后果。亚临床感染的皮肤黏膜表面外观正常，如涂布 5% 醋酸（醋酸白试验），可出现境界明确的发白区域。

三、诊断要点

1. **流行病学史**　有多性伴，不安全性行为，或性伴感染史，或有与尖锐湿疣患者密切的接触史，或新生儿的母亲为 HPV 感染者。

2. **临床表现**　符合尖锐湿疣的临床症状和体征。

3. **醋酸白试验**　用 3%~5% 醋酸溶液湿敷或涂布于待检的皮损处以及周围皮肤黏膜，在 3~5 分钟内，如见到均匀一致的变白区域为阳性反应。该试验并非 HPV 感染的特异性试验，其敏感性和特异性尚不清楚。局部有炎症、表皮增厚或外伤等时可出现假阳性。醋酸试验阴性也不能排除 HPV 感染。临床上较典型尖锐湿疣及 HPV 检查阳性的损害中有 7%~9% 为醋酸白试验阴性。

4. **阴道镜检查**　可发现点状血管、血管祥，以及结合醋酸白试验发现微小、纤细尖锐湿疣疣体。

5. **实验室检查**

（1）显微镜检查：通过 Pap 涂片发现宫颈鳞状上皮内的损害。

（2）病理学检查：符合尖锐湿疣的病理学征象，表现为表皮角化过度及角化不全，棘层肥厚，棘层上部及颗粒层可见空泡细胞。

（3）抗原检测：免疫组织化学法检测 HPV 抗原阳性。

（4）核酸检测：聚合酶链反应法等检测 HPV 核酸阳性。核酸检测应在通过相关机构认定的实验室开展。

四、诊断分类

1. **临床诊断病例**　符合临床表现，有或无流行病学史。

2. **确诊病例**　同时符合临床诊断病例的要求和实验室检查中（除显微镜检查外）的任 1 项。

五、鉴别诊断

1. **阴茎珍珠状丘疹**　多见于青壮年，沿龟头后缘近冠状沟处，为针尖大小表面光滑的乳白色或淡红色小丘疹，圆顶或呈毛刷样，规则地排列成串珠状。皮损互不融合，醋酸白试验阴性。

2. **阴茎系带旁丘疹**　好发于阴茎系带两旁的陷窝中，为直径 0.5~1.5 mm 的光泽的实质性粟粒状丘疹，醋酸白试验阴性。

3. **绒毛状小阴唇**　对称分布于小阴唇内侧，呈绒毛状或鱼子状外观，为淡红色或灰黑色丘疹，表面光滑，醋白试验阴性。

4. **皮脂腺异位症**　呈片状淡黄色针尖大小丘疹，多见于唇和包皮，境界清楚。

5. **扁平湿疣**　系二期梅毒，皮损呈扁平或分叶状的疣状损害，分泌物中有大量梅毒螺旋体，梅毒血清反应强阳性。

6. **鲍恩样丘疹病**　皮损为斑疹，苔藓样或色素性丘疹、疣状，组织学类似鲍恩病。

7. 生殖器鳞状细胞癌　多见于中年后，呈浸润性生长、质软，常形成溃疡，病理组织检查可确诊。

六、治疗方案及原则

1. 治疗原则　以去除疣体为目的，尽可能地消除疣体周围的亚临床感染以减少或预防复发，包括新发皮损在内，本病的复发率为 20%～30%。同时也应对其性伴进行检查及治疗。患者治疗和随访期间应避免性行为。任何治疗方法都可发生皮肤黏膜反应包括瘙痒、灼热、糜烂以及疼痛。

2. 治疗方案

（1）患者自己用药：男女外生殖器部位可见的中等大小以下的疣体（单个疣体直径 <5 mm，疣体团块直径<10 mm，疣体数目<15 个），可由患者自己外用药物治疗。

1）推荐方案：0.5%足叶草毒素酊（或 0.15%足叶草毒素霜）每天外用 2 次，连续 3 天，随后，停药 4 天，7 天为一疗程。脱落处产生糜烂面时需立即停药。如需要，可重复治疗达 4 个疗程。

该法适用于治疗直径≤10 mm 的生殖器疣，临床治愈率约 90%。疣体总面积不应超过 10 cm^2，日用药总量不应超过 0.5 mL。用药后应待局部药物自然干燥。不良反应以局部刺激作用为主，可有瘙痒、灼痛、红肿、糜烂及坏死。该药有致畸作用，孕妇忌用。

2）替代方案：5%咪喹莫特霜涂于疣体上，隔天 1 次晚间用药，1 周3 次，用药 10 小时后，以肥皂和水清洗用药部位，最长可用至 16 周。

该法的疣体清除率平均为 56%，优点为复发率低，约为 13%。出现红斑非停药指征，出现糜烂或破损则需停药并复诊，由医生处理创面及决定是否继续用药。不良反应以局部刺激作用为主，可有瘙痒、灼痛、红斑、糜烂。妊娠期咪喹莫特的安全性尚未明确，孕妇忌用。

（2）医院内应用

1）推荐方案：CO$_2$ 激光，或高频电治疗，或液氮冷冻。

CO$_2$ 激光和高频电治疗：适用于不同大小及各部位疣体的治疗，液氮冷冻可适用于较多的体表部位，但禁用于腔道内疣，以免发生阴道直肠瘘等。缺点是复发率高，疼痛明显，皮下组织疏松部位治疗后可致明显水肿。

2）替代方案：80%～90%三氯醋酸或二氯醋酸，涂少量药液于疣体上，待其干燥，此时见表面形成一层白霜。在治疗时应注意保护周围的正常皮肤和黏膜，如果外用药液量过剩，可敷上滑石粉，或碳酸氢钠（苏打粉）或液体皂以中和过量的、未反应的酸液。如有必要，隔 1～2 周重复 1 次，最多 6 次。

复方硝酸溶液用涂药棒将药液涂于疣体的表面及根部，至疣体变成灰白色或淡黄色为止，如未愈，3～5 天后可再次治疗。

80%～90%三氯醋酸或二氯醋酸和复方硝酸溶液（硝酸、醋酸、草酸、乳酸与硝酸铜的复合制剂）不能用于角化过度、多发性以及面积较大的疣体。不良反应为局部刺激、红肿、糜烂等。

3）外科手术切除：外科手术切除适用于大体积尖锐湿疣的治疗，对药物或 CO$_2$ 激光的治疗表现较为顽固且短期内反复发作的疣体也应考虑外科手术切除。

既往在临床使用的 10%~25% 足叶草脂安息香酊，药物吸收可发生系统性不良反应，长期应用有潜在致癌性。目前已不推荐该药在临床使用。干扰素具有广谱抗病毒和免疫调节作用。因对其疗效尚缺乏确切的评价，且治疗费用较高，一般不推荐常规应用。有报告干扰素用于疣体基底部注射，每周 3 次，共 4~12 周有一定疗效。

3. 治疗方法选择

（1）男女外生殖器部位可见的中等大小以下的疣体（单个疣体直径<0.5 cm，疣体团块直径<1 cm，疣体数目<15 个），一般外用药物治疗。

（2）男性的尿道内和肛周，女性的前庭、尿道口、阴道壁和宫颈口的疣体；或男女患者的疣体大小和数量均超过上述标准者，建议用物理方法治疗。

（3）物理疗法治疗后，体表尚有少量疣体残存时，可再用外用药物治疗。

（4）无论是药物治疗或物理治疗，必须作醋酸白试验，尽量清除包括亚临床感染在内的损害，以减少复发。

4. 亚临床感染的处理

（1）对无症状的亚临床感染尚无有效的处理方法，一般也不推荐治疗，因尚无有效方法将 HPV 清除出感染细胞，且过度治疗反而引起潜在不良后果。

（2）处理以密切随访及预防传染他人为主。

（3）对醋酸白试验阳性的可疑感染部位，可视具体情况给予相应治疗（如激光、冷冻）。

七、随访

（1）尖锐湿疣治疗后的最初 3 个月，应嘱患者每 2 周复诊 1 次，如有特殊情况（如发现有新发皮损或创面出血等）应随时复诊，以便及时得到恰当的临床处理。

（2）同时应告知患者注意皮损好发部位，仔细观察有无复发，复发多在治疗后的 3 个月。

（3）3 个月后，可根据患者具体情况，适当延长随访间隔期，直至末次治疗后 6 个月。

八、判愈与预后

尖锐湿疣的判愈标准为治疗后疣体消失，目前多数学者认为，治疗后 6 个月无复发者，则复发机会减少。尖锐湿疣的预后一般良好，虽然治疗后复发率较高，但通过正确处理最终可达临床治愈。

九、性伴侣的处理

（1）患者的所有性伴侣都应接受检查和随访，同时提供有效的咨询服务。

（2）男性尖锐湿疣患者的女性性伴侣可做宫颈细胞学筛查。

十、特殊情况的处理

1. 妊娠

（1）妊娠期忌用咪喹莫特、足叶草脂和足叶草毒素。

（2）由于妊娠期疣体易于增生，脆性增加，孕妇的尖锐湿疣在妊娠早期应尽早采用物理或手术治疗。

（3）虽然需要告知患尖锐湿疣的孕妇，HPV6 和 HPV11 可引起婴幼儿的呼吸道乳头瘤病，患尖锐湿疣的妇女所生新生儿有发生该病的危险，如无其他原因，不建议患尖锐湿疣的孕妇终止妊娠，人工流产可增加患盆腔炎性疾病和 HPV 上行感染的危险。

（4）患尖锐湿疣的孕妇，在胎儿和胎盘完全成熟后，在羊膜未破前可考虑行剖宫产，产后的新生儿避免与 HPV 感染者接触。

（5）在临近分娩仍有皮损者，如阻塞产道，或阴道分娩会导致严重出血，最好在羊膜未破前行剖宫产。

2. **并发 HIV 感染的处理**　由于 HIV 感染或其他原因致免疫功能抑制的患者，常用疗法的疗效不如免疫功能正常者，疗后易复发。

（邓德权）

第十一章

皮肤病的中医治疗

第一节　单纯性毛囊炎

单纯性毛囊炎，中医根据发病部位的不同称之为"坐板疮"或"发际疮"发际疮是发于项后发际间的化脓性皮肤病，因其好发于项后发际处而得名。以项后发际处起丘疹，色红坚实，并迅速化脓为临床特征。多见于成年人。本病相当西医所指的项后部的毛囊炎。发际疮病名首见于《疡科荟粹》。然早在公元5世纪，就有关于"发际疮"的记载。如《刘娟子鬼遗方》云："发际起如粟米，头白肉赤，痛如锥刺。"明《证治准绳》则谓："鬼遗云，左右发际起如粟米，头白肉赤，热痛如锥刺"而清《医宗金鉴·外科心法要诀》中则指出了本病与项后肉龟疮在病因病机上的关联，在临床表现上的异同，并提出了内因与外因相互搏结而发生本病的观点。坐板疮是一种以臀部反复发生疖肿为特征的皮肤病，因其发生部位多在臀部所坐之处而得名。以红肿热痛，迅速成脓，脓出即愈，反复发生为临床特征。一年四季均可发病，多见于成年男性。《外科启玄·坐板疮》较早记载了本病，认为此疮乃脾经湿热，湿毒郁久所致。

一、病因病机

发际疮：本病多因内郁湿热，外受风，毒之邪，风热上壅或风湿热相互搏结而成。若正虚邪实，正不胜邪则迁延日久，瘀滞不散，此愈彼起，反复发作。

坐板疮：因湿热内蕴，郁久化毒，凝滞肌膜，坐卧湿地，外感湿热毒邪；或染毒邪，郁于肌肤，发于腠理，臀是至阴之所，脾经血瘀以致脓毒蕴结，皮肤窜空而缠绵瘀滞，则肿块坚硬，此愈彼起。

二、临床表现

发际疮：初起项后发际处起丘疹，形如黍粟，或如豆粒，色红坚实，其顶有脓点，痒痛相兼，热，约经数日，白色脓头干涸结成黄色脓痂或搔破流津水或脓液，结痂后痂脱而愈。自觉疼痒，灼热，可有发热不适等全身症状，初起时为一个或多个皮损，逐渐增多，时破时敛，或此愈彼起，反复发作，日久难愈。如脓液向深处或周围发展，即可演变成疖病。

坐板疮：初起患处如黍如豆，色红作痒，硬肿一般数枚，或孤立散在，或簇如梅如枣，结肿掀痛，软化，内有脓液，渗流黄水，疮周瘙痒，痛痒重者可有发热畏寒，口干便秘，随后结痂而愈，但彼处又发，连绵不断，甚则皮肤窜空，按之脓出，缠绵不愈，或经治但愈数月即又复发，反复经年。

三、类病鉴别

发际疮应与以下疾病鉴别：

1. **水珠疮**　起粟粒样小脓疱，周边焮赤，破后肿痛、结痂，痂脱成疤，周边毛发片状脱落，永不复生。

2. **疖**　较单个发际疮为大，且局部红肿热痛明显，好发于头部、颜面、臀部、背部。

坐板疮应与臀部粉瘤相鉴别：臀部粉瘤染毒发病前局部有囊性包块，染毒时局部黯红包块范围扩大，溃后有豆渣样物及囊壁排出，不易收口，常为单发。

四、辨证施治

（一）内治法

1. 辨证施治

（1）湿热内阻

主症：病程较短，局部红肿或湿肿，压之外溢脓水，自觉疼痛绵绵不休，愈后遗留肥厚性瘢痕，难以消尽；脉象濡数，舌质红，苔黄或黄微腻。

治法：清化湿热，活血解毒。

方药：蜂房散加减。

露蜂房6 g，泽泻、紫花地丁、赤茯苓、赤芍各12 g，银花、蒲公英各15 g，羌活4.5 g，土贝母10~12 g，升麻10 g。

方解：方中用露蜂房、泽泻、紫花地丁、赤茯苓、羌活清化湿热；赤芍、银花、蒲公英、土贝母、升麻活血解毒。

（2）气阴两虚

主症：病程长，疮形似肿非肿，似溃非溃，脓液清稀；自觉疼痛，夜间尤重，脉象虚细，舌质淡红，苔少。

治法：益气养阴，和营解毒。

方药：黄芪重楼饮加减。

黄芪12 g，玄参、党参、当归、浙贝母各10 g，重楼、银花、赤小豆各15 g，丹参、白花蛇舌草各9 g，桃仁、升麻各6 g。

方解：方中用黄芪、党参、当归益气养阴；玄参、贝母、重楼、银花、赤小豆、丹参、白花蛇舌草、桃仁、升麻和营解毒。

加减：疮口早封，脓泄未尽加皂角刺炭；肿块难化加金头蜈蚣；口干喜饮加山药、花粉；疮面色泽晦暗不红加鹿角片、肉桂。

2. 成药、验方

（1）三黄片：3片/次，口服，3次/天。

（2）六神丸：8粒/次，口服，3次/天。

（3）清血解毒合剂：每次30 mL，口服，3次/天。

（4）银花15 g，杭菊15 g，开水泡服，代茶，每天1剂。

（二）外治法

发际疮：初起用金黄散，蜜或水调外敷，或颠倒散洗剂，或3%碘酊外搽；有脓点时，可用提脓丹点盖黄连膏法祛除脓点，盖黄连膏掺拔毒生肌散，继续用安庆膏外贴。

坐板疮：①早期用芫花方外洗，再以黑布化毒软膏外敷；顽固难愈者，以黑色拔毒膏棍外用。②皮下窜空：有脓腔形成、脓液潴留者，宜切开排脓，用提脓丹、五五丹药线等引流，外盖黄连膏。③有瘘管形成者，可用红血药捻插入瘘口内，外盖黄连膏，必要时选用手术扩疮。

（三）其他疗法

1. 针刺及放血疗法　常取身柱、灵台、合谷、委中（放血）施泻法，每3天1次。

2. 耳针疗法　取枕、神门、肾上腺穴。针刺后留针30~60分钟，每天1次。

3. 膀胱经放血疗法　在背部双侧膀胱经上用酒精棉球消毒，医者用右手拇、示指持三棱针针柄，中指自然放于示指下针体下端以固定针体。在膀胱经上轻轻用力挑破皮肤，然后用双手拇、示指按压挑刺处，使其出一滴血，以消毒干棉球擦去血滴。在膀胱经上从大杼穴开始，至关元俞为止，等距离放血6~7处（单侧膀胱经），每天1次。有出血疾病者禁用。

4. 点刺大椎放血治疗　用碘酒将患者大椎穴皮肤消毒，再以75%酒精脱碘消毒。用消毒后的三棱针快速点刺大椎穴，一般点刺3~5下，点刺深度中等，再在大椎处快速拔罐放血，放血量视发际疮程度而定。每3天1次。

五、名医经验

（一）发际疮

（1）许履和认为发际疮常此起彼伏缠绵难愈，给患者带来了极大痛苦，其病因病机乃湿热蕴于阳经，治疗清解之剂内服，以清其源、截其流，使热毒不再上炎。常选用黄芩、川连、牛蒡子、板蓝根、马勃、连翘、陈皮、僵蚕、银花、蒲公英、防风等。外治提出用金黄散、黄檗饼外敷，特别提倡用后者，认为其效果良好，勿因药味平淡而忽视之。黄檗饼制法：黄檗粉、乳香粉各等份，用槐花煎汤调粉成饼。

（2）朱仁康认为发际疮乃湿热内蕴，郁而化火，治宜清火解毒，方用消炎方加减［黄芩9 g，丹皮9 g，赤芍9 g，重楼9 g，银翘9 g，生甘草6 g。大便干结，加生大黄9 g（后下），玄明粉9 g（冲），大青叶］。病久体虚毒盛者，宜四妙汤补正托毒，山药15~30 g，当归12 g，银花或忍冬草6 g。外治可用金黄散调成糊状或玉露膏，或用毛疮洗方（苍耳子虫15 g，明矾30 g）水煎洗，每天洗3~4次，连洗5~10天。洗后用四黄散（大黄末15 g，雄黄末15 g，黄檗末15 g，硫黄末15 g，共研细末，清热解毒消肿）香油调成糊状，逐个涂上。

（3）徐宜厚认为内蕴湿热之邪，循足太阳膀胱经，上壅于枕部，督脉阳气被遏，不能温煦，郁而化毒，发为本病。常因病情反复，损气耗阴，正虚毒恋终成痼疾。一般分为两型治疗，其一是湿热内阻，拟清化湿热、活血解毒为法，用蜂房散加减。常用药物：露蜂房6 g，泽泻、紫花地丁、赤茯苓、赤芍各12 g，银花、蒲公英各15 g，羌活4.5 g，土贝母10~12 g，升麻10 g，水煎服，每天1剂，分2次内服。其二是气阴两虚，宜益气养阴，和营解毒，用黄芪重楼饮加减。常用药物：黄芪12 g，玄参、党参、当归、浙贝各10 g，重楼、银花、赤小豆各 15 g，丹皮、白花蛇舌草各 9 g，桃仁、升麻各 6 g。每天 1 剂，水煎，分 2 次服。加减法：疮口早封，脓泄未尽，加皂角刺炭；肿块难化加金头蜈蚣；口干喜饮加山药、花粉；疮面色泽晦暗不红活，加鹿角片、上肉桂。另提出针刺及放血疗法：常用身柱、灵台、合谷、委中（放血）施泻法，隔 2 天 1 次。耳针疗法：取枕、神门、肾上腺穴，针刺后留针 30~60 分钟，每天 1 次。

（二）坐板疮

（1）许履和认为本病乃湿热蕴于脾经所致，在治疗上强调外治的重要性。常用苦参汤外洗，苦参 30 g，川椒 9 g，黄檗 15 g，地肤子 15 g，蛇床子 15 g，银花 15 g，白芷 9 g，野菊花 12 g，生甘草 9 g，石菖蒲 9 g，煎汤浸洗患处，拭干后再擦解毒软膏，每天 2 次。或苦参汤洗后，再用解毒散、金黄散各一半，用麻油调敷患处。内服可用黄连解毒丸 6 g，2 次/天，或二妙丸 6 g，2 次/天。若迁延日久，皮肤粗糙，瘙痒不止，用苦参汤无效者，则宜用熏癣药条熏之。

（2）房芝萱指出坐板疮多发生于青壮年，病位在臀部。多因热毒与阴湿之邪凝滞于肌肤，以致气血瘀滞，经络阻隔，久而化热，热盛肉腐而成。常用经验方：茵陈 30 g，银花、苍术、黄檗各 18 g，连翘 15 g，归尾、赤芍、茯苓、车前子各 10 g。毒热重者，加紫花地丁、野菊花、大黄、黄芩、土茯苓、栀子；湿盛者，加薏苡仁、六一散、云苓、白术、苦参、防己；肿痛明显者，加川楝子、乳香、红花、川芎、丹参。治疗的后期，患者自觉痒重而痛轻，此乃风湿之邪所致，故以利湿为主，清热为辅，佐以活血祛风之剂。

六、预防与调护

（一）发际疮

（1）节制饮食，避免摄食辛辣厚味及过于肥甘的食物，防止体胖。

（2）积极治疗慢性疾病，如消渴病、失眠症、消化不良等。

（3）衣着应柔软、透气、吸汗，头部油脂分泌旺盛者，应适当洗濯、去除油垢，同时配合适当的治疗。

（4）换药时应让药物紧贴疮面。

（5）局部忌挤压，以免演变成疗。

（二）坐板疮

（1）忌食辛辣、鱼腥发物及肥甘厚腻之品。

（2）积极防治消渴病。

（3）保持皮肤清洁，勤洗澡，勤换衣。

（4）尽量少用或不用油膏制剂敷贴患部。

七、临证提要

发际疮是因内郁湿热，外受风、毒之邪，风热上壅或风湿热相互搏结而成。治疗中应分清虚实，因其发病部位在身体的上部，多挟有风邪，故在清热解毒时应佐以祛风之品。对体虚患者，在扶正托毒时应辅以和营之品。轻者仅用外治就能获愈。外治按三期施以消肿散结、祛腐生肌、长皮敛疮之法。现代生活条件的改善，医疗水平的提高，本病的发生有所减少，加之治疗及时，重视伴随症的治疗，大大缩短了病程，病情缠绵者明显减少。今后应在中医内服药剂型的改革及有效药物的实验方面深入研究，使中医药治疗本病的理法方药更臻完善，更适应现代生活的需求。

坐板疮由内生湿热，或外受湿毒，凝滞肌肤，或外伤染毒而成。中医中药治疗仍以内治与外治两方面为主。内治重在分清虚实，邪实者，宜清热利湿解毒，选用五神汤加味；正虚毒恋者，宜扶正清解余毒，选用四妙散。外治以围箍消肿，提脓祛腐，生肌敛疮。数十年来，治疗方法没有大的突破，但许多单方验方进一步充实了治疗的方法，也提高了临床疗效。中西医结合治疗，重视并发症的治疗，大大缩短了病程，减轻了患者的痛苦，今后应在中药剂型及中药治疗的实验研究方面进一步加强，以便进一步提高疗效，方便患者。

八、临证效验

（1）秦国进用收湿解毒汤治疗头皮脓疱性毛囊炎48例。所有病例均依据朱德生《皮肤病学》第2版确诊。方药组成：明矾、黄檗、苦参各30 g，蒲公英90 g。方法：将草药加水250 mL，煎40分钟，降温至40 ℃左右，将头部毛发剃净，用干毛巾浸药液反复湿敷患处，每次30分钟，每天4~6次，复用药液时再加温，每天更换1剂。结果：48例全部治愈。其中2~3天痊愈的18例，4~5天的21例，6~7天的9例。

（2）秦万章，韩塑元用中医中药治疗毛囊炎。采用4组中药与1组西药作对照，治疗毛囊炎患者125例，多为经抗生素、疫苗等治疗无效者，对部分病例进行多种抗生素抑菌试验，均见一定的耐药性。125例患者共分为5组。①汤药组（50人）：以清心火、解毒利湿为原则，用银花、莲子心、黄芩、野菊花、山栀、连翘、赤芍、黄檗、紫花地丁、茯苓、绿豆衣、生甘草组成消心解毒利湿汤，每天1剂，煎汤内服。对阴虚内热者，加用天花粉、细生地以养阴清热；皮损硬加大黄或青宁丸包煎；痛痒甚者，加苦参、白鲜皮；热重者，加龙胆草、丹皮、蒲公英。②小檗碱组（22人）：为黄檗提炼的小檗碱，配制成小檗碱针剂，每支3 mL（6 mg），肌内注射，1次/天，另一为市售小檗碱片剂，每次50~100 mg，口服，3次/天。③梅花点舌丹组（15人）：上海市售之梅花点舌丹，每次1粒，温开水吞服，3次/天。④马齿苋煎剂组（14人）：将马齿苋2 kg加水14 000 mL，煮沸1小时，压榨过滤，再用残渣加水7 000 mL，煮沸1小时，压榨过滤，将两次煎液合并，浓缩至2 000 mL，加0.4‰尼泊金为防腐备用，每次20 mL，口服，3次/天。⑤抗生素组（24人）：用青霉素7人，链霉素3人，合霉素4人，四环素3人，土霉素3人，国产苯甲异噁唑青霉素2人，新生霉素、金霉素各1人，均按照常规用量服用。疗效标准：治愈，皮损完全消退，未见新发；进步，皮损显著减少，痛痒减轻，或痊愈后又有小发；无效，经10~14天治疗，未见好转而不断发生新的皮损。治疗结果：汤药组50例，治愈26例（52%），显效17例（34%），疗效明显优于其他组。125例患者病灶均在有毛部位，其中头部48例，颈后及枕部42例，7例为泛发，其余生于腹部、阴部，42例有不同的并发症，大部分为瘙痒性皮肤病。

（3）施文峰以消肿拔毒散治疗外科感染182例：本品含天仙子、远志（去心）、芙蓉花（或叶根）各等量，共研细末，开水调成糊状，并趁热敷于患处。本组病例包括浅组织疖肿、毛囊炎、蜂窝织炎等，均伴有全身症状，共182例。结果：痊愈132例，好转50例。

（邓德权）

第二节 疖与疖病

疖，中西医病名相同，是一种发生于皮肤浅表的急性化脓性疾病，即单个毛囊及其所属皮脂腺的急性化脓性感染。炎症常扩大到皮下组织，可以发生在任何有毛囊的皮肤区。临床特点是局部红肿热痛，肿势局限，根浅，脓出即愈。多个疖同时或反复发生在身体各部，称为疖病。常发生于颈、背、臀部，好发于青壮年，多见于皮脂腺代谢旺盛和糖尿病患者，亦可见于抵抗力差、营养不良的婴幼儿。《外科理例·疮名有三》曰："疖者，初生突起，浮赤而无根脚，肿见于皮肤之间，止阔一两寸，有少疼痛，数日后则微软，薄皮剥起，始出清水，后自破……脓出即愈。"

一、病因病机

中医认为本病的基本病因为外感火热毒邪，其基本病机为热邪炽盛，正虚染毒，以致湿热毒邪蕴蒸肌肤，气血凝滞，热盛肉腐。

（一）外感暑毒

夏秋季节，气候炎热，感受暑毒；或因天气闷热，汗泄不畅，热不外泄，暑湿热毒蕴蒸肌肤，引起痱子，复经搔抓，破伤染毒。

（二）热毒蕴结

饮食不节，脾胃受损，或情志不畅，肝胆气郁，或膀胱开阖不利等均可导致湿火内蕴，湿火外泛肌肤，肌肤防御能力降低，易外感风邪，内外两邪相搏，热毒蕴结，致经络阻塞，气血凝滞。

（三）正虚染毒

素患消渴，脏腑燥热，阴虚火旺，消灼肾阴，津液不荣肌肤，或脾虚便溏，运化失职，气虚不足以抗邪，均可导致皮毛不固，邪毒侵袭肌肤，正虚邪恋，局部气血凝滞，营气不从。

二、临床表现

初起局部出现红、肿、疼痛的小硬结，2~3天内逐渐肿大，呈圆锥形隆起，疼痛加重5天后，炎症继续发展，结节中央的组织坏死、溶解、形成小脓肿，硬结变软，疼痛减轻，中央出现黄白色脓头。脓头大多能自行破溃，破溃或经切开引流后，炎症消失，脓腔塌陷，逐渐被肉芽组织填充，最后形成瘢痕而愈合。疖一般无全身症状，严重者可引起局部淋巴管炎、淋巴结炎。面部疖，尤其是发生在上唇部、鼻部（即所谓"危险三角区"）者，如被挤压或挑刺，感染容易沿内眦静脉和眼静脉进入颅内的海绵静脉窦，引起化脓性海绵状静脉窦炎，出现延及眼部及其周围组织的进行性红肿和硬结，伴头痛、眼角压痛、寒战、高热，甚至昏迷等症状，病情十分严重，死亡率很高。

三、类病鉴别

1. **小汗腺炎** 多见于婴幼儿头皮、颈部、上胸部，产妇亦常发生；夏季多见；为多个黄豆至蚕豆大紫红色结节，中心无脓栓，愈合无瘢痕。

2. **急性淋巴结炎** 局部有红、肿、热、痛，但肿势范围较大，常为单个，表皮紧张光亮；多伴有明显的全身症状。

3. **痈** 红肿范围大，有多个脓栓，溃后状如蜂窝；全身症状明显。

4. **沥青皮炎** 发病前有沥青接触史及日光照射史；以夏秋季节发病最为严重；皮损以暴露部位最为多见；有丘疹或黑头粉刺样皮疹，或有小硬结等类似本病的症状。

5. **聚合性痤疮** 虽也有红色结节，但伴有丘疹和黑头，并局限于面部和躯干。

四、辨证施治

疖是一种皮肤浅表的急性化脓性疾病，治疗目标在于尽快控制感染，消除脓性炎症病灶。中、西药物治疗均可使感染控制。对病情较轻者，单纯中医治疗有较好疗效，因其总由热毒引起，故内服药以清热解毒为原则，外治则视其病程而施用不同药物。疖肿成脓后，宜及时切开引流。全身症状明显者，则应用抗生素抗菌消炎。

（一）内治法

1. **暑湿热郁**

证候：见于夏秋季节。患处结块，或起脓疱，单个或多个，灼热疼痛，皮肤发红；兼见心烦胸闷，口苦咽干，便秘溲赤；舌红，苔白腻或微黄，脉滑数。

治法：清暑化湿解毒。

方药：清暑汤加减。

青蒿 10 g，佩兰 10 g，连翘 15 g，天花粉 15 g，赤芍 10 g，滑石 15 g，车前子 10 g，金银花 15 g，泽泻 10 g，淡竹叶 10 g。

方解：方中金银花、连翘、天花粉、赤芍、滑石、车前子、泽泻清暑利湿；青蒿、佩兰、淡竹叶加强清暑利湿之功。

加减：若热盛，加黄连、黄芩、生山栀清热泻火；若小便短赤，加茯苓、薏苡仁清热利湿；若大便秘结，加生大黄泻热通腑。

2. **热毒蕴结**

主症：患处突起如锥，灼热疼痛，皮肤焮红；兼见发热口渴，大便干结，小便短赤；舌质红，苔黄，脉数。

治法：清热解毒。

方药：五味消毒饮加味。

银花 20 g，野菊 15 g，紫花地丁 15 g，天葵子 15 g，蒲公英 15 g，天花粉 15 g，车前子 15 g，连翘 15 g。

方解：方中银花、野菊、紫花地丁、天葵子、蒲公英清热解毒；天花粉、车前子、连翘加强解毒利湿之功。

加减：气阴两虚加西洋参、沙参；毒邪未净、反复发作者加土茯苓。

3. **正虚毒恋**

主症：疖肿散发于全身，色暗红，脓水稀少，此起彼伏，迁延不愈；阴虚者，兼见口渴唇燥，舌质红，苔薄，脉细数；脾虚者，兼见面色萎黄，神疲乏力，纳少便溏，舌质淡或边有齿痕，苔薄，脉濡。

治法：阴虚染毒者，宜养阴清热解毒；脾虚染毒者，宜健脾和胃、清化湿热。

（1）阴虚者，予六味地黄汤加减。

生地30 g，山萸肉15 g，淮山药15 g，丹皮10 g，茯苓10 g，泽泻10 g，连翘15 g，黄芩15 g，山栀15 g，当归10 g。

方解：六味地黄汤养阴清热；连翘、黄芩、山栀清热解毒；当归增强补益肝肾之功效。

（2）脾虚者，予四君子汤加味。

党参10 g，白术10 g，茯苓10 g，银花15 g，连翘10 g，赤芍10 g，淡竹叶15 g，当归10 g，甘草6 g。

方解：方中用党参、白术、茯苓、甘草健脾和胃；当归、赤芍养血活血；银花、连翘、淡竹叶清热化湿。

中成药：

清解片：每次5片，每天2次。

牛黄解毒片：每次2片，每天2次。

六神丸：每次10粒，每天3次，婴幼儿减量。

人参营养丸：每次1丸，每天2次，温开水送服。

两仪膏：每天15~30 g，开水冲服，体虚时用。

防风通圣丸：每服6 g，每天2次。

黄连上清丸：每次3 g，每天3次。

三黄丸：每次5 g，每天2次。

（二）外治法

（1）初期

1）草药外敷：新鲜蒲公英、紫花地丁、芙蓉叶、马齿苋、丝瓜络等，选用两种捣烂外敷，每天2~3次。

2）箍围药：阳证选用金黄散或玉露散，用冷开水或金银花露或菊花露调成糊状外敷；阴证选用回阳玉龙膏外敷，以活血行气、祛风解毒、消肿定痛，使疮毒收束，不致扩散。

（2）脓成切开排脓。

（3）溃后用九一丹掺太乙膏盖贴，脓尽改用生肌散收口。

（三）其他疗法

1. 针灸疗法　取灵台穴，针刺后放血少许；疖生面部加刺合谷；疖生背部加刺委中。隔天1次。

2. 拔罐法　对已溃破者，可局部消毒后，根据患处硬结大小，取略大于硬结的玻璃火罐，让患者取舒适的体位，采取闪火法拔于患处，注意观察罐内情况，待脓水流尽，开始流出新鲜血液时将罐取下，然后清洁患处、肿块处外敷金黄散，包扎。若一次脓血未拔净者，可隔天再拔，直至脓尽流出新鲜血液，并注意患处恢复情况。

3. 豹文刺加拔火罐法　局部常规消毒，在基底部取穴，将针尖快速刺入皮下0.5 cm，然后针尖斜向肿的基底部中央。每个四周扎四针。起针后拔火罐，火罐口径大小视病灶大小而定，一般火罐口径应大于疖痈肿边缘1~2 cm。拔罐保留3~5分钟，出血约1~2 mL，起罐后行常规消毒，外敷消毒纱布固定即可。颜面五官部位禁用。

4. 负压抽吸法　局部常规消毒，采用1%丁卡因表面麻醉，在裂隙灯下检查被感染的皮脂腺或睑板腺开口处，如见有一白点或有薄膜覆盖，先用7号注射针头拔除腺管开口处的白点或薄膜，然后在直视下用一次性的5 mL注射器（取下针头）对准腺管开口处，用力将腺管内脓液抽吸干净，患者眼睑的胀痛可即刻缓解，1次治疗完成。预约患者第2天随访，如引流不畅再进行第2次治疗，方法同上。

5. 隔姜灸　将鲜姜切成0.5 cm厚的薄片，其大小依疖肿大小而定，姜片中心用针穿刺数孔，上置艾炷（中炷），然后置于疖肿上施灸，当患者感到灼痛时可将姜片稍许上提，使之离开皮肤片刻，旋即放下，反复进行。灸完1壮后换艾炷再灸，至患者感到疖肿部位疼痛减轻或局部有凉感为度，一般约需6~8壮，每天1次。

6. 0.75%碘酊治疗方法　①早期的毛囊炎与疖，用棉棒蘸0.75%碘酊涂搽，每天4次或多次，每次1分钟左右，也可用胶布将蘸有0.75%碘酊的棉球固定于患处，以延长其作用时间，每天1次，直至痊愈。②已感染化脓的毛囊炎与疖，切开排脓引流并定期换药。每次换药前后用0.75%的碘酊消毒周围皮肤，及时清除坏死组织、脓液，置无菌凡士林油纱条引流，外用无菌纱布敷盖，每天1次或隔天1次，直至痊愈。

7. 放血治疗　取穴：颈、背、腰、臀部疖肿者取委中穴或阴谷穴及病灶局部，胸腹壁取阳交、局部。操作方法：先刺肢体穴位；选取穴位处明显暴涨的血络，消毒后用三棱针直刺出血，血止拔罐，约2~3分钟去罐，碘酒棉球消毒针孔；再刺红肿局部，消毒后用大三棱针在病灶最高处进针，待脓血溢出，用消毒药棉擦拭，加拔火罐，火罐选用罐口比病灶大一些者为好，拔出脓血后2~3分钟去罐，消毒针孔，用小纱布盖住针孔，操作完毕。若病灶面积小，或面积虽大、红肿局限、脓已成者，可不刺肢体穴位，只刺局部病灶；若病灶掀热红肿硬痛；肢体穴位一定要针刺。

五、名医经验

（一）姜兆俊认为疖乃内外邪毒搏结所致

山东中医药大学姜兆俊认为疖病发病为内外邪毒相互搏结所致，内因为气虚、阴虚、痰湿、内热，外因为感受风热或暑湿之邪。气阴两虚为本，湿热蕴结为标，辨证须分清标本虚实，正邪盛衰，把握其本质，方能奏效。

气阴两虚是疖病反复发作的内在根源，治病求本，当扶正培本，故治疗应以补气养阴为主，重用生黄芪、党参、山药、麦冬等益气养阴之品，以达扶正祛邪的目的，常用方有四妙汤加味、生脉散加味、玉屏风散加味等。四妙汤加味：生黄芪、金银花各30 g，当归、蒲公英各15 g，茯苓、赤芍、连翘、白芷、天花粉各9 g、苍术、生甘草各6 g，水煎服。方中以生黄芪补气为君药；辅当归、天花粉补阴血，生津液；茯苓、苍术健脾祛湿；以金银花、蒲公英、连翘清热解毒；当归、赤芍养血活血；白芷、天花粉用以托毒外出。

湿热蕴蒸为标，治疗宜健脾利湿，清热解毒，以祛邪安正。痰湿内盛者，以健脾化湿为主，常用参苓白术散加味；湿热均盛者，治宜清热利湿，祛风解毒消肿，常用防风通圣散加减：防风、荆芥、栀子、赤芍、黄芩、白术、桔梗、苦参、滑石、连翘、当归各9 g，金银花30 g，水煎服。方中防风、荆芥祛风解表，发散邪毒；白术健脾化湿，滑石利湿清热，苦参燥湿解毒，共祛湿邪；黄芩清肺胃之热，栀子、连翘、金银花清热解毒，合苦参共清火热邪毒；当归、赤芍凉血活血，兼能养血；桔梗调气，托毒外出。

同时需兼顾血瘀、痰凝。疖病特点为缠绵日久，反复发作，或因阴津匮乏，或因痰湿壅塞，或因气虚无以鼓动，或因湿热搏结，均可致气滞血瘀，痰湿凝结，形成硬结，局部皮肤色黯或紫黯，肌肤失去光泽，故治疗除补气养阴、清热利湿解毒之外，应注意应用活血化瘀、祛痰散结之品。活血药常用当归、赤芍、生地黄、天花粉、穿山甲珠等以凉血活血，既可活血化瘀通络，又可防止助热伤津；化痰药常用制胆南星、浙贝母、土贝母、夏枯草等以化痰通络散结。

加减法：根据疖的发病部位用药。面部疖加牛蒡子、桔梗、薄荷轻清发表散邪；胸背部疖加柴胡、郁金、青皮调理气机；上肢疖加桑枝、川芎调气活血，祛湿通络；下肢疖加川牛膝、黄檗活血燥湿。暑湿热毒较重者，加藿香、佩兰、黄芩、栀子、黄连；血热明显者，加生地黄、牡丹皮；排脓不畅者，加白芷、天花粉、皂角刺、穿山甲珠等；肿痛甚者，加板蓝根、乳香、没药等；便秘者，加生大黄。

（二）陆德铭治疖以扶正祛邪为法

上海中医药大学陆德铭教授从事外科疾病临床和实验研究数十年，对疖病治疗经验极为丰富。他主张辨病与辨证结合，扶正与祛邪结合，治标与治本结合，重视调整整体机能，以提高机体免疫力为转机，临床中取得了良好疗效。

1. **益气养阴、扶正培本**　疖病初起多因正气不足，气阴两虚之体，皮毛不同，易于感受邪热之毒；病中又可因邪热耗气伤阴，加重气阴亏损；久病又因正虚邪恋，湿热火毒不易清除，而致疖病反复发作，终致气阴更虚。因此，气阴两虚为疖病最根本、最关键的病机，然而疖病临床表现主要为局部红、肿、热、痛、有脓头等热毒蕴结之象，故认为疖病以正虚为本，尤其是气阴两虚，以热毒蕴结为标。治疗原则首推益气养阴，扶正培本。常用生黄芪、太子参、党参、白术、茯苓、山药等益气培本，生地、玄参、天冬、麦冬、女贞子、枸杞子、天花粉、何首乌、沙参、黄精、山萸肉等养阴培本。临证中陆师尤喜重用生黄芪30～60 g，扶正固本，认为生黄芪一可益气托毒，促使毒邪移深就浅，从而达到邪毒清泄、肿痛消退之目的，寓有"扶正逐邪"之意；二可益气实卫固表，常与白术、防风同用，以提高机体抵抗力，抵御邪毒入侵；三有化气回津之功。

2. **清热解毒、祛邪安正**　疖病主要临床特征为火热之毒蕴结肌肤所致的红、肿、热、痛，有脓头。根据疖病的标本缓急、急则治标及审因论治的原则，祛邪治标着重清热解毒，以清其源，截其流，使内蕴之火热之毒不再蕴结外泛肌肤。常用黄连、黄芩、蒲公英、紫花地丁、野菊花、金银花、连翘、白花蛇舌草等清热泻火解毒，生地、赤芍、丹皮等凉血清热、散瘀消肿。发于下肢、臀部者，常用黄檗、苍术、薏苡仁、土茯苓等清热利湿之品。临证中，陆师尤喜重用白花蛇舌草、鹿衔草，认为其药性甘凉，既有清热解毒之力，又可调节机体免疫功能，寓扶正于祛邪之中。

3. **标本兼治、扶正清泄**　疖病的长期不愈或反复发作与正气不足、邪毒乘虚而入或留连不去至为相关。正气不足，则无力振奋以祛邪毒；邪毒留连，久必耗气伤阴。正气与邪毒搏击起伏，这是疖病发病的关键所在，故疖病虽表现为火、热、湿、毒所致的阳证，然而用抗生素及大剂清热解毒之品却无明显疗效，或可取效于一时，也不能解决其复发难题。根源就在于疖病患者正气不足，气阴两亏，阴虚生内热，又热毒蕴结，实火与虚火互助为虐。气阴未复，虚火闪烁，即使用大剂清热解毒之品，实火亦不能平息。当益气养阴与清热解毒同施时，虚实之火才可同制。故陆师立足于整体调治，主张整体与局部兼顾，治标与治本结合。针对气阴两虚及热毒蕴结的相反病理过程，用扶正清泄的双向性复方调治。病之初，益气养阴与清热解毒并重；病之中，疖肿渐消，当清热解毒之品渐减，益气养阴之品渐增；病之末，疖肿消退，予益气养阴之品扶正培本，杜绝复发之虑。如此标本兼治，通过调整整体而调整脏腑、阴阳、气血、寒热、虚实之偏颇，不仅改善了症状，控制和减轻了病情，并可通过增强或调整机体免疫功能，减少和预防复发。

4. 祛邪务尽、生活调摄　正气不足，气阴虚损为疖病发病的重要因素，然虚损难复，疖病缠绵难愈，不易根治。陆师强调，临证治疗不要随便更弦换辙，不可因疖肿暂时消退而停药。一般应坚持服药，只有在疖肿消除后 3 个月内无疖肿新发，方为痊愈。

（三）预后与转归

疖是以毛囊为中心的急性化脓性感染，本病顽固，极易复发，虽经药物治疗后，皮损不再新发，仍须坚持服药 1~3 个月，以巩固疗效。若治疗不及时，疖的范围扩大、症状加重者即为痈。生疖后，特别是结节将破溃时，用手搔抓、挤压，使手上的细菌和疖中的脓栓进入血液，严重者可引起菌血症、败血症或脓毒血症，进而诱发脑膜炎或肾小球肾炎等。

（四）预防与调护

（1）注意个人卫生，勤洗澡，勤理发，勤修指甲，勤换衣服。

（2）忌食辛辣、鱼腥发物及肥甘厚腻之品。

（3）及时防治糖尿病。

（4）不宜自行挤压疖肿。

（5）多饮清凉饮料，如绿豆汤等。

（6）头项、臀部的多发性疖肿，尽量少用油膏类药物敷贴。

（五）临证提要

中医的疖病，其主要病因病机是湿热内蕴，外感风热邪毒或暑湿之邪，内外两邪搏结，以致气血被毒邪壅滞于肌肤，导致经络阻塞，气血凝滞，或因阴虚内热，脾虚失司，以致气阴两虚，正虚邪恋发为本病。疖病是指多个疖在一定部位或散在身体各处反复发作的一种疾患。多见于青壮年，尤其是皮脂分泌旺盛、消渴病及体质虚弱之人，好发于头面、项后、背部、臀部等处，数量为几个到数十个，此愈彼起，反复发作，缠绵经年累月不愈。中医临床主要分为暑湿热蕴、热毒蕴结、正虚毒恋三个证型进行治疗，治疗法则分别为清暑化湿，清热解毒，养阴清热，健脾和胃，清化湿热。

西医认为，疖病是在高温、潮湿多汗、摩擦搔抓等因素影响下，金黄色葡萄球菌或白色葡萄球菌侵入皮肤而引起的毛囊周围脓肿。疖病的辅助检查主要是进行糖尿病、免疫功能、微量元素等方面的检测，还可取脓液直接涂片，革兰染色后镜检，同时留取标本做细菌培养和鉴定，并做药敏试验。西医治疗疖病的总原则：消除毛囊内的细菌微生物和炎症，治疗以外用药物为主，较严重的疖病应进行内用药物治疗。外用药物主要有 20% 鱼石脂软膏，3% 碘酊，莫匹罗星软膏或 5% 新霉素软膏。内服药物可选用青霉素类、头孢类、大环内酯类或喹诺酮类抗生素，也可根据药敏试验选择抗生素。

（六）临证效验

1. 理论研究　发病学研究发现疖与疖病的致病菌多为金黄色葡萄球菌与白色葡萄球菌，本病为病原菌侵入毛囊深部和毛囊周围的急性化脓性感染，常因皮肤不洁、高温、潮湿多汗及局部皮肤擦伤等诱发。身体抵抗力下降，体弱，贫饥，糖尿病，长期使用皮质激素及免疫抑制剂等易并发。蚝蟆疖多为金黄色葡萄球菌或表皮白色葡萄球菌感染后，机体对自身破坏组织的一种特异性免疫反应，系多数聚集的毛囊炎及毛囊在深部融合，相互贯通形成的脓肿，即脓肿性穿凿性头部毛囊周围炎。本病常与聚合性痤疮、化脓性汗腺炎、脓肿性穿凿性头部毛囊周围炎同时发病，因而被称毛囊性闭锁性三联征。

2. 实验研究　周永慧等将枳实生药打碎后，用醋酸乙酯反复回流提取数次，得到乙酸乙酯提取物。取医用凡士林按 1：3 的比例调匀后，制成软膏剂，定名枳桐膏，经化学成分预试，主要含黄酮类化合物，对疖疮痛有显著疗效。

周聪和等应用木芙蓉花叶、南天仙子、连钱草按 8：3：1 比例混合研末，过 100 目筛后，以开水调制成香蓉散，经体外抑菌试验与抗炎试验发现本品具有抑制金黄色葡萄球菌、绿脓杆菌的作用，并能抑制毛细血管通透性，减少炎症渗出，抑制肉芽组织增生，增强小鼠腹腔巨噬细胞的吞噬功能。

3. 临床研究

（1）夏焕德等用疖肿五味饮治疗疖与疖病：药物组成，野菊花、蒲公英各 15 g，紫花地丁、连翘、石斛各 9 g。加减变化：红肿加皂角刺、天花粉、浙贝；有脓，加当归、穿山甲；脓稀加黄芪；痛甚加乳香、没药；便溏加山楂；便秘加大黄、瓜蒌仁；硬结经久不溃者，合用仙方活命饮；经久不愈，体虚毒甚，续发不断，脓稀不稠者，合用四妙汤；疖肿初起，局部外用三黄膏；脓成或溃破，外用青银膏或九一丹；溃后流水则用九华膏。服用方法：水煎，分 2~3 次口服，每天 1 剂。临床疗效：本方药共治疗 85 例；多于用后约 2~3 天即明显好转，疗程平均 1~3 周。治愈率为 87.5%，有效率为 91% 作者以野菊花、蒲公英、紫花地丁、连翘清热解毒，消肿散结；佐以石斛滋养胃阴，防苦寒太过伤胃；结合临床症状，适当配合仙方活命饮、四妙汤等方，并配合外敷药，可适用于各期多发性疖肿的治疗。现代药理研究表明：清热解毒药不仅具有一定的抗菌作用，还对机体的非特异性免疫功能有调节作用，如穿山甲、皂角刺的消肿排脓作用，生黄芪的托毒排脓、益气收敛作用以及外用药的拔毒生肌作用等，更是单用两药抗生素所难以实现的。

（2）杨嘉鑫用麻杏石甘汤加味治疗疖病 25 例：药物组成，麻黄、杏仁、生甘草、黄芪、白术、防风、当归各 10 g，生石膏、金银花各 20 g。加减变化：已有脓者，加皂角刺或山甲片；患于头面部者，加僵蚕；患于腰胁胸背部者，加山栀；臀位以下者，加黄檗；久病者，加全蝎、蜈蚣。使用方法：每天 1 剂，水煎，分 2 次服。若未成脓者，可用金黄散外敷；已成脓者，切开排脓后，掺九一丹，以太乙膏盖贴。临床疗效：共治疗 25 例，治愈 22 例，其中服药 2 剂而愈 1 例，3 剂而愈者 9 例，6~9 剂而愈者 12 例，无效 3 例；治愈率为 88%。作者认为本方取麻杏石甘汤以散肺卫之蕴热，合玉屏风散以实卫固表，佐以清热解毒养血之品，从肺论治，使火郁卫虚、外毒内侵之疖肿得消于无形。

（3）蔡文墨等用天仙消肿膏治疗疖肿 475 例：药用天仙子 50 g，藤黄、浙贝母、重楼各 10 g，赤芍 15 g，乳香、没药各 6 g，共研细末，加入研细冰片 3 g，调匀备用。取适量药粉，加蒸馏水调成糊状，摊于纱布上，面积应大于疖肿，药厚约 1~2 cm，贴敷患处，并用大黄、黄芩各 30 g，黄檗 15 g，黄连 5 g，加水煎或浓缩液，用纱布吸附药液，盖于本品上，每天数次，保持湿润。结果：痊愈 465 例，无效 11 例。

（姜晓娜）

第三节　痈

属中医"有头疽"范畴。由于发生的部位不同，而名称各异，生于脑后（项后）部的称"脑疽"或"对口疮"，生于背部的称"发背疽"或"搭手"，生于胸部膻中穴的称"膻中疽"，生于腹部的称"少腹疽"。痈是多个相邻毛囊及其所属皮脂腺或汗腺的急性化脓性感染，或由多个疖融合而成。多见于中老年人，特别是糖尿病患者，常发生在颈项、背部，且发生于项后、背部者，并发全身性化脓性感染者较为多见，故病情较重。临床特点是局部红、肿、热、痛，界限不清，有多个脓栓堆积，破溃后呈蜂窝状，易向周围及深部发展，直径超过 9 cm。

一、病因病机

中医认为，本病的基本病因为外感热邪，脏腑蕴毒，其基本病机为气血凝滞。或因风热相搏，湿热交蒸，从外感受而发；或因情志内伤，肾水亏损，阴虚火炽，脏腑蕴毒而发。

（一）外感热毒

外感风温湿热之毒，侵入肌肤，毒邪蕴聚，以致经络阻塞，气血运行失常。

（二）脏腑蕴毒

情志内伤，气郁化火，火炽成毒；或劳伤精气，以致肾气亏损，火邪炽盛；或平素恣食膏粱厚味，以致脾胃损伤，湿热火毒内生。以上三者均可导致脏腑蕴毒，凝聚肌肤，以致经络阻隔，营卫不和，气血凝滞。

年老体弱之人及消渴患者因体虚故易伴发本病。气血虚弱之体，每因毒滞难化，不能透毒外出，而致病情加重。因此患者正气之盛衰与本病的转归、内陷与否，有密切关系。

二、临床表现

初起时局部呈一片稍微隆起的紫红色浸润区，质地坚韧，界限不清，明显疼痛，继之在中央部的表面有多个粟粒状脓栓，破溃后呈蜂窝状，以后中央部发生组织坏死、溶解、塌陷，状如"火山口"，其内含有脓液和大量坏死组织。痈易向四周和深部发展，周围呈浸润性水肿，疼痛剧烈。局部淋巴结有肿大和疼痛。患者多有明显的全身症状，如畏寒、发热、全身不适、食欲不振等，易并发全身性化脓性感染。唇痈易引起颅内的海绵状静脉窦炎及急性化脓性脑膜炎，危险性更大。

痈在古代文献中常以疽或发共同命名，由于部位不同，又有多种名称，每种病名又有几种别名，如发生在头部的叫百会疽，又名五项疽、玉顶发、侵脑疽、透脑疽、佛顶疽；生在颈后的脑疽，又名天柱疽、玉枕疽、对口疮、对口发、落头疽，还有项疽、项中疽、脑后发、脑烁；位于侧颈部的称偏脑疽、偏对口、夭疽、锐毒等。生背部的背疽，又称发背，分上发背（脾肚发），中发背（对心发），下发背（对脐发）；把生于背部两侧的叫搭手，又分上搭手、中搭手（龙疽）、下搭手；生在腹部的有少腹疽；生在四肢部的称太阴疽（瘰疽、乐疽）、石榴疽（肘尖）、腕部疽、臀疽、腿疽等。

三、类病鉴别

1. **疖**　红肿范围小而多呈高突，界限清楚，虽有个别皮损范围较大，但溃后仅有一个脓头；全身症状轻。

2. **急性蜂窝织炎**　起病急骤，皮色潮红，扩展迅速；有时会出现组织坏死，但不会出现多个脓头，溃破后不会呈蜂窝状。

3. **急性脓肿**　表浅者局部红肿疼痛明显，且有明显波动感。

4. **化脓性汗腺炎**　局部多个痛性硬结，触痛，继之结节增大，红肿热痛，可化脓破溃，不易愈合，病变周围硬结反复出现，增大及破溃后可形成多个脓孔，易和痈混淆，但化脓性汗腺炎多发于炎热的夏季，且多发生于腋窝、肛门、外生殖器周围、腹股沟等处，全身症状较轻。

四、辨证施治

痈是一种急性化脓性疾病，易并发全身性化脓性感染。中医治疗强调内外并治，因发病与热毒、气血凝滞及阴虚、气血亏虚关系最为密切，故治疗实证以清热和营、虚证以滋阴扶正为原则；外治则分别采用箍毒消肿、切开排脓、祛腐生肌之法。

（一）内治法

1. 实证

（1）初期

主症：局部红色隆起，质地坚韧，界限不清，疼痛明显。

治法：清热散风，和营解毒。

方药：银翘散合黄连解毒汤加减。

银花 15 g，连翘 15 g，桔梗 6 g，牛蒡子 10 g，甘草 6 g，竹叶 8 g，荆芥 10 g，大青叶 15 g，元参 10 g，黄连 6 g，黄芩 10 g，黄檗 10 g，生山栀 10 g。

方解：方中银花、连翘、牛蒡子、荆芥、竹叶清热散风；桔梗、大青叶、元参、黄连、黄芩、黄檗、山栀和营解毒；甘草调和诸药。

加减：热甚加生石膏；便秘加川军、瓜蒌仁。

（2）成痈期

主症：患部起一肿块，上有粟粒状脓头，肿块渐向周围扩大，脓头增多，色红灼热，高肿疼痛；伴有寒热头痛，食欲不振；舌质淡红或红，苔薄白或黄，脉滑数。

治法：和营解毒，清热利湿。

方药：仙方活命饮加减。

银花 15 g，蒲公英 15 g，赤芍 10 g，丹参 10 g，当归 10 g，陈皮 8 g，象贝母 10 g，白芷 10 g，连翘 15 g，紫花地丁 10 g，生甘草 10 g。

方解：方中用银花、连翘、紫花地丁、蒲公英清热解毒；赤芍、丹参、当归活血化瘀；陈皮、贝母、白芷消肿散结；甘草调和诸药。

（3）溃脓期

主症：疮面腐烂，形似蜂窝，脓液稠厚；伴高热、口渴、便秘、溲赤；舌红，苔黄或黄腻，脉弦数。

治法：和营托毒，清热泻火。

方药：仙方活命饮合透脓散加减。

银花 15 g，陈皮 8 g，当归 10 g，赤芍 10 g，蒲公英 15 g，象贝母 6 g，连翘 15 g，紫花地丁 10 g，川芎 10 g，皂角刺 10 g，炮山甲 3 g。

方解：方中用当归、赤芍、川芎和营托毒；银花、蒲公英、连翘、紫花地丁、陈皮、贝母、皂角刺、山甲清热解毒排脓。

加减：内热未尽、脓出不畅，宜加黄连、牛蒡子、生山栀。

（4）溃后期

主症：腐肉已脱，脓汁已净，肉芽生长，逐渐收口向愈；舌淡，苔薄黄，脉弦或细。

治法：调和气血，清解余毒。

方药：四妙散加减。

生黄芪 10 g，银花 10 g，当归 10 g，茯苓 10 g，白术 10 g，连翘 10 g，甘草 6 g。

方解：方中用黄芪、当归、茯苓、白术调和气血；银花、连翘、甘草清解余毒。

2. 虚证

（1）阴虚火炽

证候：肿块上有脓头，但疮形平塌，根盘散漫，疮面紫滞，不易化脓，腐肉难脱，溃出脓水稀少或带血水，疼痛剧烈；伴高热，唇燥口干，纳少，大便秘结，小便短赤；舌质红，苔黄，脉细数。

治法：滋阴生津，清热托毒。

方药：竹叶黄芪汤加减。

生黄芪 10 g，生石膏 15 g，生地 15 g，银花 15 g，黄芩 10 g，白芍 10 g，党参 10 g，白术 10 g，麦冬 10 g，石斛 10 g，当归 10 g，紫花地丁 10 g，皂角刺 10 g，竹叶 10 g，川芎 10 g，生甘草 10 g。

方解：方中用麦冬、石斛、当归、生地、白芍滋阴生津；党参、白术健脾益气；生黄芪、生石膏、银花、黄芩、紫花地丁、皂角刺、竹叶、川芎、生甘草清热托毒。

（2）气血两虚

证候：局部疮形平塌，根盘散漫，疮色灰暗不泽，化脓迟缓，腐肉难脱，脓水稀薄，色带灰绿，闷肿胀痛不显，疮口易成空壳；伴发热，大便溏薄，小便频数，口渴不欲饮，精神不振，面色少华；舌质淡红，苔白腻，脉数无力。

治法：扶正补虚，托毒外出。

方药：托里消毒散加减。

生黄芪 10 g，银花 15 g，茯苓 15 g，白芍 10 g，当归 10 g，党参 10 g，白术 10 g，桔梗 8 g，皂角刺 10 g，川芎 10 g，生甘草 10 g。

（二）外治法

1. 初期 实证可用金黄膏或玉露膏，虚证应用冲和膏外敷。

2. 溃脓期 成脓后应及时切开排脓，一般发病后 5~7 天即可成脓。如有波动感或局部红肿疼痛剧烈，应及时切开排脓，给毒邪以出路，方法可用局部浸润麻醉，沿皮肤纹理做"-"字或"+""++"字切开，疮口放置九一丹药线引流。

3. 收口期 脓尽腐去后改用生肌散、生肌橡皮膏换药，直至疮口愈合。

4. 其他 若气血两亏，疮形不起，亦可配合神灯或桑柴火烘法。

（三）其他疗法

1. 刺血治疗 取穴：颈、背、腰、臀部疖肿者，取委中穴或阴谷穴及病灶局部，胸腹壁取阳交及病灶局部。先刺肢体穴位。选取穴位处明显暴涨的血络，消毒后用三棱针直刺出血，血止拔罐，约2～3分钟去罐，碘酒棉球消毒针孔。再刺红肿局部。消毒后用大三棱针在病灶最高处进针，待脓血溢出，用消毒药棉擦拭，加拔火罐。火罐选用罐口比病灶稍大者为好。拔出若干脓血，2～3分钟后去罐，消毒针孔，用小纱布块盖住针孔，操作完毕。

2. 粗火针烙法治疗 粗火针治疗仪为手枪式，通电3秒钟，粗针头即可烧红，粗针头直径为0.3 cm。患者俯卧位，引流口选择在脓腔距离体表最薄的部位或最低位，2%普鲁卡因局部浸润麻醉，用10 mL注射器抽出脓液，进一步明确诊断和进针的角度及深度，一手固定脓腔，另一手持烧红的粗针头直刺，针头进入脓腔后，转动一下拔出。如果组织较厚，粗火针1次没有穿入脓腔，可再行穿刺，直至引出脓液为止，用蚊式钳撑开引流口，使脓液充分流出。

3. 针刺治疗治法

（1）巨刺疗法：取神道、身柱穴，局部常规消毒后，右手持巨针，针尖向下，与皮肤成30°～40°角，快速刺入皮肤，顺脊柱向下沿皮下横刺1.5～2寸。

（2）透天凉刺法：取合谷、外关、足三里、肩井。患者吸气时，针尖迎着经脉方向直刺进针于地部，逆时针方向迅速捻转产生针感后患者鼻呼气，针提到人部，再逆时针方向捻转6次，再提到天部，反复2～3次，至患者肢体发凉后退针，出针时摇大针孔，令邪气外泄。

（3）三棱针在委中穴点刺放血。

（4）有脓液用12号针头注射器抽出，再将鱼腥草注射液2 mL注入阿是穴。

4. 隔姜灸治疗方法 取鲜姜切成硬币厚的薄片放置于患处正中（用湿纸满覆患处，先干者即当灸之处），上置艾炷，点火灸之，灼痛者可再垫一姜片，每次约灸3～7壮（每灸3壮更换姜片1次）。以痛者灸至不知痛，不痛者灸至知痛为度。灸后用毫针挑去上面粟粒样的白头，或灸起的小泡，再敷以药膏。起病1～3天者，一般灸1～3次即愈。

五、名医经验

（一）清代外科名医王维德治疽以阴阳为纲

王维德治疗痈疽强调辨证论治，善辨阴阳虚实，重视全身症状在诊断上的意义。在治疗上主张"以消为贵，以托为畏"，并认为痈疽有别，治法当异。王氏在《外科证治全生集》中说："痈疽二毒，由于心生。心主血而行气，气血凝滞而发毒。患盘逾径寸者，红肿称痈，痈发六腑，无脓宜消散，有脓当攻托，醒消一品，立能消肿止疼，为疗痈之圣药。"又说："白陷称疽，疽发五脏，故疽根深而痈毒浅"，"诸疽白陷者，乃气血虚寒凝滞所致。其初起毒陷阴分，非阳和通腠，何能解其寒凝；已溃而阴血干枯，非滋阴温畅，何能厚其脓浆"。这种以阴阳为纲的辨治方法，既有理论意义，又切合临床实际。王氏外科善用温通，但治痈仍用清解法，"清凉之剂，仅可施于红肿痈疖"，宜清火解毒，消肿止痛，非溃者不可用托毒之法。治疽则宜开腠理，散寒凝，溃者温补排脓，兼通腠理，颇具指导意义。

（二）唐汉钧以扶正托毒、和营清化法治疗重症有头疽

上海中医药大学附属龙华医院唐汉钧教授认为重证有头疽多因脏腑蕴毒炽盛，外感风温湿热之毒，内外合邪聚于皮肉之间，或邪盛正虚不能托毒外泄，反陷脏腑而成。唐师认为重症有头疽无论有无内陷，治宜扶正托毒、和营清化。"脾胃是气血生化之源，气血是疮疡化毒之本"，故用生黄芪、太子参、白术、茯苓益气健脾、扶正托毒，进而调整阴阳，平衡脏腑，恢复元气。在疾病早期可促使毒邪移深就浅，早日液化成脓，并使扩散的病灶趋于局限化，而邪盛者不致脓毒旁窜深溃，正虚者不致毒邪内陷；后期可促使疮面早日愈合。现代药理研究证明，人参、黄芪等扶正之药能提高机体抗病能力，改善机体的防御能力，同时能增强患者体质；当归、生地黄、赤芍、丹参、穿山甲和营，从而达到疮疡肿消痛止的目的；金银花、连翘、白花蛇舌草清热解毒，可使内蕴之热毒清解。现代药理研究证实此类药物能抑制病原微生物，亦能提高机体免疫功能。

基本方：生黄芪 30~60 g，太子参 15 g，白术 9 g，穿山甲 9 g，皂角刺 9 g，生地黄 15 g，赤芍 15 g，当归 12 g，丹参 15 g，金银花 12 g，白花蛇舌草 30 g，连翘 9 g，陈皮 9 g，姜半夏 9 g，生甘草 3 g。

辨证加减：青壮年正实邪盛者，症见局部色红灼热，高肿疼痛，溃口状如蜂窝，脓出黄稠，伴壮热口渴，便秘溲赤，舌红，苔黄腻，脉弦滑数，佐黄连、黄芩、栀子、蒲公英清热解毒；年迈体虚，气血不足者，症见疮面灰暗不净，化脓迟缓，腐肉难脱，脓水稀薄，色带灰绿，疮口成空壳，伴面色少华，舌质淡红，苔薄，加重四君子汤、四物汤用量，以益气养荣；阴虚火旺或伴发糖尿病者，症见疮形平坦，疮色紫黯，化脓迟缓，腐肉难脱，伴口干、唇燥，舌红少津，脉细数，加用玄参、麦冬、天花粉、山药、玉米须、石斛、竹叶养阴清热。

并发糖尿病者，可静滴或皮下注射胰岛素，或合内服降糖药，控制空腹血糖在 6~8 mmol/L。病情危重时，可短期加用有效抗生素，一旦病情稳定，疽毒内陷见转，即停用抗生素，以免毒邪留滞而难以外泄。

（三）蔡炳勤治疗糖尿病并发重症颈痈的经验

第一，祛邪扶正，首辨阴阳。蔡炳勤教授认为糖尿病并发重症颈痈多属半阴半阳证。糖尿病患者消渴日久，阴损阳耗，正气既虚，感受外邪，热毒壅塞局部，血滞为瘀，肉腐为脓，患生大痛，脓血外泄，往往正不胜邪，热毒内陷，内攻脏腑，病情危殆。根据急则治其标的原则，在颈痈的早、中期以祛邪为先，切开排脓、大剂中药清热解毒、抗生素抗菌等皆是首选。本病的发生，本于肝肾不足，气阴两虚，卫外不固，邪毒内侵，属本虚标实证，正气不足，祛邪无力，邪盛正虚则热毒内陷，攻及脏腑，病情危殆；邪衰，正邪相持，亦致病情迁延不愈，故在治疗过程中，扶正固本要贯穿始终。或益气和营、或养阴增液、或气血双补，正气充盛则毒不能留。重用黄芪，托里消毒，早期理气以箍毒，中期益气以透脓，后期补气以固本生肌。同时给予富含维生素的饮食，必要时补充白蛋白、氨基酸、血浆等加强支持疗法。蔡炳勤指出治疗糖尿病并发重症颈痈时必须注意：树立局部与全身结合的整体观念，坚持扶正祛邪两大原则，益气扶正必须顾护阴液，清热祛邪当以清气、清营、凉血、活血相结合。常将生脉散与清营汤合用，用药量需大而猛，直折其势。

第二，内外同治，重在外治。颈痈发生于颈部，皮肤厚韧，难破溃，脓腐难畅泄；因其近头面，脓毒易向深处及周围蔓延，局部外治十分重要。蔡师确立"手术姓西也姓中"的

观念，他强调中医要做手术，而且敢于做大手术。对于颈痈，他不仅充分发挥中医特色重用围箍药，而且还根据病情的发展及时选择手术治疗。他灵活运用围箍药，早期在于消散；成脓时促脓肿局限穿溃；溃后余肿不消，可使根盘收缩，截其余毒，防止扩散；收口期用生肌膏，拔脓长肉。糖尿病并发重症颈痈属半阴半阳之证，宜用冲和膏或双柏散水蜜调敷。因皮肤坚韧，宜用厚贴热敷。每天外敷 2~3 次，换药前应用生理盐水洗净残余药物，酒精消毒，防止继发湿疮、疖肿。痈的范围较大，引流不畅，感染不易控制时应行手术治疗，切口仍选用十字或双十字切口，长度要超出肿块范围少许，深达筋膜或筋膜下。切开后将皮瓣向四周剥离并翻起，清除所有坏死组织。手术操作应轻巧，切勿挤压，以免感染扩散。如出血较多可以用湿纱布稍加压填塞止血。待 2 天后可取出湿纱，伤口用过氧化氢、生理盐水冲洗，伤口周围用酒精消毒后，改用消毒凡士林油纱换药，应将油纱填入伤口每个角落，使皮瓣翘起，以利引流。若胬肉突出，新皮不得覆盖，反影响溃疡愈合，则用银针将突起的地方刺破，流出黑血，换药如常。由于糖尿病患者血运障碍，颈痈局部组织阻隔，脓腐难脱，抗生素的全身应用，难在病灶局部达到有效浓度，所以颈痈治疗还要重视局部治疗。颈痈初期，试用 0.5% 普鲁卡因 20~30 mL 加青霉素钠 40 万单位混合后在病灶周围浅筋膜做浸润麻醉（均要先做皮试），有止痛抗炎的作用。在使用抗生素的同时，配合中药四黄膏（大黄、黄芩、黄连、黄檗等份研末，水蜜调敷）、金黄膏外敷清热解毒、消痈排脓，达到菌毒并治的目的。

第三，重古尊今，中西结合。蔡炳勤多年来一直坚持"不泥古，不偏信，讲特色必须以疗效为前提"的临床工作原则，对糖尿病并发重症颈痈既重视中医整体观念、辨证施治，又重视现代医学治疗疾病的方法，中西汇通，真正达到不分中西医，疗效为最佳的思想。蔡炳勤提出"治病先治源"，他认为治疗糖尿病并发重症颈痈，首先应控制血糖，稳定糖尿病。糖尿病患者由于糖脂代谢紊乱，抑制了白细胞的吞噬能力，消减网状内皮系统功能，T 淋巴细胞和 B 淋巴细胞数目减少，抗感染能力低下；而局部组织缺血、缺氧、高糖多水又是细菌繁殖生长的培养基。因此血糖控制不好，伤口不仅难以愈合，而且再次感染的概率也会很高。在控制血糖的同时，中医则应根据其症状，审其病程，划分阶段，同时结合部位及其热毒的轻重、气血的盛衰、年龄的大小等具体情况辨证施治。糖尿病并发重症颈痈早期常用黄芪、太子参、白芍、赤芍、天花粉、浙贝母、陈皮、穿山甲等益气养阴、扶正托毒。热毒明显者加入金银花、蒲公英、野菊花以清热解毒；阴虚明显者加玄参、麦门冬、白茅根以养阴清热。中期脓成腐脱，邪正斗争，病情复杂，最易内陷。阴虚明显者重用养阴补血、益气托毒之剂，常用生黄芪、玄参、沙参、生地黄、白芍等，加生脉注射液口服或静脉滴注，另以石斛、冬虫夏草、南沙参煎水代茶饮。颈痈后期，脓腐已净，新肉渐生，此时宜补气健脾，常用药：生黄芪、党参、茯苓、怀山药、白术、炒薏苡仁、陈皮、桔梗等。若见溃面淡白、脓汁清稀、阳气衰微之证，加肉桂、鹿角胶、炮姜以温阳散寒。

第四，预防三陷，衷中参西。颈痈遇消渴者，每因水亏火炽，热毒蕴结深沉，致内陷变证迭起，具有一定危险性。蔡炳勤认为：预防糖尿病并发重症颈痈内陷变证必须注意加强糖尿病及其并发症的诊治意识、正确使用抗生素和重视扶正支持疗法三个方面。①糖尿病并发重症颈痈患者必须常规监测血糖，并预防糖尿病酮症酸中毒、高渗昏迷、低血糖等严重并发症的发生。②糖尿病患者血糖较高，极易出现细菌移位引起全身化脓性感染即中医的内陷。因此运用菌毒并治的方法，以预防内陷。一般认为抗生素以抗菌为主，中药清热解毒剂以解毒见长。仙方活命饮合并黄连解毒汤有清热解毒、疏通腠理的作用。③重视扶正支持疗法，前面已有论述。总之，糖尿病并发重症颈痈患者预防三陷证，要将扶正固本的治则贯穿始终，早期加强监控，预防糖尿病严重急性并发症（即火陷证）的发生；中期合用抗生素配合中医补气托毒法预防干陷证；后期宜加强益气养阴法配合支持疗法预防虚陷证。

六、预后与转归

有头疽是发生于皮肉间的急性化脓性炎症，多发于颈背皮肤坚厚部位，脓腐不易畅泄，而向深部及周围扩散，毒不能外泄，如并发糖尿病则邪毒极易内陷，病情凶险，若治疗不及时，可发生脓毒败血症、中毒性休克，严重者导致死亡。

七、预防与调护

（1）加强体质锻炼，注意个人卫生。
（2）高热时应卧床休息，多饮开水。
（3）忌食鱼腥、辛辣等刺激物，如葱、蒜、韭菜等，以及甜腻食物。
（4）身体虚弱者，可适当增加营养食品，如鸡肉、猪肉等。
（5）积极治疗糖尿病、肾病等全身性疾病。

八、临证提要

本病中医称之为有头疽，认为本病主要是由于外感风温湿热之邪，或七情郁结化火，或膏粱厚味、阳明腑实而火毒内炽，或皮肤外伤成毒。源于火毒，由气滞血瘀、经络阻滞导致热毒壅塞所形成。临床主要表现为初起在皮肤上即有粟粒状脓点，继则灼热、肿胀、疼痛，易向深部及周围扩散，溃后状如蜂窝。中医主要分为实证和虚证，实证又可分为初期、成痈期、溃脓期、溃后期；虚证又可分为阴虚火炽、气血两虚。治疗上应分清虚实，实者清之泻之；虚者补之，并托毒外出。

现代医学认为痈是由多个相邻的毛囊和皮脂腺的急性化脓性感染，或由多个疖肿融合而成，其病原菌多为金黄色葡萄球菌。本病临床表现特殊，故容易诊断。另可采取脓液涂片镜检，也可留取标本做细菌培养加药敏，以确定病原。西医治疗本病，以外用药物为主，严重者可采用内服药物。

有头疽是一种常见病，病程较长，缠绵难愈，给患者造成很大痛苦。以往传统的中医疗法，虽然亦能注重患者的全身状况，但在局部病变部位的处理上多使用膏丹剂外敷，以腐蚀病变组织，使其自行脱落，待腐肉脱尽后，再用生肌收口药生肌收口。单纯使用这些药物虽生肌作用有余，但脱腐作用不足，这样就造成了脱腐时间相对较长，其疗程亦相对延长，给患者带来了一定的痛苦；而单纯的西医治疗方法，又只强调彻底手术清创，或全身应用抗生素，忽视了患者全身状况的调整，忽视了调动患者机体本身的抗病能力，特别是在疾病的后期，当细菌感染已被控制、疾病的主要矛盾由细菌感染、组织坏死转化为机体对创伤的修复过程时，抗生素已无能为力，这时只能依靠机体本身的自然修复功能。临床上常采用中西医结合的治疗方法，其优点在于：

（1）通过内服中药补益气血，调动机体的抗病能力，缩短疾病的治愈时间。
（2）通过生肌收口药的外用，促进局部肉芽组织生长，能促进创面愈合。

（刘伟霞）

第四节 荨麻疹

荨麻疹，又名"风疹块"是一种临床较常见的皮肤黏膜过敏性疾病，是由各种因素致皮肤黏膜血管发生暂时性炎性充血与大量液体渗出而造成的皮肤局限性水肿性损伤。临床表现为大小不等的局限性水肿性风疹块，其特征为迅速发生与消退，退后无痕迹伴有剧痒。严重者可伴有发热，如胃肠亦有风疹块还可伴有腹痛、呕吐、腹泻等症状。临床根据病程长短，一般把起病急，病程在 3 个月以内者称为急性荨麻疹；风团反复发作超过 3 个月以上者称为慢性荨麻疹，另外根据临床表现不同，又可分为以下几种特殊类型的荨麻疹，如寒冷性荨麻疹、热性荨麻疹、胆碱能性荨麻疹、日光性荨麻疹、压迫性荨麻疹、水源性荨麻疹等。

荨麻疹属中医学的"瘾疹""鬼风疙瘩"的范畴。

一、病因病机

中医学认为荨麻疹病因总由禀性不耐，人体对某些物质敏感所致。可因食物、药物、生物制品、病灶感染、肠寄生虫病而发。或因情志不畅、外感寒热风邪等因素而发。

荨麻疹的中医病机可由风寒外袭、蕴积肌肤，致使营卫不和而起；或由风热之邪，客于肌表，引起营卫失调所致；或由饮食不节、或有肠寄生虫，致肠胃湿热，郁于皮肤腠理间而发；或平素体弱、气血不足，或病久气血耗伤，因血虚生风、气虚卫外不固，风邪乘虚侵袭所致；或由情志内伤，冲任失调，肝肾不足，肌肤失养、生风生燥、郁于肌肤而成。

二、临床表现

在皮肤上突然出现风团，数小时后即可消退，一般不超过 24 小时，成批发生，有时一天反复发生多次，呈鲜红色和浅黄白色两种，风块大小不等，大者可达 10 cm 直径或更大，有时在风块表面可出现水疱，疏散排列，能相互融合，形成环形、地图形等不规则形，可泛发全身，消退后不留痕迹，有剧痒、烧灼或刺痛感，如消化道受累时可有恶心、呕吐、腹痛和腹泻；喉头和支气管受累时可导致喉头水肿，出现咽喉发堵、气促、胸闷、呼吸困难、甚至窒息等。根据病程的不同，可分为急性和慢性两型，急性者发作数天至 1~2 周，即可停发，部分病例，反复发作，病期在 1~2 个月以上，有的经年不断，时轻时重，变为慢性。

此外，尚有一些特殊类型。

（一）蛋白胨性荨麻疹（急性蛋白过敏性荨麻疹)

在正常情况下，食物蛋白分解的蛋白胨容易消化而不被或很少吸入血液，但在饕餮者精神激动或同时饮酒情况下，蛋白胨可以通过肠黏膜吸收而致病。属抗原抗体反应，其致病介质为组胺，可能有激肽。表现为皮肤充血发红有风块，伴头痛，乏力。病程短，大部分在1~4 小时内消失，有时可持续1~2 天。

（二）寒冷性荨麻疹

分成家族性或遗传性和获得性两种。后者为物理性荨麻疹中最常见者。在寒冷性荨麻疹中，约67%为原发性获得性，5%为家族性，20%伴冷球蛋白血症，3%伴冷纤维蛋白原血症，约5%伴冷溶血素。

1. **家族性寒冷性荨麻疹** 属显性遗传。以女性多见。可从婴儿开始，常持续一生。症状的严重度可随年龄增长而减轻。一般全身受冷后发生，暴露冷空气比冷水容易发，予暴露1~4小时后发病。损害为不超过2 cm直径的红斑性丘疹，而非真性风团。不痒，但可有烧灼感，可伴发热、畏寒、关节痛、肌痛和头痛等全身症状，可持续至48小时。血常规白细胞计数增高，冰块试验阴性，被动转移试验阴性。皮损活组织检查显示血管周围中性粒细胞浸润。其致病介质尚不清楚。

2. **获得性寒冷性荨麻疹** 约1/3病例有遗传过敏性背景。常从儿童发病。皮肤暴露寒冷后即可发病。吸入冷空气或进食冷的食物和饮料，偶尔黏膜发生肿胀。引发风团所需寒冷程度变异颇大。除去在暴露部位发生风块处，患者可出现全身性症状，如潜入冷水后可发生知觉丧失，甚至淹溺。症状多数在数月后消失，但亦有持久不愈者。冰块试验阳性，被动转移试验亦阳性。

（三）热性荨麻疹

本型少见，是一种局限性荨麻疹，对运动、情绪和皮内注射醋甲胆碱反应正常。分获得性和遗传性两种。在前者接触热水部位5分钟后即可引起风团，持续约1小时被动转移试验阴性；在后者属染色体显性遗传，对热产生延缓型局部反应，接触热水后无立即反应，但于1~2小时出现荨麻疹，可持续12~14小时，无全身反应，被动转移试验阴性。

（四）胆碱能性荨麻疹

约占荨麻疹的5%~7%，青年期发病占多数。在热、精神紧张和运动后诱发，发生在躯干和肢体近端，掌跖和腋部不受累。损害为1~2 mm大小风团，周围有一较大红晕，有时可仅感瘙痒而无风块见及。其他胆碱能性活动症状如流涎、出汗、腹痛、腹泻和晕厥常伴同发生，可持续数月至十余年。被动转移试验阳性。运动及热水试验阳性。乙酰胆碱局部离子透入或皮试可引起风团发生和全身反应。

（五）日光性荨麻疹

女性发病较多，暴露日光后数秒钟至数分钟后发病，局限在暴露部位，持续1~2小时。引发这种反应的光线波长可从X线直至红外线，但大部分患者的致病光谱在370 nm以下。被动转移试验阳性，为一种抗原抗体反应。血清活动因子是一种球蛋白，可能为IgE，而不在IgG和IgM中。

（六）压迫性荨麻疹

在较重和较久压迫4~6小时后发生。损害为弥漫性境界不清的水肿性、疼痛性斑块。常发生在经拍手和手工操作后的手部、足跖、臀和穿紧衣的部位。有时可伴畏寒等全身症状。经数小时后消退。血白细胞计数可增高。

（七）水源性荨麻疹

指接触自来水或蒸馏水和汗液后于毛周围引起细小剧痒风团，掌跖不受累及。与温度无关。患者饮水无反应。醋甲胆碱和被动转移试验阴性。

（八）血清病性荨麻疹

发热、皮疹、关节炎和淋巴结病是血清病或血清病样反应的4个主要症状。主要表现为荨麻疹，特别呈多环形者较多见，尚有中毒性红斑、结节红斑样表现。尚可有心肾损害。总补体降低血中浆细胞升高。

（九）　自身免疫性黄体酮性荨麻疹

发生在月经前期和中期。黄体酮是本型荨麻疹的致病因素。注射黄体酮可引发和加剧风块发生，抑制排卵可以预防发病。黄体酮皮试呈阳性反应。被动转移试验阳性，免疫荧光检测证实有对黄体中黄体化细胞的抗体，以黄体酮吸收患者血清中抗体后，可以阻断该发现，口服避孕药可阻断发病。

（十）　血管性水肿

血管性水肿也叫巨大性荨麻疹。呈突然发作的局限性水肿，多发生于夜间，持续数小时或 2~3 天，消退后不留痕迹。水肿多见于组织疏松处，如眼睑、口唇、包皮、阴唇、口腔黏膜、舌甚至咽喉。呈肤色或苍白，紧张发亮，边界不清，触之坚韧有弹性，压之无凹陷。可有轻痒、麻胀感。咽喉受累则有咽喉不适、声嘶、呼吸困难等。此病常单发或并发荨麻疹，也可在同一部位反复发作。

（十一）　人工性荨麻疹

人工性荨麻疹又称皮肤划痕症、皮肤瘙痒时，因搔抓或用钝器划皮肤后，该处很快出现与划痕形状一致的风团，可与荨麻疹伴发或单独发生。划痕试验阳性。

三、　实验室和其他辅助检查

1. **血常规**　白细胞数增高见于家族性寒冷性荨麻疹。嗜酸性粒细胞数增高提示肠道寄生虫感染。
2. **尿常规**　蛋白和管型见于血清病型荨麻疹。
3. **血沉**　血沉加快见于低补体性荨麻疹性血管炎。
4. **血清学检验**　抗核抗体、冷球蛋白、冷纤维蛋白增高见于寒冷性荨麻疹。补体（CH50）和血循环免疫复合物（荨麻疹性血管炎）。
5. **其他试验**　皮肤划痕试验（物理性荨麻疹），运动试验（胆碱能性荨麻疹），冰块试验（获得性寒冷性荨麻疹），被动转移试验（获得性寒冷性荨麻疹和日光性荨麻疹）。
6. **组织病理**　表皮正常。真皮网状层水肿，胶原纤维束分离，血管周围少量淋巴细胞、嗜酸性粒细胞浸润，肥大细胞数量增多。某些慢性复发性荨麻疹（荨麻疹性血管炎）可呈现真皮浅层坏死性血管炎（白细胞破碎性血管炎）的组织像。普通荨麻疹和荨麻疹性血管炎之间尚有中间型。

四、　诊断与鉴别诊断

（一）　诊断要点

（1）损害为大小不等、形态不一的鲜红色或白色风团。

（2）突然发生，数小时后又迅即消退，一般不超过 24 小时，成批发生，有时一天反复发生多次。消退后不留痕迹。

（3）黏膜亦可受累，累及消化道可伴有腹痛和腹泻；累及喉头黏膜，则可有胸闷，呼吸困难，甚至窒息。

（4）有剧痒、烧灼或刺痛感。

（5）急性者发作数天至1~2周可缓解。部分病例病程常达1~2个月以上，变为慢性。

（6）皮肤划痕症，部分病例呈阳性反应。

（7）血液嗜酸性粒细胞增高。

（8）其他各特殊类型荨麻疹以其临床特点作诊断要点。

（二）鉴别诊断

1. 丘疹性荨麻疹　多见于小儿，为散在的丘疹水疱，风团样损害，瘙痒剧烈，3~4天后才消退。

2. 色素性荨麻疹　风团消失后留有黄褐或棕色的色素斑，经搔抓或其他机械刺激后可再起。病理检查，皮损处真皮内有大量肥大细胞浸润。

3. 多形性红斑　损害多在手足背颜面、耳朵等处，为红斑、水疱，呈环形或虹膜样，一时不易消退。

五、治疗

荨麻疹临床表现复杂、病程长短不一，易反复发作，所以治疗根据临床表现，病程长短进行辨证治疗。一般急性荨麻疹多属实证，治以祛风、清热、散寒、凉血、解毒或以清肠胃湿热积滞为主；慢性荨麻疹多属虚证、瘀证，治以益气固表、养血祛风，或以活血通络、健脾和胃、调摄冲任为主。目前急性荨麻疹单纯以西药或中医药治疗效果均较理想，但慢性荨麻疹的治疗尚是一个比较棘手的难题。因此我们采取中西医结合的方法治疗取得较好的疗效。

（一）辨证治疗

1. 风热相搏

证候特点：风团呈红色，相互融合成片，状如地图，扪之有灼热感，自觉瘙痒难忍，遇热则剧，得冷则缓；伴有微热恶风，心烦口渴，咽弓充血；舌质红，苔薄黄或少苔，脉浮数。

治法：疏风清热、退热止痒。

代表方剂：银翘散加减。

常用药物：疏风止痒选金银花、连翘、淡竹叶、牛蒡子、薄荷、蝉蜕、芦根。

基本处方：金银花15 g，连翘15 g，淡竹叶10 g，鱼腥草20 g，牛蒡子12 g，薄荷6 g（后下），荆芥10 g，浮萍15 g，蝉蜕10 g，芦根15 g，甘草3 g。

加减法：伴咳嗽痰黄加桑白皮15 g；杏仁10 g；大便干结加紫草12 g、冬瓜仁15 g；心烦者加地骨皮10 g、珍珠母30 g；咽痛者加板蓝根20 g、山豆根6 g。

2. 风寒外束

证候特点：风团色泽淡红，或者色如瓷白，风吹或接触冷水后，风团和痒感加重，得暖则减；伴恶风畏寒，口不渴；舌质淡红，苔薄白，脉浮紧。

治法：疏风散寒，调和营卫。

代表方剂：桂枝麻黄各半汤加减。

常用药物：疏风散寒选桂枝、麻黄、白芍、苏叶、防风、荆芥穗、生姜等。

基本处方：桂枝12 g，麻黄6 g，白芍15 g，大枣7枚，苏叶12 g，防风12 g，荆芥穗

16 g，杏仁 12 g，生姜 3 片，甘草 3 g。

加减法：阳虚遇寒加重者：去荆芥加淫羊藿 15 g、白术 10 g、黄芪 20 g；手足冰冷者加当归 15 g、鹿角胶 10 g（另烊）；易出汗着风即起者：去麻黄加龙骨 30 g（先煎）、麻黄根 9 g。

3. 肠胃湿热

证候特点：风团色泽鲜红，风团出现与饮食不节有关，多伴腹痛腹泻或呕吐胸闷，大便稀烂不畅，舌红苔黄腻，脉数或濡数。

治法：清肠利湿，祛风止痒。

代表方剂：土茯茵陈汤加减。

常用药物：清肠利湿选枳实、厚朴、土茯苓、绵茵陈、金银花、布渣叶，祛风止痒选苏叶、防风等。

基本处方：土茯苓 20 g，绵茵陈 20 g，金银花 15 g，火炭母 20 g，布渣叶 15 g，山楂 20 g，苏叶 8 g，枳实 12 g，厚朴 12 g，连翘 12 g，甘草 5 g。

加减法：有虫积者上方加使君子肉 15 g、乌梅肉 9 g、槟榔 30 g；便秘者加大黄 9 g（后下）。

4. 毒热燔营

证候特点：发病突然，大片红色风团，甚则弥布全身，或融合成片，状如地图；瘙痒剧烈；伴壮热恶寒，口渴喜冷饮，或面红目赤，心烦不安，大便秘结，小便短赤；舌质红，苔黄或黄燥，脉洪数。

治法：清营凉血，解毒止痒。

代表方剂：复方水牛角汤。

常用药物：凉血解毒选水牛角、生地黄、玄参、赤芍、芦根、黄芩、丹皮、止痒选紫草、蝉衣等。

基本处方：水牛角 30 g（先煎），生地黄 20 g，鱼腥草 20 g，紫草 20 g，蝉衣 10 g，黄芩 12 g，丹皮 12 g，玄参 15 g，生石膏 20 g，赤芍 15 g，芦根 15 g，甘草 5 g。

加减法：壮热面赤者重用生石膏 40~60 g，加金银花 20 g、蒲公英 20 g；口渴者加知母 10 g、花粉 10 g；大便秘结者加大黄 9 g；咽痛者加牛蒡子 9 g、射干 12 g、桔梗 9 g。

5. 卫外不固

证候特点：皮疹多为针帽至蚕豆大，相互融合成片的风团较少，但其风团往往在汗出着风，或者表虚恶风后则诱发成批皮损，自觉瘙痒不止，发作不休，伴有恶风自汗，舌质淡红，苔薄白或少苔，脉沉细。

治法：固表祛风。

方药：玉屏风散加减。

常用药物：益气固表选黄芪、防风、白术、乌梅、煅牡蛎、白芍等。

基本处方：黄芪 30 g，防风 15 g，白术 15 g，乌梅 20 g，煅牡蛎 20 g，白芍 15 g，茯苓 15 g，乌豆衣 12 g，熟地黄 15 g，山茱萸 12 g，炙甘草 5 g。

加减法：自汗不止者加浮小麦 15 g、五味子 10 g；恶风恶寒者加桂枝 9 g、麻黄 3 g。

6. 气血亏虚

证候特点：风团色泽淡红，或者与肤色相同，反复发作，迁延数月乃至数年未愈，或劳累后加重；伴有头晕，精神疲惫，面色㿠白，体倦乏力，失眠；舌质淡红，苔薄白或少苔，脉细缓。

治法：益气养血。

代表方剂：八珍汤加减。

常用药物：益气养血选党参，白术，茯苓，炒白芍，生地黄。

基本处方：党参 15 g，白术 10 g，茯苓 12 g，炒白芍 10 g，生地黄 12 g，柴胡 6 g，黄芩 6 g，甘草 6 g，阿胶 15 g（另烊）。

加减法：大便烂者去生地黄，改茯苓、怀山药各 20 g；痒剧者加防风 10 g，牡蛎 30 g，刺蒺藜 10 g。

7. 冲任不调

证候特点：风团色泽淡红，主要分布在下腹、腰骶和大腿等区域，其皮疹在月经前加重，经后则渐次消失，常有月经不调，经来腹痛，舌质正常或淡红，苔薄白或少苔，脉弦细或弦滑。

治法：调摄冲任。

代表方剂：四物汤合二仙汤加减。

常用药物：调摄冲任选当归、川芎、淫羊藿、菟丝子、女贞子、旱莲草、丹参、益母草。

基本处方：仙茅 6 g，当归 6 g，川芎 6 g，淫羊藿 12 g，菟丝子 15 g，女贞子 15 g，旱莲草 15 g，丹参 15 g，牛膝 10 g，益母草 10 g，炒丹皮 10 g。

加减法：经来腹痛者加三七 6 g、鸡血藤 15 g；月经不调量少色淡者加寄生 20 g、阿胶 15 g。

8. 阴虚血热

证候特点：皮疹色暗不鲜，反复发作，迁延日久不愈，且多于午后或夜间发作。伴心烦、心悸、盗汗、易怒、口干、舌红少苔或舌质淡，脉沉细。

治法：养阴清热，凉血祛风。

代表方剂：知柏八味丸加减。

常用药物：滋阴清热选山茱萸、茯苓、怀山药、生熟地黄、黄檗、泽泻，凉血祛风选牡丹皮、防风、荆芥等。

基本处方：山茱萸 12 g，茯苓 10 g，怀山药 20 g，牡丹皮 10 g，生地黄 15 g，熟地黄 15 g，黄檗 10 g，乌梅 15 g，五味子 10 g，煅牡蛎 30 g，泽泻 10 g，炙麻黄 5 g，苏叶 10 g，防风 10 g，丹参 20 g。

加减法：伴心烦、心悸者加麦门冬 10 g，太子参 20 g；伴盗汗者加浮小麦 15 g；夜寐梦多者加酸枣仁 30 g。

9. 血瘀阻络

证候特点：风团色泽暗红或呈紫红，病变多数在腰围和表带压迫等部位，伴有面色黯晦，或口唇青紫，口干不欲饮；舌质紫黯或有夹瘀点、瘀斑，苔少，脉细涩。

治法：理气活血，通宣经络。

代表方剂：桃红四物汤加减。

常用药物：理气活血通络选香附、桃仁、红花、当归、川芎、地龙干，祛风选荆芥、防风、牛膝、乌蛇。

基本处方：桃仁 10 g，红花 6 g，当归 6 g，川芎 9 g，地龙干 10 g，荆芥 10 g，防风 10 g，牛膝 9 g，乌药 4 g，香附 4 g，青皮 6 g，乌蛇 10 g。

加减法：顽疹痒剧者加全蝎 3~6 g、钩藤 12 g、白蒺藜 12 g；烦躁不安者加郁金 15 g、柴胡 10 g、白芍 10 g。

（二）其他治疗

1. 中成药

（1）玉屏风颗粒（成药）：每次 5 g，每天 3 次，适用于卫气不固型之慢性荨麻疹。

（2）六味地黄丸（成药）：每次 6 g，每天 2 次，适用于阴虚血热型之慢性荨麻疹。

（3）八珍合剂（成药）：每次 3.5 g，每天 2 次，适用于气血亏虚型之慢性荨麻疹。

（4）乌蛇止痒丸：每次半袋（60 粒），每天 2 次，适用于顽固性荨麻疹。

（5）消风止痒冲剂：每次 15~30 g，每天 2 次，适用于风热型慢性荨麻疹。

2. 针灸

（1）毫针法：①循经取穴，风邪善犯阳经取大椎、血海、足三里；湿邪善犯脾经取脾俞、曲池、足三里；血燥生风易犯肝经取三阴交、血海、行间。②邻近取穴，风团主要发生在头面部取丝竹空、迎香、风池；在腹部取中脘；在腰部取肺俞、肾俞；在下肢取伏兔、风市足三里、委中。③病因取穴，风热之邪所致者取大椎、风池、百会、委中；肠胃不和所致者取大肠俞、中脘、合谷、足三里。方法：虚证施补法，实证施泻法，针刺得气后留针10~15 分钟，1~2 天 1 次。④经验取穴，处方 1，大椎；方法，施泻法，针刺深度 1.5 寸，大幅度捻转后不留针，日 1 次，适用于急性荨麻疹。处方 2，大肠俞；方法，施补法，针刺得气后留针 30 分钟，其间行针 3~5 次，每天 1 次，适用于慢性荨麻疹。⑤针刺与刺血结合法，大椎、天井、血海（双）、悬钟（双）、曲池（双）、曲泽、委中。方法，施平补平泻法，针刺得气后留针 5 分钟，出针后，点刺曲泽、委中，挤出血液少许，每天 1 次。适用于慢性荨麻疹、胆碱能性荨麻疹。

（2）灸法：合谷、阳池、曲池、行间、足三里、血海、三阴交。方法，鲜生姜切片贴在穴位上，每穴灸 3~5 壮，每天 1 次。适用于慢性荨麻疹或寒冷性荨麻疹。

3. 穴位注射

（1）维丁胶性钙注射液 4 mL，在双曲池，血海穴各注射 1 mL，隔天 1 次，5 次为 1 个疗程。

（2）盐酸苯海拉明 40 mg，注射用水 2 mL 混合，双足三里、双血海每穴各 1 mL，每天 1 次，7 次为 1 疗程。

（3）丹参注射液 4 mL，双足三里，每穴 2 mL，隔天 1 次，7 次为 1 疗程。

（4）人参注射液 4 mL，双足三里，每穴 2 mL，隔天 1 次，7 次为 1 疗程。

4. 穴位敷贴
适用于慢性荨麻疹。脐部消毒后，用加味玉屏风散（黄芪 30 g，防风 15 g，白术 15 g，乌梅 30 g，荆芥 15 g，冰片 3 g，研为细末）适量，或用加味玉屏风散 10 g 加盐酸苯海拉明片 50 mg 共研粉末直接填敷于脐窝部，外贴肤疾宁或普通胶布固定。每天换药 1 次，7 天为 1 疗程。

5. 耳针

（1）耳针法：主穴，肺、荨麻疹；配穴，寒冷性荨麻疹加刺脑点、枕、交感；风热性荨麻疹加刺心、肝；胆碱能性荨麻疹加刺交感、肾上腺、抗过敏点；蛋白胨性荨麻疹加刺大肠俞、胃；血清病型荨麻疹加刺心、肾、神门。方法，施泻法，针刺后留针 30 分钟，每天 1 次。

附：耳穴电针法，荨麻疹区；方法，针刺后左右接上正负极，其电流以患者能耐受为度，持续 3~5 分钟，每天 1 次。

耳针注射法：内分泌、荨麻疹区；方法：常规消毒后，针刺后缓慢推注氯苯那敏 0.1 mL（氯苯那敏 10 mL，注射用水 2 mL 稀释后备用），每天 1 次。

（2）耳压法：肺、肾上腺、神门、内分泌、抗过敏点、相应部位；每次取 3~4 穴，将王不留行籽贴固在穴位上，并嘱每天自行按压 3~5 次，持续 1 分钟，3 天换 1 次。

（3）耳穴埋针法：荨麻疹、肺、肾上腺、神门；方法，每次取 2~3 穴，常规消毒后，将撳针刺入，外盖胶布固定，留针 72 小时后拔除，休息 3~4 天后，再施法。

（4）刺血法：处方 1，后溪；处方 2，耳背静脉；处方 3，双耳尖、双中指尖、双足中趾尖。方法：常规消毒后，采用三棱针或消毒后磁片，点刺或砭刺出血少许，2 天 1 次。

6. 自血疗法 抽取自身静脉血 3~5 mL，即刻肌内注射，隔天 1 次，5 次为 1 疗程。适用于治疗慢性荨麻疹。

7. 外治法

（1）外洗：①用消炎止痒洗剂、飞扬洗剂外洗，适用于急性荨麻疹。②荆芥 30 g，防风 30 g，川芎 20 g，苏叶 20 g，黄精 30 g，蛇床子 30 g，煎水外洗皮损，适用于慢性荨麻疹。

（2）外搽：用 1% 薄荷三黄洗剂、炉甘洗剂、肤康止痒水外擦皮损。

（三）名医、专家经验方

1. 养阴搜风汤治阴虚内热、血燥伏风（李寿山） 组成：何首乌 15~25 g，全当归 10~15 g，黄芪 20 g，党参 15 g，白鲜皮 10~15 g，粉丹皮 10~15 g，白薇 10~15 g，蚕沙 15~30 g，乌蛇肉 10~15 g，白僵蚕 10~15 g。

主治：皮疹平坦成块，色淡红或色同皮肤，瘙痒缠绵，反复发作，迁延日久不愈午后或夜晚加剧，过劳后加重或发病，伴有心烦易怒，寐少梦多，手足心热，口干不多饮，不耐冷热，舌淡红少津，脉沉细弦。

方解：方中何首乌，全当归养阴补血润燥，而前者又有解毒之效，后者有活血之功，为方中主药；白鲜皮，粉丹皮能清热透邪，而白鲜皮燥湿而解毒，粉丹皮凉血而祛瘀，二药合用清血分之燥热而无留瘀之弊；白薇、蚕沙清热解毒，白薇入血分消痈肿火毒，蚕沙行气分化湿浊疗风痹隐疹，二药相伍清热化湿祛风透邪；乌蛇肉、白僵蚕善搜剔血中伏风，二药相辅相成增强祛风止痒之效。诸药合用，共奏养阴补血润燥以扶正，清热祛瘀搜剔伏风以蠲邪，为治疗顽症有效方剂。

加减法：兼表虚遇风加重者加黄芪、防风；气虚过劳者加黄芪；阳虚遇寒加重者加淫羊藿、桂枝；痒甚者加全蝎、蝉衣；剧痒者加百部酒（百部 100%，烧酒 500 mL，浸泡三昼夜外用）。

2. 固卫御风汤治寒冷性荨麻疹（朱仁康） 组成：炙黄芪 9 g，防风 9 g，炒白术 9 g，桂枝 9 g，赤芍 9 g，白芍 9 g，生姜 3 片，大枣 7 枚。

主治：隐疹多年，发作有时，每逢天寒地冻，头面手足外露之处，一受朔风，遂奇痒不堪，风块突起，至春暖则其病自愈，伴见面目光肢冷畏寒，手足麻木，目眩头晕，舌质淡苔薄白，脉濡细。

方解：本方为玉屏风散合桂枝汤组成。黄芪、白术、防风固表御风；桂枝、白芍、生姜、大枣调和营卫、发散风寒，佐赤芍活血祛风。日久发作不休可加乌梅、五味子酸收之品。

3. 乌蛇蝉衣汤治风热束表（张锡君）　　组成：乌蛇 10 g，蝉衣 6 g，赤芍 9 g，防风 6 g，荆芥 6 g，薄荷 6 g，千里光 30 g，虎耳草 30 g，白鲜皮 6 g。

主治：全身出现红色风团，时隐时现，早晚较剧，痒剧，伴夜寐不安，舌红苔薄白、脉滑数。

4. 消荨汤治风、湿、热　　组成：葛根 30 g，桑白皮 15 g，蝉蜕 20 g，白芷 10 g，白鲜皮 10 g，栀子 10 g，地骨皮 10 g，苦参 10 g，竹叶 10 g，大黄 2~3 g。

主治：风疹块成粟粒状丘疹，瘙痒难忍，搔抓成片，即现代医学之荨麻疹。

方解：肺居胸中，上连气道，开窍于鼻，外合皮毛，主表，以桑白皮，地骨皮，白鲜皮清肺宣卫；蝉蜕，白芷祛风止痒；《内经》云：“诸痛疮疡，皆属于心”，用苦参、栀子、竹叶清心热而利小便，使邪从前阴排出；重用葛根调理肌腠，退热散风；大黄泻火通便解毒，使邪从后阴而去。综观本方有祛风止痒，清热解毒，和润营卫的作用。

加减：症状以皮肤作痒为主，病因与风、湿、热有关的荨麻疹适宜本方。如风热盛疹色赤，遇热加剧，脉浮数，舌质红，苔薄白者加生地黄、丹皮、薄荷以祛风清热；如风湿盛皮疹色瘀红，遇冷或受潮湿加重，脉浮缓，舌质淡，苔白腻者，加苍术，黄檗以祛风利湿；如风毒盛者（感染），身热头痛，瘙痒，局部溃破流水，脉弦数，舌质红，加双花、蒲公英、地丁以祛风清热解毒。本方大黄用量，必须斟酌使用，随证加减。如便秘，身热，口渴，脉数，大黄可用 10~30 g，以泻热解毒；如大便溏，微热不渴的酌减至 2~5 g，借以清理湿热。

（四）单方验方

1. 蔓荆子散　蔓荆子 90 g，为细末，每服 6 g，温酒调下，治风隐疹。

2. 垂柳汤　垂杨柳 500 g，杏仁 150 g，白矾 100 g，水煎，去粗，于无风处洗浴，治风热隐疹。

3. 升降散　僵蚕 120 g，蝉蜕 60 g，姜黄 180 g，大黄 240 g，共研细末，瓷瓶存储。每次服 6 g，用黄酒 10 mL，蜂蜜 15 mL 调服，取微汗，避风 1~2 天，用于慢性荨麻疹。

4. 茺蔚子，或芸苔，或蝉蜕，或蚕沙，或白矾，或羚羊角（烧灰），煎汁，或鸡蛋清外洗或外涂。

5. 四虫汤　乌梢蛇 5~10 g，广地龙 9~15 g，白僵蚕 6~12 g，蝉蜕 3~6 g。每天 1 剂，水煎服。适用于慢性荨麻疹。

6. 面碱 10 g，食盐少许，放入 100 g 烧酒内，炖开，搽痒处。酒凉时，温后再搽患处，适用于急慢性荨麻疹。

7. 野蔷薇根疗法　野鲜蔷薇根 100 g，每天煎服，7~14 天为 1 疗程。适用于顽固性荨麻疹。

8. 酒煎艾叶　白酒 100 g，生艾叶 10 g，煎至 50 g 左右，顿服，每天 1 次，连服 3 天。

9. 全蝎蛋　全蝎 1 只塞入鸡蛋蒸食，每次 1 枚，每天 2 次，治疗慢性荨麻疹。

10. 蝉蜕黄酒　蝉蜕 10 g 研末，配黄酒 20 mL 煎服治疗小儿急慢性、顽固性荨麻疹。

六、预后与转归

一般而论，急性荨麻疹诱因清楚，病程短，治疗及时预后良好，而慢性荨麻疹，病因复杂，病程长，中西药治疗效果均较缓慢，少数迁延十年之余，反复发作，难以治愈。

（田志远）

第五节　特应性皮炎

特应性皮炎相当于中医所称"四弯风"，是一种慢性、反复发作性、变态反应性皮肤病，既往又称"异位性皮炎""遗传过敏性湿疹"。皮肤瘙痒、婴儿和儿童面部、四肢伸侧部位的湿疹、成人屈侧部位的湿疹和慢性皮炎是 AD 的主要临床表现。《医宗金鉴·外科心法要诀·四弯风》云："此证生在两腿弯、脚弯，每月一发，形如风癣，属风邪袭人腠理而成，其痒无度，搔破津水，形如湿癣。"

一、病因病机

中医认为患者先天禀赋不耐的特异性体质是本病的发病基础。先天禀赋不足，腠理不密，卫外功能不固，难以耐受正常范围内的外界刺激，易感风湿热等外来邪气，聚结肌肤；小儿心常有余，脾常不足，心绪烦扰致心火内生，脾运不足则湿邪困阻，心火脾湿外走肌肤；素体脾胃虚弱，恣食辛辣刺激食物，化热生湿，浸淫肌肤；或五志不遂，化热生风，淫郁肌肤而发。病久则伤阴耗血，生风生燥；或脾失健运，湿从内生，湿性黏腻而缠绵难愈。

本病病位在心、肝、脾脏。急性发作期多责之于心，慢性期责之于肝、脾。初起和急性发作者多为心脾积热、风湿热困，病久和缓解期多为脾虚湿蕴或阴虚血燥。

二、临床表现

本病多于出生后 2~6 个月发病（半数以上在出生后 2 年以内），但也可发生于任何年龄。男性患者略多于女性。多形皮疹的主要表现有：红斑、丘疹、丘疱疹、渗出结痂、苔藓样变和皮肤抓痕、皮肤干燥、继发感染，多伴有瘙痒感。患者皮损有一定的时相性特征。在不同的年龄阶段，典型皮疹的分布部位及皮损表现有所不同。大部分患者血清总 IgE 或特异IgE（食物性或吸入性）增高，嗜酸细胞及其产物增高。

三、分期

根据不同年龄阶段、皮疹分布及表现，通常将特应性皮炎分三个阶段：婴儿期、儿童期和青年成人期。

（一）婴儿期

婴儿期特应性皮炎，也称为婴儿湿疹，通常发生在出生后 2 个月至 2 周岁，也有报道在出生后第二周或第三周发生。一般在 2 岁内逐渐好转、痊愈。少数转入儿童期延续发生，常在学龄期后好转或消失，少数病例迁延不愈转入青年期。此期的皮损主要累及头面部，少数病例累及躯干和四肢。开始通常为面颊部瘙痒性红斑，此后迅速累及身体他处，主要是头皮、颈部、前额、手腕部及四肢伸侧等儿童易于搔抓或易受摩擦的部位，而臀部及尿布的部位常不被累及。根据皮损的不同特点，可分为渗出型、干燥型、脂溢型。

1. **渗出型** 本型多见于肥胖儿，此型多见。头面部首先发疹，初起为面颊部境界不清楚的红斑，红斑上有密集的丘疹、丘疱疹、水疱及渗液等多形性损害。这种皮损可能会泛发（常突然泛发），可扩展到耳、颈、躯干和四肢。渗液干燥后形成黄色痂壳，因剧烈瘙痒而搔抓致部分痂剥脱而出现糜烂面。如继发感染则可见脓疱，引起局部淋巴结肿大，甚至出现发热等全身反应。少数患者因处理不当而出现红皮病和大量脱屑，常伴有腹泻、营养不良、全身淋巴结肿大等严重情况。

2. **干燥型** 本型多见于瘦弱的婴儿，此型较少见。好发于躯干和四肢，也累及面部，皮疹主要表现为淡红色或暗红色斑块，或者密集干燥小丘疹，有糠状鳞屑。慢性时也可呈轻度浸润肥厚、皲裂、抓痕及血痂。

3. **脂溢型** 部分学者将其独立归为一型，其表现类似于渗出型，其特点为发生部位主要是头皮及耳后等皮脂腺发达的部位，可产生黄色厚痂。

尽管根据临床特点将婴儿特应性皮炎分为上述三型，但都表现为阵发性剧烈瘙痒及多形性皮损，病程慢性，反复发作。研究认为婴儿特应性多具有特应性遗传素质（对于特应性皮炎患儿往往可以收集到相应家族史，包括双亲在内，曾经有过过敏性鼻炎、支气管哮喘、特应性皮炎和荨麻疹等变态反应性疾病）；容易产生食物过敏而导致特应性皮炎的产生或加重，而且易于对不良刺激及气候突变敏感。婴儿特应性皮炎，有时由出生后 6 个月左右开始，在感冒等情况下出现哮喘，不久可合并呼吸困难，成为典型的支气管哮喘发作。随着年龄增加，合并过敏性鼻炎、结膜炎的病例增多。总的趋势为随着年龄的增长症状逐渐减轻，少数病例可持续很久，由婴儿期进展到儿童期甚或成人期。

（二）儿童期

儿童期特应性皮炎多发生于婴儿期缓解几年后，自 4 岁后加重（约 80% 在 5 岁前发病）。少数自婴儿期延续发生，常在学龄期后好转或消失，少数病例迁延不愈转入青年期。此期的皮损主要特征是渗出明显减少，皮损干燥，以丘疹、苔藓化、少许鳞屑、浸润性斑块为主要皮疹。好发部位：肘前、腘窝、腕屈侧、眼睑、面部及颈周。此阶段的特应性皮炎根据皮损表现的特点可分为湿疹型及痒疹型。

1. **湿疹型** 本型较为多见。其临床表现类似于成人的亚急性、慢性湿疹。皮损大多发于肘窝、腘窝和小腿伸侧，有浸润性红斑、丘疹、鳞屑或苔藓样变等皮损，皮损较干燥，被覆灰白色鳞屑。

2. **痒疹型** 好发于四肢两侧及背部，也可散发于全身。皮损为散在米粒大的痒疹样丘疹，丘疹较大，呈棕褐色，常伴瘙痒和血痂，可伴有全身淋巴结肿大。典型者可表现为与毛囊一致的小丘疹，灰色、无光泽，如鸡皮疙瘩样损害。

剧烈瘙痒仍为儿童期的主要表现。病程慢性，部分病例可暂时痊愈，数年后再发。部分患者迁延不愈继续发展至成人期。在儿童期，部分患者会出现干皮症、睑周黑晕及面色苍白等表现，与正常儿童相比具显著的统计学意义。

（三）青年及成人期

青年及成人期特应性皮炎指12岁以后青少年及成人阶段的特应性皮炎。可从前两期发展而来或直接发病。皮损与儿童期类似，表现为红斑、丘疹或苔藓样变丘疹，也可为伴有鳞屑和色素沉着的局限性斑片，搔抓后可呈苔藓样改变。好发于肘窝、腘窝、颈侧、颈前、面部、眼周和手背等处，以四肢屈侧为主。除上述阶段性皮损外本病还可出现色素改变、手纹粗乱、干皮症、面色苍白、白色划痕症（通常指用钝物划正常皮肤后应会出现红斑而患者出现苍白痕）、眼眶周围皮肤呈皮纹增多及色素沉着，由于反复搔抓可致眉弓外侧毛发减少。可合并过敏性鼻炎、哮喘或荨麻疹及白内障、疱疹样湿疹、寻常性鱼鳞病、毛发角化病、青少年足跖皮病和乳头湿疹等。

成人期特应性皮炎最突出症状是剧痒，任何刺激（如温度变化、汗液、情绪改变、接触毛制品）都能激发瘙痒。瘙痒通常是突发或阵发性，常发生于傍晚精神放松时或夜间，常自诉与情绪波动密切相关。

（四）特征性表现及并发症

1. 皮肤特征　皮肤干燥是本病的一个典型特征，即使是外观正常的皮肤也常比较干燥，可有鳞屑。提示即使正常的皮肤也存在亚临床炎症。特应性皮炎的干燥、鳞屑性皮肤表明为轻度皮炎。白色糠疹也是一种亚临床皮炎，通常属于特应性。主要表现为边界不清的轻度鳞屑性斑片，好发于年幼的儿童，多发于面颊、上臂与躯干部。有时会发生 Hertoghe 征，即外侧眉毛稀疏。掌跖点状角化病主要发生在有特应性体质的黑人患者中。

2. 血管特征　特应性皮炎患者的小血管，有对刺激产生异常反应的倾向。常表现为以下两种形式。

（1）白色划痕症：以钝器在皮肤上划出白色条纹，而正常人则表现为摩擦部位皮肤变红。

（2）延缓苍白现象：用0.1 mL的1∶10 000乙酰胆碱皮内注射后15秒钟，有70%的患者出现延迟苍白现象，而正常人局部出现潮红、多汗、鸡皮征，4~5分钟后消退。

3. 眼部异常　大约10%的特应性皮炎患者会发生前、后囊下白内障。约1%患者会发生罕见的圆锥形角膜。

4. 易感性　特应性皮炎患者容易感染细菌、病毒等多种病原体。其正常及皮损处所含金黄色葡萄球菌明显增加，有研究表明 AD 患者皮肤与正常人皮肤细菌种类构成存在显著差别，突出表现为金葡菌显著增多，皮损处金葡菌检出率高达78%~100%，急性渗出性皮损检出率甚至几乎恒定在100%，金葡菌检出率高低与病情的严重程度成正比。另外，泛发性单纯疱疹病毒的易患性增加，称为疱疹样湿疹，表面有脐凹。

5. 其他　本病还可合并鱼鳞病、斑秃、白癜风。某些遗传性疾病及先天性疾病常伴发特应性皮炎。如先天性性联无丙种球蛋白血症、选择性 IgA 缺乏症、苯丙酮尿症、组胺缺乏症等。

四、分型

根据患者血清 IgE 水平将特应性皮炎分为内源性和外源性两型。

1. **内源性特应性皮炎**　约占 20%~30%AD 患者，有典型的临床表现，而血清总 IgE 水平、抗环境变应原和/或食物变应原特异性 IgE 水平不升高，皮肤点刺试验结果亦为阴性。

2. **外源性特应性皮炎**　约占了 AD 患者的 70%~80%，大部分 AD 患者其血清总 IgE 和抗变应原（环境变应原和/或食物）特异性 IgE 水平升高，抗 IgE 治疗可减轻自觉症状。通常所指的 AD 即是指这种以 IgE 水平升高为特征的外源性 AD。

五、类病鉴别

特应性皮炎根据其典型临床特征、各年龄段独特的皮损特点等诊断并不困难。但临床上仍有许多疾病易与本病混淆，简要介绍如下：

1. **婴儿脂溢性皮炎**　本病与婴儿期特应性皮炎相鉴别，多为出生后第 3~4 周开始发病。皮疹为累及局部或整个头皮的红斑和油性鳞屑，缺乏多形性特点。亦可累及眉部、鼻唇沟、耳后、颈部等处。自觉瘙痒轻微或不痒。预后良好，往往于数月之内可痊愈。

2. **湿疹**　皮损与特应性皮炎无明显差别，但皮损形态及部位与年龄无特定的关系，且患者或家属中常无遗传过敏史。而特应性皮炎却具有早年发病、皮损形态及部位随年龄不同而表现出不同的特点，本人或家属中多有遗传过敏史及其他一些特殊表现。

3. **神经性皮炎**　本病好发于成年人。皮损好发在项部和颈部两侧、额面部、肘部、骶尾部等处，苔藓样变十分明显，无遗传过敏性疾病史。

4. **高 IgE 综合征**　其皮损类似于典型的特应性皮炎的皮损，但本病有如下典型特征。①婴幼儿期复发性皮肤、肺部感染和寒性脓肿。②血清 IgE 显著增高（超过 2 000 IU/mL）。③嗜中性粒细胞趋化性障碍。

5. **Wiskott-Aldrich 综合征**　是一种 X 连锁隐性遗传病，其皮损与特应性皮炎几无区别。但其具有下列特征：①血小板数量减少（结构及功能异常）。②体液及细胞免疫功能异常。③复发性严重感染和皮肤病变。

六、辨证施治

中医认为先天禀赋不足，脾失健运；易生内湿为 AD 的发病基础，后天饮食不当，如进食腥发海味、奶蛋类及辛辣之品，助湿化热，促使内蕴湿热外发肌肤，或因风湿热邪侵袭及其他物质刺激，内外合邪，浸淫肌肤而发病。在婴幼儿患者，心火偏亢，脾虚湿困常为发病之始。对于大多特应性皮炎患者存在的皮损肥厚、干燥、脱细屑、纳差、便溏和皮色黯红、肌肤甲错、目眶黑圈、舌质略淡、脉沉细涩等临床表现，主因脾运不健，湿郁血虚血瘀所致。因此"健脾泻心、清热利湿，祛风止痒"为本病的基本治法。

（一）内治法

1. **心脾积热型**

主症：发病迅速，皮肤潮红，皮疹可发生于身体各处，但以面颊、四肢常见，皮疹以红色丘疹、斑疹和斑丘疹为主，伴有少数水疱和丘疱疹，抓痒明显，伴有少数糜烂，渗液不多，结黄色痂皮。大便干，小溲赤，舌边、尖红、苔薄黄或薄白，脉弦数。本型多见于婴儿期、儿童期。

治法：清心泻火、利湿止痒。

方药：导赤散加减。

生地、淡竹叶，灯心花、连翘、生牡蛎、生薏苡仁、徐长卿、土茯苓、甘草。

方解：生地、淡竹叶，灯心花、连翘清心利水；生薏仁健脾渗湿；徐长卿、土茯苓清热利湿，祛风止痒；生牡蛎祛风定惊、安神止痒。

加减：湿盛者，可加六一散、薏苡仁；热盛者，可加大青叶、生石膏。

2. 脾虚湿蕴型

主症：久病不愈，反复发作，自觉瘙痒，时轻时重，皮损干燥，覆有鳞屑，或有丘疹、水疱、糜烂、渗液等，伴面色苍白，神疲乏力，饮食减少，腹胀便溏，舌质淡，苔腻，脉细弱、沉滑。本型多见于婴儿期及各型的缓解期。

治法：健脾除湿。

方药：参苓白术散或除湿胃苓汤加减。

太子参、茯苓、怀山药、生薏苡仁、白术、苍术、厚朴、陈皮、泽泻、白鲜皮、地肤子等。

方解：太子参健脾益气养阴；茯苓、怀山、生薏仁、白术健脾渗湿；厚朴、陈皮行气宽中，燥湿止痒；白鲜皮、地肤子祛风燥湿止痒。

加减：鳞屑较多，加用当归、生地黄、熟地黄、芍药；饮食欠佳，腹胀便溏，加扁豆、砂仁、枳壳。

3. 湿热蕴结型

主症：发病急，局部皮损发红，初起皮疹为风团样红斑或淡红色扁平小丘疹，继而皮疹逐渐增多，粟疹成片，色淡红或褐黄，或小水疱密集，瘙痒无休。伴小溲短赤、大便溏或秘结，舌质红、苔黄腻，脉弦数或弦滑。本型多见于儿童期。

治法：清热利湿止痒。

方药：萆薢渗湿汤为主加减。

生地、赤茯苓、黄檗、黄芩、薄荷、泽泻、甘草、地肤子、白鲜皮、滑石等。

方解：生地、赤茯苓清热凉血养阴；黄檗、黄芩、滑石清热利湿；薄荷疏风解表透疹，引药外达肌肤；地肤子、白鲜皮清热祛风止痒。

加减：若伴发热、口苦者，加用金银花、连翘、黄连；由于搔抓后继发感染，加紫地丁、败酱草、大青叶；瘙痒较甚者，加蝉衣、蜂房；渗液较多，加龙胆草、薏苡仁、车前子。

4. 血虚风燥型

主症：患者病情迁延，反复发作。皮损色淡或灰白，皮肤肥厚、粗糙、干燥，脱屑瘙痒，伴抓痕、血痂、色素沉着。口干欠津，舌质红或淡、苔少，脉沉细或细弱。本型多见于成人期。

治法：滋阴养血、润燥熄风止痒。

方药：当归饮子，养血润肤饮加减。

熟地黄、生地黄、麦冬、当归、赤芍、白芍、鸡血藤、防风、荆芥、蝉衣、胡麻仁、首乌藤、白蒺藜、大枣。

方解：熟地黄、生地黄、麦冬滋阴润燥；当归、赤芍、白芍、鸡血藤、胡麻仁、首乌藤、大枣养血活血、养阴润肤；防风、荆芥、蝉衣、白蒺藜祛风止痒。

加减：气虚明显者，酌加黄芪、党参；皮肤干燥明显者，酌加玉竹、菟丝子；痒甚，加皂角刺、蜂房；鳞屑较多，加沙参、麦门冬、首乌；夜间瘙痒较甚者，酌加生牡蛎、生龙骨；伴失眠多梦，加柏子仁、酸枣仁、茯神、夜交藤。

（二）外治法

1. 外洗

（1）用消炎止痒洗剂、飞扬洗剂（广东省中医院制）外洗。

（2）湿性糜烂渗液者，婴儿患者用金银花30 g，野菊花30 g，紫草20 g，甘草10 g，五倍子20 g，水煎放凉后外洗或湿敷。成人及儿童患者用荆芥30 g，蛇床子30 g，地肤子30 g，白鲜皮30 g，大枫子30 g，苦参30 g，枯矾30 g煎水外洗或湿敷。

2. 外擦　无糜烂渗液皮疹用三黄洗剂、肤康止痒霜、消炎止痒霜外擦；有糜烂渗液者外擦黄连油、青黛油、少许渗液可以氧化锌油外擦；干燥肥厚皮疹外擦青黛膏、枫油膏。

3. 其他疗法

（1）吹烘疗法：适用于肥厚干燥皮疹，先在患处涂青黛膏或10%的硫黄膏，然后以电吹风筒吹烘20分钟，每天1次，5次为一疗程。

（2）针刺疗法：主穴取大椎、曲池、足三里，配穴取血海、合谷、三阴交，亦可根据发病部位不同在附近取穴。急性期用泻法，慢性期用补法。

（3）自血疗法：适用于慢性期皮疹，抽取自身静脉血3~4 mL，即时肌注，隔天1次，7次为一疗程。

（4）穴位注射疗法：用盐酸苯海拉明注射液10 mL、维丁胶性钙1~2 mL双侧血海和足三里穴交替注射，每天1次，5次为1疗程。

七、单验方治疗

婴儿湿疹方：苍耳子12 g，蛇床子12 g，白鲜皮12 g，苍术10 g，苦参10 g，生大黄6 g，黄檗10 g，地肤子12 g水煎服分3次口服，本方具有清热燥湿、祛风止痒功效，适用于湿热型的婴儿湿疹。

怀山药粥：怀山药40 g，薏苡仁20 g，赤小豆20 g，莲子12 g，红枣肉10 g，蝉衣12 g，生黄芪12 g，糯米适量，每天1剂，煎取药液加糯米煮成粥服食。本方具有健脾化湿的功效，适用于脾虚挟湿之婴儿湿疹。

八、名医经验

（一）张志礼教授认为特应性皮炎与脾胃功能关系十分密切

张志礼强调指出，本病患者发病与加重多与脾胃功能失调有关，脾虚湿滞为发病之本，风湿热邪为发病之标。婴儿期多因胎中遗热遗毒或幼时饮食失调，胃热积滞，脾失健运，湿热蕴蒸，外感风邪所致。儿童期则因禀赋不耐，脾失健运，湿从内生，郁久化热，湿热相结，郁于肌肤腠理而病。病情迁延，反复发作，缠绵不愈，致使脾虚血燥，肌肤失养，青年和成年患者多属此型。根据"脾欲缓，急食甘以缓之"和"脾苦湿，急食苦以燥之"的理论，应采用清热除湿解毒之品治其标；健脾消导治法治其本。对久病不愈的青少年和成年患者，考虑到久病缠绵，脾虚血燥，则在健脾消导基础上辅以养血润肤之品。

具体辨治方法如下：①婴儿期多表现为湿热型，治法为醒脾消导，清热除湿，处方为生白术、生枳壳、生薏米、炒莱菔子、焦三仙、焦槟榔、焦栀子、马齿苋、白鲜皮、冬瓜皮、黄芩、大青叶。②成年期、青少年期多见脾虚血燥型，治法为健脾除湿消导，养血润肤止痒，处方为炒白术、炒枳壳、炒薏米、炒莱菔子、厚朴、白鲜皮、苦参、当归、生地黄、赤白芍、首乌藤。婴幼儿为纯阳之体，用药时切忌大热大补之品，以免热助其热；少儿期久病脾虚，用药时切忌大苦大寒之品，以免伤其阳，致使虚其虚。

外用药治疗原则与成年湿疹相同，但应注意既要适当降低药物浓度与用量，又要注意配合抗感染治疗。因为过敏性皮炎加重的原因，一是饮食不当，伤食胃滞；二是搔抓过度，皮肤感染，做应适当使用具有抗感染作用的外用药。皮损面积大时应尽量选用中药如马齿苋、黄檗等煎汤湿敷。此外还应注意饮食及生活调养，如对异种蛋白过敏，对此类食品应少食或煮老一些；避免外来刺激，要穿棉制轻软宽松衣服，丝、毛、羽绒、化纤制品不能直接接触皮肤；避免过度的皮肤清洗，更忌烫洗；要保持大便通畅，及时给予通便助消化药物；长期补充维生素、微量元素；应用内服、外用药物有效地控制瘙痒，以避免因瘙痒加重病情。

（二）张作舟分型辨治特应性皮炎

张作舟教授称本病为顽固性湿疹，认为其发病是由先天禀赋不足，复感风湿热邪或过食鱼腥海味、辛辣刺激之品，致后天脾胃失调，湿热内生而诱发，病程缠绵，较难根除。在辨证上重视全身与局部的关系；在治疗上采用标本兼顾，扶正祛邪的方法。临床喜分以下几型辨治。

1. 湿热蕴蒸型　多见于小儿，常由禀赋不耐，后天失养，以致脾胃失调，湿从内生，郁久化热，或外受风湿热邪侵扰而发。主症：皮损鲜红，密集红斑粟疹，湿烂浸渍，脂水频泛，浸淫四窜，或结黄痂，小儿以头面部明显，瘙痒难忍，便秘，溲赤。舌质红，苔黄或黄腻，脉弦滑，或滑数或弦数。治宜清热利湿，祛风止痒。处方：小儿用张老自拟野菊花方或消风导赤散化裁。常用药物有野菊花 10 g，金银花 10 g，黄芩 6 g，车前子 10 g（包），竹叶 6 g，灯心草 3 g，桔梗 6 g，生甘草 6 g。方中野菊花、金银花清头面风热，黄芩清泻肺火，车前子、竹叶、灯心草清热利湿，桔梗载药上行，生甘草调和诸药。小儿服药较难，可数煎浓缩口服。青少年及成人用龙胆泻肝汤加减。常用方：生地 30 g，丹皮 10 g，黄芩 10 g，茯苓 10 g，泽泻 10 g，车前子 15 g（包），地肤子 15 g，白鲜皮 10 g，甘草 10 g。方中生地、丹皮、黄芩凉血清热，而利中有补；茯苓、泽泻、车前子、地肤子、白鲜皮利湿清热止痒，利而不伤阴；甘草调和诸药。加减：热偏重加赤芍、龙胆草、苦参，以凉血清热，湿偏重加茵陈利湿清热；小儿纳呆加焦三仙、陈皮健脾消食；痒甚加白蒺藜、苍耳子以祛风止痒。外用：渗出多者用复方黄檗散，香油调涂，或马齿苋 15 g，黄檗 15 g，生地榆 30 g，水煎温湿敷。

2. 脾虚湿恋型　此型多因素体脾胃虚弱，湿从内生或由湿热型发展而来。主症：皮损轻度浸润、肥厚，局限性淡红斑丘疹，抓之有少量津出，面色萎黄或苍白，食欲不振，大便溏薄或不调，舌淡或体胖有齿痕，苔薄白或腻，脉沉细。治宜健脾利湿，疏风止痒。方选四君子汤或保元汤加减。常用方：党参 15 g，黄芩 15 g，炒白术 10 g，甘草 10 g，茯苓 10 g，泽泻 10 g，车前子 15 g（包），白鲜皮 15 g，地肤子 10 g，白僵蚕 10 g，秦艽 10 g。方中以党参、黄芪、白术、甘草培补中气，使脾健湿运；茯苓、泽泻、车前子、地肤子、白鲜皮利水渗湿；白僵蚕、秦艽祛风止痒。加减：小儿用量酌减。纳呆加焦三仙、厚朴以消食导滞；苔黄腻加黄芩、连翘、苦参以清热除湿；便秘加酒军以泻虚中之实。外用止痒润肤霜。

3. 脾虚阴伤型　此型多见于青少年期及成人期，由上两型迁延而成。病延日久，耗气伤津，脾失健运，顽湿不化，肌肤失养，虚风内生。主症：皮损局限或泛发，可见淡红或灰褐色斑丘疹，浸润肥厚，干燥脱屑，全身皮肤干燥，瘙痒难眠，抓痕累累，纳少，便秘，舌红或有裂纹，苔薄黄或净，脉沉细。治宜健脾滋阴，熄风止痒，方选地黄饮子加减。常用方：党参 10 g，黄芩 10 g，干生地 10 g，首乌 10 g，白芍 10 g，玄参 10 g，丹参 10 g，秦艽 10 g，白蒺藜 10 g，白鲜皮 10 g，车前子 10 g，泽泻 10 g，甘草 10 g。方中党参、黄芪益气健脾；生地、首乌、白芍、玄参滋阴养血润肤；白蒺藜、秦艽、白鲜皮熄风止痒；车前子、泽泻补中有利，且不伤阴；丹参养血活血，使气血调和；甘草调和诸药。加减：偏阴虚、口干加麦冬、南北沙参以养阴；血虚有热加丹皮、槐花以凉血清热；脾虚便溏加山药、茯苓、扁豆以健脾渗湿；舌质暗红或有瘀点加赤芍、丹皮以活血消瘀热；夜少寐者加酸枣仁、珍珠母以安神定志；痒甚加白僵蚕、乌梢蛇、地肤子、威灵仙以祛风止痒，外用止痒润肤霜。

（三）禤国维教授论治特应性皮炎经验

禤教授认为特应性皮炎其病机复杂，禀性不耐，脾失健运，易生内湿为发病基础，饮食不当，如进食腥发海味、奶蛋类及辛辣之品，助湿化热，促使内蕴湿热外发肌肤，或因风湿热邪侵袭及其他物质刺激，内外合邪，浸淫肌肤而发病。由于患者个体差异，临床表现各异，会出现实证、虚证，病久缠绵，伤阴耗血，或湿郁化热，热盛生风，风盛化燥，形成阴虚血燥。

在治疗过程中，瘙痒和干燥感难以速除，根据"风气往来则痒"的理论，常用白鲜皮、刺蒺藜、防风、苏叶、荆芥、蝉蜕等药物以祛风止痒，并配合现代药理研究有抗过敏作用的中药乌梅、鱼腥草、生甘草等。据"诸痛痒疮，皆属于心"之理论，对神不守舍、夜卧不安而瘙痒者，轻者用酸枣仁、合欢皮、夜交藤、远志等安神止痒，重则用龙骨、代赭石、牡蛎、磁石以重镇安神。如患者有干燥感，若因气血津液亏虚而皮肤失于润养者，用麦冬、天冬、玉竹、玄参、白芍、当归等养血滋阴；若是由于湿邪浸淫肌肤，阻碍气血津液输布，则在除湿药物基础上加用当归、丹参、桃仁、陈皮等以养血润燥，活血行气。

九、预后与转归

特应性皮炎病因复杂，病程慢性，容易反复，患者往往具有一定遗传素质，与免疫反应异常、神经精神因素、感染、气候及生活环境等相关。增强体质、改变环境、避免已知的过敏因素，常常使部分患者病情得到缓解，甚至痊愈。多数患者在出生后 2 个月至 2 周岁内发病，随年龄增长逐渐改善，一般在 2 岁内可逐渐好转、痊愈。少数蔓延至儿童期仍反复发作，在学龄期后不能好转或消失的部分患者，可迁延不愈转入青年、成人期。

十、预防与调护

日常护理非常重要，需要指导患者或患儿家长，使之了解疾病，正确对待。对患儿要精心护理，做到合理喂养，儿童及成人忌吃海鲜，牛、羊肉等食物，注意蛋白质食物过敏；调整胃肠功能，纠正腹泻或便秘。勿用刺激性肥皂及过度搔抓。避免毛织类衣裤及环境刺激，如油漆过敏。对装修后的新居最好通风，夏天避免室外阳光曝晒。生活规律，注意个人清洁卫生，适当增加户外活动，增强抵抗力。发病期间避免与单纯疱疹患者或种痘者接触，以免诱发疱疹样或牛痘样湿疹。成人应避免精神紧张、劳累，注重怡情养性，多参加公共场合及集体活动，增强自信心。

十一、临证提要

本病中医称为"四弯风"，其发病主因先天禀赋不足，腠理不密，卫外功能不固，易感风湿热等外来邪气，聚结肌肤。在小儿，或因心绪烦扰致心火内生，脾运不足湿邪困阻，心火脾湿外走肌肤；或素体脾胃虚弱，恣食辛辣刺激食物，化热生湿，浸淫肌肤；或五志不遂，化热生风，淫郁肌肤。病久则伤阴耗血，生风生燥；或脾失健运，湿从内生，湿性黏腻而缠绵难愈。初起和急性发作者多为心脾积热、风湿热困型，病久和缓解期多为脾虚湿蕴或阴虚血燥。临床主要表现为多形皮疹：红斑、丘疹、丘疱疹、渗出结痂、苔藓样变和皮肤抓痕、皮肤干燥、继发感染，多伴有瘙痒感。年龄不同，皮疹分布及表现各异。健脾泻心、清热利湿、祛风止痒为本病的基本治法，对于慢性、反复发作者，注意养血润燥。

西医认为本病发病与遗传有关，约70%的病例有家族过敏史（如哮喘、过敏性鼻炎、过敏性皮炎等）。其他因素包括免疫反应异常、血管及血管药物反应异常、神经精神因素、感染、气候及生活环境等。大部分患者血清总IgE或特异IgE（食物性或吸入性）增高，嗜酸细胞及其产物增高。临床表现为：颜面、四肢、躯干慢性反复发作性湿疹样皮炎，皮疹可呈苔藓样变，有顽固性瘙痒。在不同的年龄阶段，典型皮疹的分布部位及皮损表现有所不同。目前AD的治疗主要是缓解症状，常规治疗包括：避免触发因素，规律应用润肤剂、慎用类固醇皮质激素类局部外用药物、抗组胺药物控制瘙痒、抗生素控制感染等，对有明确致敏原的病例可选择性应用脱敏治疗，对严重病例，建议使用紫外线光B（UVB）或口服光敏剂、补骨脂素、长波紫外线（PUVA）照射。如果仍不成功，则建议患者接受系统激素或环磷酰胺等免疫调节剂的治疗。

目前还没有办法根治特应性皮炎，困扰AD治疗的最大问题是疾病的顽固复发倾向，因此对于防治或减缓复发问题，将是我们长期探讨研究的方向。作为一种选择性的治疗手段，传统中医药的疗效和优势已经受到国内外学者的广泛关注。临床我们对特应性皮炎等有特应性体质患者，在病情控制后，根据辨证论治选用健脾渗湿、养血祛风等方药进行巩固和预防性治疗，常可减少复发。对小儿顽固性病例，古今皆称小儿脾常不足，苦寒败胃，中病即止，此言苦寒方药治病，不必尽愈而止。而验方于临床，对于病情顽固者，多需应用苦寒解毒泻火之品，方能取效。若遵苦寒中病即止之戒，湿疹稍退而停用苦寒，往往造成余热余毒滞留不去。

十二、临证效验

(一) 中医病因病机研究

先天禀赋不足,素体偏热,后天饮食失节,脾失健运是 AD 发病的根本原因。明代陈实功《外科正宗》云:"奶癣,因儿在胎中,母食五辛,父餐炙搏,遗热与儿。生后头面遍身发为奶癣。"《医宗金鉴·外科心法要诀·胎敛疮》云:"此症生婴儿头顶,或生眉端,又名奶癣,痒起白屑,形如癣疥,由胎中血热,落草受风缠绵,此系干敛;有误用烫洗,皮肤起粟。瘙痒无度,黄水浸淫,延及遍身,即成湿敛。"由于孕育时期母亲过食肥甘及辛辣油炸之品,助湿化热;或由七情内伤,五志化火,遗热于胎儿,导致胎儿先天禀赋不足,素体偏热;加之后天喂养不当,或饮食失节,过食生冷、暴饮暴食、嗜食辛辣油腻肥甘之食物,而致脾胃虚弱,脾失健运,湿从内生,湿热内蕴,外发肌肤;或复感风湿热邪,郁于肌肤腠理而发。张志礼认为,特应性皮炎发病除脾虚之外,与母体遗热于胎儿和后天饮食失调,造成食滞胃热有关,认为脾虚胃热、食滞不化为此病之本,风湿热邪是本病之标。

特应性皮炎证候多表现为本虚标实。根据北京中日友好医院进行的 44 例有关 AD 中医证候分布的统计,AD 多为多证相兼,其中湿热证 56.82%,血热血燥证约 70%,脾虚证 81.82%,其他少见的证型包括肾虚证 20.45%,肝郁证 18.81%,相兼证以湿热证、血热血燥和脾虚证相互重叠者最多。婴儿期证型相对单纯,以湿热、脾虚为主,随着年龄增长,证型相兼复杂一些,成人期则更加复杂。

特应性皮炎一般初起和急性发作多以风湿热困阻为主,但容易反复发作,缠绵不愈,久而导致脾虚血燥或血虚风燥,肌肤失养。急性期多表现为风、湿、热,亚急性、慢性期多表现为脾虚、肾虚。

禤国维教授经过长期的临床实践经验总结,认为脾虚证是特应性皮炎的基本病因病机,贯穿在特应性皮炎整个疾病的发展过程中。日本学者中岛氏也认为在脾运不足、表卫失调的体质因素基础上,以脾失健运或升降失调、脾不统血为主要病机。田静认为,本病损伤脾胃,病久及肾,导致脾肾不足,夏感风湿热邪,郁阻肌肤,气血生化乏源,血燥津亏,肌肤失于濡养。肾为先天之本,脾胃为后天之源,既有先天不足,又有后天脾虚湿胜,气血亏虚,共同作用,发为本病。

(二) 治则治法研究

1. 清热利湿法 普遍认为,特应性皮炎病机关键在于湿热蕴阻,常用清热利湿法治疗。林珠以清热利湿法治疗特应性皮炎,分为三型:风邪湿热型,方用大连翘饮(防风、柴胡、荆芥、栀子、黄芩、连翘、苍术、蝉蜕、炒牛子、滑石、车前子、赤芍、木通、当归、甘草)加减;湿热蕴毒型,方用清瘟败毒饮合黄连解毒汤(黄连、黄檗、黄芩、栀子、丹皮、生地、金银花、连翘、生石膏、知母、蒲公英、地丁、玄参、枳壳、生甘草)加减;湿热血燥型,方用冬地三黄汤合消炎解毒汤(麦冬、黄连、玄参、黄檗、金银花、生地、黄芩、花粉、木通、当归、赤芍、淡竹叶、青皮、蒲公英、紫花地丁、甘草)加减。共治疗 36例,总有效率为 89.0%。

2. **健脾渗湿法** 张玉环认为，异位性疾病患者多因脾胃虚弱，各邪乘虚而入，虚实并见，寒热错杂，升降失调，无论是湿热内蕴型还是脾虚湿盛证，均以健脾除湿法贯穿于各型之中。陈氏认为，无论如何分型治疗，健脾运湿法应始终贯穿其中。脾旺健运，则水谷精微布散全身，以滋养人体，同时将水液输送到周身组织以充分濡润机体；脾虚失健则不能敷布水谷精微，水湿就会停滞，内湿走穿四肢，浸淫肌肤，外达皮毛，复受外淫湿邪而为病。经曰："诸湿肿满，皆属于脾。"故健脾法是治疗 AD 的基本治法。方选四君子汤为君，平胃散为臣，佐以山药、黄精、苍耳草，共奏健脾化湿之效。风热湿胜者加金银花、鹿含草、白鲜皮、地肤子以疏风化湿，清热解毒；血虚风燥者加当归、生地、蜂房、乌梢蛇以养血凉血，润燥祛风；脾肾双亏者加黄芪、女贞子、蛇床子、菟丝子以益气养阴，培补脾肾，先后天共调。范瑞强认为特应性皮炎以脾虚为本，临床治疗过程中不管是在哪一个阶段、哪一个证型都要注意健脾调理肠胃，不宜使用过于攻伐和过于苦寒伤脾的药物。

3. **健脾消导法** 脾胃功能在小儿生长发育中十分重要。有学者以健脾消导法治疗 AD 取得显著疗效。

张志礼根据"脾欲缓，急食甘以缓之，脾苦湿，急食苦以燥之"的理论，采用健脾消导治疗为主，同时以清热除湿祛风药治其标，标本兼施。湿热型多见于婴儿期，辨证为脾胃积滞，湿热蕴蒸，治宜清脾消导，清热除湿。药用生白术、生枳壳、生薏米、焦槟榔、炒莱菔子、黄芩、大青叶、马齿苋、白鲜皮、冬瓜皮。外用马齿苋、黄檗煎汤冷湿敷，甘草油调祛湿散外搽。脾虚型多见于儿童期，证属脾虚湿滞、肌肤失养，治宜健脾消导祛湿、养血润肤止痒。药用炒白术、炒枳壳、炒薏米、炒莱菔子、厚朴、白鲜皮、首乌藤、当归、苦参、赤芍、白芍、生地，外用黄连膏。总有效率达 91.1%，说明中医健脾消导法为主治疗 AD 有良好疗效。王萍认为，小儿脾胃薄弱，加之现代儿童饮食一般过多、过杂，故健脾消导各型均应用，且应贯彻始终，并应以药味少、分量轻之中药煎汤内服和外用，可与参苓白术散、四君子汤加减，常用药物有茯苓、白术、布渣叶、薏米、焦三仙、焦槟榔等。

4. **补肾养血、活血祛风法** 周智敏认为，本病多因禀赋不耐，脾失健运，湿从内生，或外感湿邪，蕴结肌肤，与气血相搏结，以致气血不和，血瘀湿蕴，肌肤失养所致；病程日久，反复发作，造成"脾失健运，血生化不足""瘀血不去，新血不生"，更致血虚化燥生风，肌肤不得气血濡养而缠绵难愈，因此治宜养血润燥，活血祛风，除湿止痒。以活血祛风汤内服（当归、白鲜皮、知母、桃仁、川芎、黄芪、荆芥、白蒺藜、丹皮、甘草）治疗异位性皮炎 41 例，总有效率达 90.24%。

田静以"脾、肾、气、血"为着重点，组方补肾养血煎剂有补肾健脾除湿、滋阴养血润燥的功效。以山药、何首乌健脾益气、滋阴补肾，又可养阴润燥，白术、茯苓补脾化湿，当归、生地补血活血养阴，再以苦参、薏米、白鲜皮、蝉蜕、防风等祛风除湿，同时兼顾先天及后天，既补肾健脾顾护先天，又除湿滋阴养血调摄后天。运用于临床，有效率在 80%以上。

（三）临床研究

1. **中医辨证分型治疗** 国家 1994 年颁布的中医病证诊断疗效标准中将 AD 中医病名规范成"四弯风"，辨证分型也相对独立，主要根据皮损的情况辨证分为血虚风燥和风湿蕴肤两型。周海啸根据患者皮损和全身症状把特应性皮炎分为两个证型治疗，湿热蕴积型治以清脾消导、清热除湿，药用苍术、薏仁、马齿苋、地肤子、冬瓜皮、黄芩、防风、焦三仙、莱菔子、甘草；脾虚血燥型治以健脾除湿、养血润肤，药用白术、厚朴、当归、生地、麦冬、赤芍、白鲜皮、茯苓、泽泻、甘草。用此辨证方法治疗特应性皮炎 76 例，总有效率达81.6%。李正才分三型辨证论治。湿热蕴结型治以清热利湿为主，方以萆薢渗湿汤、消风导赤散为主加减。药用：生地、赤茯苓、黄檗、黄芩、木通、薄荷、泽泻、甘草、地肤子、白鲜皮、滑石等。脾胃虚弱型和婴儿期治以健脾除湿为主，方以参苓白术散、除湿胃苓汤加减。药用：萆薢、薏苡仁、赤苓、白术、苍术、厚朴、陈皮、泽泻、白鲜皮、地肤子等。血虚风燥型治以滋阴养血、润燥息风止痒为主，方以当归饮子、养血润肤饮加减。药用：当归、生熟地、黄芪、白芍、荆芥、防风、川芎、白蒺藜、丹参、蝉衣、花粉、地肤子、白鲜皮等。吕飞分胎热型、阴虚型、血燥型三型论治。胎热型：多见于婴儿期，皮损表现为红斑、丘疹、疱疹，治疗宜清热凉血、疏风止痒。内服方用三心导赤散加味（连翘心、莲子心、栀子心各 3 g，元参、生地、车前子、蝉蜕、木通、甘草梢各 6 g，山药、茯苓、黄芪、五灵脂各 8 g）。外用湿疹散（硫黄 60 g，枯矾 150 g，煅石膏 500 g，青黛 30 g，冰片 1.5 g，香油调后涂搽）。阴虚型：多见于儿童期，皮损累及四肢伸侧或屈侧，常限于肘窝、腋窝等处，皮损潮红、渗出现象比婴儿期轻，丘疹暗红，伴有抓破等皮肤损伤，久之则皮疹肥厚，发生苔藓样变，舌质红，脉细数。治疗宜疏风清热、健脾祛湿。内服方用养阴祛湿润肤汤：沙参、玉竹、天花粉、生地、白鲜皮、荆芥炭各 12 g，薏苡仁、党参、黄芪、赤小豆各15 g，炒牡丹皮、丹参、茯苓皮各 10 g。外用苍苦五倍汤煎水洗患处。血燥型：多见于成人期，皮损干燥粗糙，有显著苔藓样变，自觉剧痒，舌体胖，舌质淡，苔白，脉沉细或缓。治疗宜养血润燥。内服方用当归饮子加味：当归、何首乌各 15 g，生地、刺蒺藜、生黄芪各12 g，白芍、川芎、甘草各 9 g，荆芥、防风各 6 g，五灵脂 10 g。外用蛇矾洗剂（蛇床子9 g，地肤子 30 g，苦参 15 g，白矾 5 g）煎水洗患处。

2. 中医辨证分期治疗 中医外科学中 AD 的辨证论治按发病的不同阶段，分为 3 期辨证论治。婴儿期以湿热证为主，注重疏风清热利湿；儿童期以血热挟湿证为主，治以凉血清热、除湿止痒；成人期皮损表现为苔藓样变、肥厚、干燥，辨证为血虚风燥挟血瘀，治以祛风活血、养血润燥。姚葛升认为特应性皮炎中医辨证治疗，主要应掌握三个环节和一个目标：三个环节为风、湿、热，根据皮疹及全身症状，有时以清热为主，有时以利湿为主，有时以祛风为主；一个目标就是采取一切措施止痒。并根据特应性皮炎有婴儿期、儿童期、成人期不同发病阶段，分为胎毒湿热、血热风燥、血虚风燥三型进行治疗，总有效率为94.2%。王琳分三期治疗 90 例特应性皮炎，总有效率达到了 87.78%。婴儿期，用萆薢化毒汤加减，药物组成：川萆薢，粉丹皮，防己，生地，薏仁，秦艽，六一散。有血热者加水牛角、白茅根；兼有脾虚者加生黄芪、炒白术、茯苓。儿童期用消风散加减，药物组成：当归，赤芍，生地，荆芥，防风，苦参，生石膏，知母，僵蚕，蝉衣，生甘草。成人期用当归饮子加减，药物组成：当归，赤芍，生地，紫丹参，何首乌，白蒺藜，生黄芪，僵蚕，乌蛇，荆芥，防风，生甘草。

按病情的发展情况分为急性发作期和缓解期治疗。付宏伟治疗 160 例婴儿期特应性皮炎。急性发作期内服皮炎 1 号（银花、连翘、竹叶、黄连、茯苓、泽泻、白术、薏仁、甘草）以清热解毒，健脾除湿；缓解期内服皮炎 2 号（茯苓、白术、太子参、当归、生地、元参、煅龙牡、甘草）以健脾益气，滋阴养血，并配合野菊花、白芷、苦参、黄檗、甘草煎水外洗。结果：近期总有效率为 94.3%，远期疗效复发率为 31%。

3. **专病专方研究**　临床上一些医家根据特应性皮炎的主要病因病机用自拟经验方或应用传统经典方治疗特应性皮炎亦取得比较好的疗效。有学者用自拟的奇妙饮（黄芪、白术、防风、甘草、丹皮、栀子、地肤子、红花）治疗特应性皮炎 76 例，总有效率为 85%，认为特应性皮炎从中医角度看主要是风湿热盛血燥，肌肤失养，奇妙饮有祛风利湿、益气养血止痒之功效。也有学者用自拟的皮炎消净饮 2 号方（由苍术、当归、汉防己、黄芩、柴胡等组成）治疗脾虚血燥型特应性皮炎 120 例，结果总有效率为 90%，认为该方的主要功效作用是健脾利湿，祛风养血。段行武用自拟的地苓煎（生地、茯苓、炒薏仁、秦艽、苦参、鸡血藤、丹参、灵脂、首乌藤），关小红等用《金匮要略》经方消风导赤汤（生地、丹皮、白鲜皮、防风、茯苓、蝉衣、牛子、木通、甘草、白术、薏仁）治疗特应性皮炎也都取得总有效率 90.7% 和 96% 的较好疗效。吕会玲自拟当归生地黄方（当归、生地黄、赤芍、白芍、首乌藤、地肤子、白鲜皮、苦参、白术、枳壳、萆薢、生薏仁、黄芩）治疗 AD，总有效率为 87.1%。倪文琼等以中药组方（白术、薏米、茯苓、生地、当归、丹参、苦参、黄芩、马齿苋、厚朴、白鲜皮、地肤子）治疗 15 例患者，疗程 6 周，结果发现患者治疗后的血清总，IgE 较治疗前明显下降。

4. **其他治疗研究**　陈可以复方甘草酸取双侧足三里、血海、神门穴位注射，每个穴位注入 0.5 mL，每天 1 次，10 次为 1 个疗程，疗程间休息 5 天，连续用药 2 个疗程，治疗异位性皮炎 35 例，总有效率达 91%，痊愈率 54%。复方甘草酸具有显著的抗炎、抗过敏及免疫调节作用，采用穴位注射可以同时发挥穴位和药物的效应，获得了良好的治疗效果。王笃金将中药防风、蝉蜕、白鲜皮、地肤子、蛇床子、黄檗、苍术各等量研末，以陈醋调成糊状，制成药饼，贴于患处，然后点燃艾条隔药饼熏灸，7 次为一个疗程，共二个疗程。以上法治疗特应性皮炎 20 例，总有效率达 100%。

（四）实验研究

特应性皮炎是一种与过敏体质有关的皮肤病，中药通过健脾、祛风、利湿、解毒，从整体调节脏腑功能，增强和改善体质而达到治疗的作用。为了探讨中医药治疗特应性皮炎的作用机制，寻找治疗特应性皮炎的有效单味中药及其有效成分，近年有许多学者采用现代科学的实验方法进行了中医药治疗特应性皮炎的实验室研究。

1. **单味药药效研究**　根据中医理论，采用现代科学的实验技术和方法，筛选一些具有抗过敏和调节免疫功能的中药进行有关的临床和实验研究。到目前为止，已发现有抗变态反应的单味中草药近百种，其中与皮肤病治疗关系比较密切的主要有徐长卿（有效成分丹皮酚）、苦参（有效成分苦参碱）、黄芩（有效成分黄芩甙）、甘草（有效成分甘草糖甙）、雷公藤（有效成分雷公藤多甙）等。有国外研究表明，经口给予苦参提取物对 5-HT 诱发的急性瘙痒以及类似特应性皮炎的慢性瘙痒模型动物有显著的止痒作用，且苦参甲醇提取物的止痒成分为生物碱，氧化苦参碱是主要活性成分之一。另有蜂胶对特应性皮炎模型小鼠影响的研究表明，顿服蜂胶（1 000 mg/kg）可抑制肥大细胞脱颗粒引起的瘙痒，可明显抑制小鼠搔抓行为，并对增强的血管通透性反应有明显的抑制作用，连续服用低剂量（500 mg/kg）也有抑制作用。

2. **复方药效研究**　国外对临床用于治疗特应性皮炎的 8 种汉方方剂（消风散、温清饮、治头疮一方、黄连解毒汤、十味败毒散、当归饮子、十全大补汤与补中益气汤）的研究表明其对于包括接触性皮炎在内的迟发型变态反应有抑制作用。国内朱金土等在应用中药皮炎消净饮 1 号冲剂治疗特应性皮炎取得较好疗效的基础上，在实验室进行动物豚鼠耳肿试验、致敏处真皮内单核细胞和淋巴细胞聚集试验、小鼠腹腔毛细血管通透性增加试验，并通过免疫学方法检测特应性皮炎患者治疗前后 CD4/CD8 水平。结果显示皮炎消净饮 1 号具有良好的抗炎和抗迟发变态反应作用，并可调节特应性皮炎患者 CD4/CD8 水平。沈小珩为了研究中药祛风合剂抗 I 型变态反应的药理作用，进行小鼠耳异种被动皮肤过敏试验、大鼠颅骨骨膜肥大细胞脱颗粒试验。大鼠组胺诱发的足跖肿造型试验。结果显示祛风合剂可抑制抗原与特异性 IgE 结合，抑制肥大细胞脱颗粒及抗组胺，从而起到抗 I 型变态反应作用。

（徐梦婷）

参考文献

[1] 朱学骏，涂平，李若瑜，等．中国皮肤病性病图鉴［M］．北京：人民卫生出版社，2019．

[2] 拉皮尼．实用皮肤病理学［M］．王家壁，刘跃华，译．北京：人民卫生出版社，2016．

[3] 史玉玲，丁杨峰．特应皮炎诊断与治疗［M］．上海：上海科学技术文献出版社，2022．

[4] 李慎秋，陈兴平，周礼义．皮肤病性病诊疗指南［M］．北京：科学出版社，2015．

[5] 李若瑜，陆前进．皮肤病学与性病学［M］．北京：北京大学医学出版社，2019．

[6] 朱慧兰，王建琴．皮肤病光疗和光诊断学方法［M］．北京：人民卫生出版社，2017．

[7] 史建强，张锡宝．皮肤病学［M］．北京：科学出版社，2017．

[8] 李翔宇，刘春芬，何春峰．临床皮肤性病诊断与治疗［M］．武汉：湖北科学技术出版社，2023．

[9] 杰姆斯·马克斯．皮肤病学原理——诊断与治疗精要［M］．李承新，邹先彪，译．北京：北京大学医学出版社，2021．

[10] 刘影，等．临床常见皮肤病预防与诊治［M］．上海：上海交通大学出版社，2021．

[11] 王宝玺，晋红中．皮肤病与性病诊疗常规［M］．北京：中国医药科技出版社，2020．

[12] 吴艳华，李其林．常见色素性皮肤病的中西医结合诊疗［M］．广州：暨南大学出版社，2022．

[13] 肖国士．皮肤病诊疗手册［M］．郑州：河南科学技术出版社，2019．

[14] 刘洁，邹先彪．实用皮肤镜学［M］．北京：人民卫生出版社，2021．

[15] 徐辉雄，郭乐杭，王撬．皮肤超声诊断学［M］．上海：上海科学技术出版社，2020．

[16] 杨志波．中医皮肤性病学［M］．上海：上海科学技术出版社，2020．

[17] 杨蓉娅，戴耕武，潘宁．皮肤外科学［M］．北京：科学出版社，2015．

[18] 欧阳卫权．皮肤病中医外治特色疗法精选［M］．广州：广东科技出版社，2015．

[19] 李邻峰．皮肤病安全用药手册［M］．北京：科学出版社，2015．

[20] 刘爱民．皮肤病中医诊疗思路与病例分析［M］．北京：人民卫生出版社，2016．